Abschied für immer – schleichend rasant

Diagnose: Creutzfeldt-Jakob

AUTONOME PROVINZ BOZEN SÜDTIROL
PROVINCIA AUTONOMA DI BOLZANO ALTO ADIGE
Deutsche Kultur

Die Drucklegung dieses Buches wurde ermöglicht durch die Südtiroler Landesregierung/Abteilung Deutsche Kultur.

2016

Fotos: Privatarchiv
Design & Layout: Athesia-Tappeiner Verlag
Druck: Athesia Druck, Bozen

ISBN 978-88-6839-168-3

www.athesiabuch.it
buchverlag@athesia.it

designed + **produced**
IN SÜDTIROL

Markus Dorn

Abschied für immer – schleichend rasant

Diagnose: Creutzfeldt-Jakob

ATHESIA VERLAG

Im Andenken an Edda

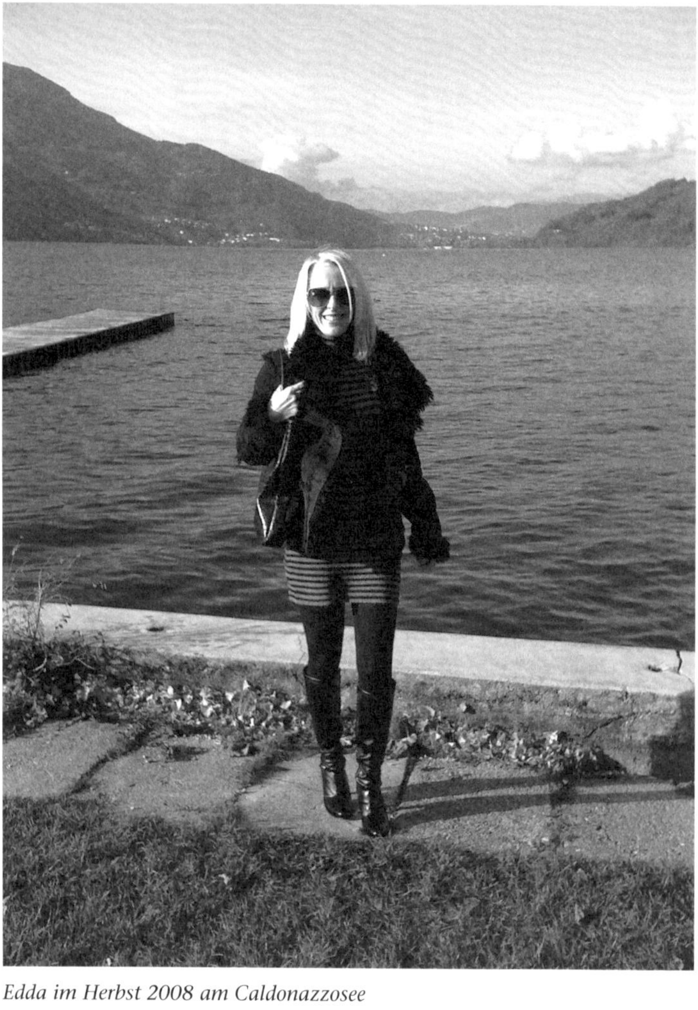

Edda im Herbst 2008 am Caldonazzosee

Prolog

Warum habe ich dieses Buch geschrieben? Nun, es gibt dazu einige Gründe, das Hauptanliegen war aber die zwei Jahre der Pflege von Edda, meiner Frau, noch einmal Revue passieren zu lassen, um für mich alles zu verarbeiten.

Als ich von der Diagnose der Ärzte erfuhr, war es ein Schock und um mich herum brach eine Welt zusammen. Hilfe suchend konnte ich keinerlei Literatur über diese seltene, heimtückische Krankheit finden und somit auch keine Erfahrungen im Umgang damit. Das Internet war mein einziger Ansatzpunkt, um etwas zu erfahren. Ärzte und Universitätskliniken konnten mir nur beschränkt oder temporär erklärend zur Seite stehen.

Alles lief darauf hinaus, Edda zu beobachten und auf Schmerzen, körperliche Probleme und Sonstiges mit diversen Therapien oder spezieller Pflege zu reagieren. Was absolut nicht leicht war, Edda konnte sich weder mit Sprache noch Zeichen bemerkbar machen. So blieb mir – uns – nur übrig, auf ihre Augen und Gesichtszüge zu achten und jede noch so kleinste Regung zu registrieren und – hoffentlich – die richtigen Schlüsse zu ziehen. Ein weiterer Grund für dieses Buch ist auch, meine Erfahrungen mit dieser Krankheit Schritt für Schritt erklären zu können, um anderen betroffenen Angehörigen eine eventuelle Hilfe bzw. Stütze zu sein.

Ich habe mir immer gewünscht, dass die Forschung schneller und viel mehr in diesem Bereich arbeiten würde. Durch die Seltenheit von Creutzfeldt-Jakob war und besteht für die Forschung leider kein Bedarf, um eine Therapie zu forcieren. Ich glaube nicht, dass diese Krankheit so selten ist, wie man der Öffentlichkeit vermitteln will. Die Zahlen sind in den letzten Jahren sehr widersprüchlich. Im Oktober 2009 gab das Internet folgende Zahlen bekannt: auf 3 Millionen Menschen eine Erkrankung. Im Frühjahr 2010 waren es derselben Quelle folgend schon ein bis zwei Erkrankungen auf 1 Million Menschen – wohlgemerkt nur in Deutschland. Später wurden diese Zahlen auf die verschiedenen Altersgruppen angepasst und auf die diversen Varianten. Wissenschaftler erklärten nach aktuellem Wissensstand, dass der Erreger möglicherweise jahrzehntelang unbemerkt im menschlichen Körper existieren kann, ohne die Erkrankung auszulösen. Die

Schätzung der Experten geht hier in Großbritannien bei einem Fall von 4000 Menschen aus. Meiner Meinung nach besteht die Möglichkeit, dass diese Krankheit in den nächsten Jahren, vielleicht Jahrzehnten, zu einer Volkskrankheit wird. Auch zu den Inkubationszeiten gibt es widersprüchliche Aussagen, nach neuesten Studien kann die Krankheit schon innerhalb von sechs Monaten zum Ausbruch kommen. Creutzfeldt-Jakob kann aber auch bis zu 35 Jahre – manche behaupten sogar, bis zu 50 Jahre – im Körper schlummern. Das sind erschreckende Zahlen, auch im Hinblick darauf, dass es inzwischen drei verschiedene Arten von Creutzfeldt-Jakob gibt. Auf diese verschiedenen Varianten werde ich im nächsten Kapitel bei der Erklärung der Krankheit näher eingehen.

In diesem Buch werden aus Gründen der Privacy die Namen der tatsächlichen Personen des Krankenhauses Bozen, des Gesundheitssprengels und des Hauspflegedienstes mit frei erfundenen Namen ersetzt. Eine Namensliste mit Aufgabe und Funktion ist am Ende des Buches als Register angeführt.

Creutzfeldt-Jakob

Was ist Creutzfeldt-Jakob? Die beim Menschen auftretende Creutzfeldt-Jakob-Krankheit gilt als Pendant der sogenannten schwammartigen Hirnkrankheit des Rindes (als BSE Bovine Spongiforme Enzephalopathie – umgangssprachlich Rinderwahn – bekannt). Wissenschaftlich noch nicht belegt ist, ob der Erreger tatsächlich über die Nahrung vom Tier auf den Menschen übertragen werden kann. Bei Creutzfeldt-Jakob, wie bei der Rinderseuche BSE, wird die zentrale Informationsverarbeitung zerstört. Dabei sterben nach und nach die etwa 100 Milliarden Nervenzellen (Neuronen) des Gehirns ab, sodass dieses löchrig wird – wie ein Schwamm. Eine Heilung ist bislang nicht möglich. Auch eine Therapie ist nicht in Sicht, denn offiziell wird an diesem Erreger nicht geforscht.

Der Name der tödlichen Krankheit stammt vom Kieler Neurologen Hans G. Creutzfeldt (1885–1964) und dem Hamburger Neuropathologen Alfons M. Jakob (1884–1931). Diese beschreiben 1920 bzw. 1921 erstmals die absolut tödliche Krankheit des menschlichen Gehirns mit den Symptomen Depressionen, Bewegungsstörungen, Muskelstarre, Schluckstörungen. Haupterkennungszeichen ist jedoch ein sehr rascher Persönlichkeitsverfall, der mit Demenz nahe einhergeht. Mediziner beschreiben die Krankheit als „Alzheimer im extremen Zeitraffer".

Eine exakte Diagnose zu Lebzeiten des Patienten ist schwierig, es gibt aber Untersuchungsmethoden, deren Trefferquote bei 90 Prozent liegen soll. Das klinische Bild ist das erste Anzeichen, Gedächtnisverlust, Desorientierung, Gehstörungen zählen dazu. Treten diese erkennbaren Zeichen auf, folgt eine Untersuchung der Hirnströme (EEG). Wenn in regelmäßigen Abständen „Schaufelwellen" auftreten, ist das ein weiteres Indiz für CJK (Abkürzung für Creutzfeldt-Jakob). Außerdem wird das Nervenwasser aus dem Rückenmarkkanal untersucht, ist das „Protein 14-3-3" vorhanden. Dies gilt es als ein weiterer deutlicher Hinweis auf die Hirnkrankheit.

CJK wird in drei bisher bekannte Formen unterteilt:
Die sporadische Prionerkrankung (sCJK) ist die weltweit häufigste auftretende Erkrankungsform beim Menschen, der auslösende Faktor sind höchstwahrscheinlich Prionen.

Der genetischen Prionerkrankung wird eine ganze Gruppe von familiär vererbbaren Erkrankungen zusammengefasst. Bei all diesen Formen wird eine spezifische Mutation vererbt, welche zu einem fehlerhaften Prion-Protein führt.

Die neue Variante der Creutzfeldt-Jakob-Krankheit (vCJK) ist wohl durch den Verzehr von BSE-verseuchtem Rindfleisch hervorgerufen worden. Großbritannien gab 1996 bekannt, dass mehrere junge Menschen an dieser neuen Variante verstorben waren.

Die Anzeichen

Zunächst einmal gab es keinerlei Anzeichen auf eine solche schwere Krankheit. Merkwürdig erschien mir eine Persönlichkeitsveränderung, die ich anfangs sogar als positiv empfand, da meine Frau ausgeglichener und ruhiger war. Ich muss wohl erst erwähnen, dass Edda ein Wirbelwind war. Sie war immer in Bewegung, in Action, dabei meisterte sie Kinder, Arbeit und Haushalt fast spielerisch. Sie hatte dann noch so viel Energie ein- bis zweimal die Woche abends mit ihren Freundinnen etwas trinken oder tanzen zu gehen. Nicht zu vergessen ihr Sport, zwei- bis dreimal die Woche ging sie laufen oder machte Work-outs zu Hause. Sie war also ein Energiebündel, dem man kaum folgen konnte.

Das änderte sich im Laufe des Jahres 2009. Wir waren in den Semesterferien in Ägypten. Es gab kaum – nein, es gab keinen – Urlaub, in dem es für Edda am ersten Tag nicht etwas zu bemängeln gab. Ich kann mich kaum erinnern, dass das erste Zimmer, welches man uns gab, für sie gut gegangen wäre. Überraschend für mich also, dass sie diesmal nichts auszusetzen hatte – im Gegenteil: Sie war glücklich und zufrieden. Das kam mir dann doch etwas komisch vor, diese Wesensänderung fand ich aber einfach nur schön. Kein Stress am ersten Urlaubstag. Der ganze Urlaub verlief harmonisch, ruhig und entspannt.

Allerdings hatte sie auch weniger Energie, sie war öfter müde und schlief viel. Nach dem Urlaub begann der normale Alltag, Edda behielt diese „positive" Wesensänderung bei, wurde aber zunehmend unglücklicher und merkte wohl auch, dass etwas mit ihr passierte. Beim Autofahren bestand sie nun darauf, hinten zu sitzen. Das war für mich schon etwas komisch, da sie immer neben mir gesessen hatte. Sie ging öfter zu unserem Hausarzt Dr. Toniutti, zur Pranatherapeutin und ins TAU-Zentrum.

Im Juni verbrachten wir unseren Sommerurlaub in der Türkei und auch diesmal gab es für Edda nichts zu beanstanden. Aber zum ersten Mal schlief sie nach dem Mittagessen jeden Tag etwa zwei Stunden – das hatte sie noch nie gemacht.

Nach diesem Urlaub fühlte sie sich überhaupt nicht ausgeruht, sodass sie sich nach ein paar Tagen Arbeit krankschreiben ließ.

Die nächste Stufe war, dass sie mit ihrem Gleichgewicht Probleme bekam, was sie ziemlich beunruhigte. Sie glaubte, sie wäre

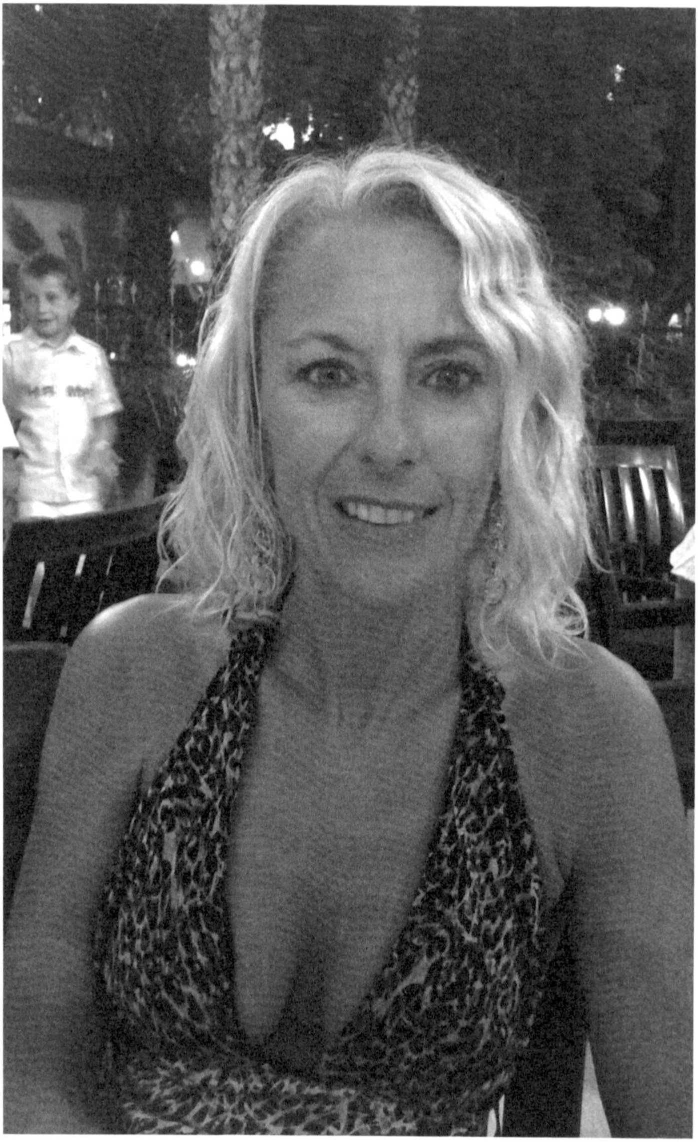

Juni 2009 im Türkei-Urlaub: Zum ersten Mal festgestellt, dass etwas nicht in Ordnung ist. Wesensveränderung!

nun in den Wechseljahren und wurde immer unausgeglichener. Anfang August war es so schlimm, dass sie einen Psychologen aufsuchte, der sie in die St.-Anna-Klinik in Meran einwies. Edda erhoffte sich, dadurch Kräfte zu sammeln und mit Infusionen aufgepäppelt zu werden.

Bei der Aufnahme in die Klinik gab es für mich eine einprägsame Situation. Edda musste den Aufnahmeschein unterschreiben, sie sah mich nur an und sagte: „Markus, ich kann nicht unterschreiben, ich weiß nicht, wie das geht!" Sie probierte es ein paar Mal, brachte aber wirklich ihre Unterschrift nicht mehr zusammen.

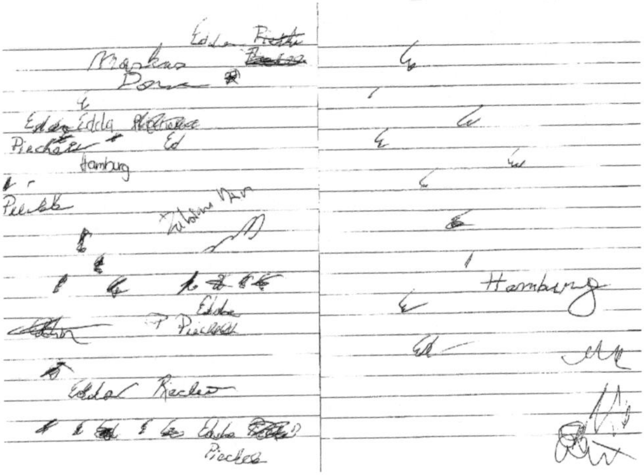

Erste Probleme beim Schreiben – nur zwei Wochen später ging gar nichts mehr.

Ich übernahm die Unterschrift und war zum ersten Mal richtig beunruhigt, sodass ich am ganzen Körper zitterte. Von nun an war ich bemüht, herauszubekommen, was mit meiner Frau los war. Eigentlich bin ich nicht der Typ, der Krankheitssymptome im Internet nachliest. Das Gebiet ist weitreichend und eine genaue Diagnose über dieses Medium ist nicht möglich. Ich erinnere mich noch, dass ich auch auf Creutzfeldt-Jakob stieß. Aber an diese Krankheit glaubte ich nicht und übersprang das Resultat meiner Internetrecherche. Vielmehr redete ich mir ein, dass Edda an einem Burn-out–Syndrom erkrankt sei, an diesem Gedanken hielt ich fest.

Der zehntägige Klinikaufenthalt in Meran brachte keinen Erfolg, trotzdem ging Edda mit mir am nächsten Tag wieder arbeiten. Zur Erklärung: Wir haben uns bei der Arbeit kennen- und lieben gelernt und waren somit 18 Jahre lang Tag und Nacht bis zu diesem Zeitpunkt immer zusammen.

Aber an diesem Morgen folgte der nächste Schock. Edda saß an ihrem Arbeitsplatz, sah mich Hilfe suchend an und meinte: „Du kannst jetzt sagen, was du willst, aber ich weiß nicht, wie ich den Computer einschalten muss!“ Nachdem ich ihren Computer eingeschaltet hatte, wusste sie nicht, was sie nun zu tun hatte. Ich öffnete das E-Mail-Programm und zeigte ihr, was zu bearbeiten wäre. Ich dachte, sie will mich nur ärgern, da ich eine ernsthafte Erkrankung immer noch nicht in Erwägung zog. Aber ich merkte, dass dies bitterer Ernst war: Sie wusste beim besten Willen nicht, was sie im Büro tun sollte. Ich übernahm ihre Arbeit und ließ sie im Internet surfen, was ihr aber auch nicht gelang. Ganze sechs Stunden war sie auf derselben Internetseite und machte immer wieder denselben Arbeitsgang, dabei blieb sie ganz ruhig und redete mit sich selbst. Ich war froh, dass wir für den folgenden Tag einen Termin beim Primar der Abteilung Neurologie im Bozener Krankenhaus hatten.

Aber das Schlimmste an diesem Tag sollte noch folgen. Zu Mittag machte Edda Käseknödel, diese waren ungenießbar und fielen vollends beim Kochen auseinander. Vielleicht kein großes Malheur, aber Edda konnte in der Vergangenheit perfekte Knödel in allen Variationen machen. Am Nachmittag konnte sie nicht richtig alleine zur Toilette gehen, ich hatte danach alle Hände zu tun, um das Bad wieder sauber zu bekommen. Das nächste Problem kam dann noch auf uns zu. Edda hatte sich mit ihrer Freundin Michaela verabredet, sie wollten in der Stadt etwas trinken gehen. Normalerweise hatte Edda ihre Kontaktlinsen innerhalb von ein paar Sekunden in der richtigen Position in ihren Augen. Diesmal bat ich sie nach einer Dreiviertelstunde vergeblichen Bemühens, die Brille aufzusetzen. Sie war deswegen ziemlich erbost, setzte aber schlussendlich doch die Brille auf. Und nun ging es darum, dass ich sie nicht mehr Auto fahren lassen wollte. Wir hatten den heftigsten Streit unserer Ehe, in dem wir uns am Ende beide tränenaufgelöst in den Armen hielten. Sie wollte partout Auto fahren, Michaela bot ihr an, sie abzuholen und wieder nach Hause zu bringen. Ich hätte sie auch in die Stadt gebracht und wieder geholt, alle Vorschläge schlug sie in den Wind und war nicht davon abzubringen, selbst zu fahren. Am Ende einigten wir uns, dass sie die vier Kilometer bis Oberplanitzing auf einen kleinen Parkplatz fuhr, dort wurde sie dann von Michaela abgeholt.

Ich war noch immer sehr aufgebracht und so sauer auf sie, dass ich schlafen ging und mein Handy ausschaltete. Das hätte ich nicht tun sollen. Mitten in der Nacht, es war so gegen 0.30 Uhr klingelte es an der Haustür Sturm. Roland, der Mann von Eddas Schwester stand mit seinem Sohn Thomas vor der Tür und teilte mir mit, dass Edda nach einem Autounfall im Krankenhaus sei. In mir stieg Panik hoch. Ich zog mich an und fuhr nur Minuten später in die Notaufnahme des Krankenhauses. Edda lag auf einer Trage und war im Schockzustand.

Michaela hatte sie wie abgesprochen auf dem Parkplatz in Oberplanitzing abgesetzt. Edda stieg in ihr Auto und fuhr los. Anscheinend war sie so verwirrt, dass sie anstatt links nach Kaltern, rechts Richtung Eppan-Gand abbog. Dort verlor sie dann vollends die Orientierung und rutschte auf einem steil abfallenden Parkplatz in einem Hotelhof auf einen Baum. Edda war nichts passiert, ein Wunder, denn das Auto hatte einen Totalschaden.

Zur Beobachtung behielten die Ärzte Edda im Krankenhaus, den Termin beim Primar der Neurologie musste ich verschieben. Als es Edda am nächsten Vormittag doch besser ging, konnten wir dann den Termin wahrnehmen. Der Arzt machte einige leichte Tests mit Edda, zum Beispiel zeigte er ihr einen Kugelschreiber und fragte sie, was das sei. Sie musste lachen und fragte ihrerseits, was das für eine Frage sei. Erschreckend war aber, dass sie die Frage nicht beantworten konnte. Danach sollte sie etwas schreiben und eine kleine einfache Zeichnung machen, was ihr mehr schlecht als recht gelang. Ein weiterer Test war, ein paar Schritte ganz gerade zu gehen. Sie hatte keine Gleichgewichtskontrolle und schaukelte beim Gehen. Edda fand das lustig und musste dauernd lachen. Ich war immer mehr beunruhigt, auch als der Primar meinte, dass es wohl besser wäre, wenn Edda im Krankenhaus in seiner Abteilung bliebe. Es war der 1. Oktober 2009.

Wie mir der Arzt zu einem späteren Zeitpunkt sagte, hatte er sofort die Befürchtung, dass es sich um die Krankheit Creutzfeldt-Jakob handele. Es folgten in den nächsten Tagen viele Tests und

Untersuchungen, ich war, sooft es mir zeitlich möglich war, bei Edda. Sie hatte immer gute Laune und lachte sehr viel. Ich vermute, dass es auch an den Medikamenten lag, die man ihr verabreichte.

Nach einigen Tagen fragte ich die Ärztin, wie denn nun der Stand der Dinge wäre. Sie meinte, dass sie eine Vermutung hätten, mich aber darüber noch nicht informieren könnten, da sie sicher sein wollten. Edda wollte natürlich auch wissen, was mit ihr los sei, sie hatte eine gewisse Leichtigkeit und nahm alles mit Humor – zum Glück.

Täglich ging es mit ihr bergab, ganz schlimm war das zur Toilette gehen. Sie musste zwar, konnte aber nicht. So blieben wir zeitweise bis zu einer halben Stunde auf der Toilette, dabei musste Edda immer wieder lachen. Richtig sauer wurde Edda aber, als die Krankenschwestern die Lehnen von ihrem Bett hochzogen. Sie war aus ihrem Bett gefallen, aber sie schwor Stein und Bein, dass sie nicht aus dem Bett gefallen war. Sie schickte mir in den vergangenen Tagen bis zu 30 SMS täglich, allerdings ohne Inhalt. Leidtat sie mir auch, als sie mir sagte, dass man ihr eine Spritze in die Wirbelsäule gegeben hatte. Man entnahm ihr Rückenmark und erhoffte sich Aufschluss über das, was Edda fehlte.

Am 15. Oktober bekam ich einen Anruf von Eddas Schwester Irene, ich war gerade bei der Arbeit. Irene war in Tränen aufgelöst und ich wusste gleich, dass es eine Hiobsbotschaft für mich werden würde. Sie sagte mir aber am Telefon nichts, sondern bat mich, sofort zur Ärztin ins Krankenhaus zu fahren. Natürlich fuhr ich sofort in die Neurologie und bereitete mich so gut es ging auf die schlimmste Nachricht meines Lebens vor. Ich war zuerst bei Edda, die wieder gut gelaunt auf mich wartete.

Es fiel mir schwer, mich von ihr zu trennen, um mit der Ärztin zu sprechen. Irgendwie wollte ich die Wahrheit wohl nicht wissen. In einem Vieraugengespräch in ihrem Büro teilte sie mir die definitive Diagnose mit: Creutzfeldt-Jakob.

Ich hatte das Gefühl, mir zieht es den Boden unter den Füßen weg. Ich stand in Tränen aufgelöst unter Schock – obwohl ich mit so einer Diagnose schon gerechnet hatte. Wie sollte ich nun Edda mit verheultem Gesicht gegenübertreten? Normalerweise hatte Edda mir meine Gefühlslagen stets angesehen.

Mir schossen tausend Gedanken durch den Kopf. Die Ärztin klärte mich über das Fortschreiten der Krankheit auf. Der nächste

Schock folgte, als sie mir die Lebenserwartung mit sechs Monaten mitteilte.

Am liebsten hätte ich sie sofort aus dem Krankenhaus genommen und wäre mit ihr in Urlaub gefahren. Sie bot mir an, Edda am Wochenende mit nach Hause zu nehmen. Vom Krankenhaus hat man die Möglichkeit einen Patienten für 72 Stunden zu beurlauben. Das Angebot nahm ich gleich für das nächste Wochenende an.

Ich musste mich erst sammeln, ehe ich Edda gegenübertrat und natürlich fragte sie mich wieder, was mit ihr los sei. Mein verheultes Gesicht fiel ihr dabei nicht auf. Ich belog Edda und sagte ihr, dass sie nichts Schlimmes hat, dass es sich um eine Art Burnout handele und sie noch länger im Krankenhaus bleiben müsse.

Was mich bewog, ihr nicht die Wahrheit zu sagen? Ab und zu haben wir früher auch über das Alter und den möglichen Folgen schwerer Krankheiten gesprochen. Sie sagte dann immer, dass sie das nicht wissen wolle und jeden Tag so gut leben würde, wie es halt noch ginge. Außerdem war sie panisch, wenn sie eine Anomalie an ihrem Körper entdeckte, dann war der sofortige Gang zum Arzt obligatorisch. Sie hat sich immer gleich schwere Krankheiten eingebildet. Mit meiner Antwort gab sie sich zufrieden. Sie freute sich, als ich ihr sagte, dass wir am Wochenende wegfahren würden. Inzwischen fiel ihr das Gehen immer schwerer und auch ihre Sprache wurde einsilbiger und wirrer. Ihr selber fiel das nicht so auf.

Ich schrieb fast täglich in einer Art Tagebuch auf, wie es Edda ging und welche Schritte von ärztlicher Seite eingeleitet wurden. Als E-Mail wurde dieses Tagebuch zumeist am Abend an meine Eltern geschickt. Nachfolgend finden diese Notizen einen gewichtigen Platz in diesem Buch.

Tagebuch

Dienstag, 6. Oktober 2009

Zu diesem Zeitpunkt wusste ich noch nicht, an welcher todbringenden Krankheit Edda leidet. Dementsprechend hatte ich noch Hoffnung, dass sie wieder gesund werden würde:

Ich komme gerade wieder aus dem Krankenhaus. Die Ärzte machen immer noch sämtliche Tests mit ihr. Gestern haben sie ihr sehr viel Blut abgenommen, das diesmal ins Labor nach Verona geschickt wird. Ergebnisse werden erst nächste Woche erwartet. Im Moment wird Edda immer noch mit Antibiotika und Antiviren behandelt. Danach ist sie immer sehr müde und schläft auch sonst sehr viel. Mir kommt vor, dass es ihr besser geht, sie sagt das auch. Ihre Bewegungen sind schneller geworden. Heute Abend werde ich wieder bei ihr sein.

Freitag, 9. Oktober 2009

Ich habe gestern mit der behandelnden Ärztin gesprochen, sie sagte, das Ärzteteam hätte Verdachtsmomente, die sie mir jetzt aber nicht sagen wolle. Man würde erst die Resultate aus Verona abwarten, um sicher zu sein. Eddas sprachliche Probleme waren gestern Abend wesentlich besser und ich hatte mich gefreut, dass die Therapie wohl endlich anschlägt. Heute Morgen aber war es wieder eine Katastrophe, ich hatte sie kaum verstanden, aber am Nachmittag ging es wieder recht gut. Sie hatte verständlich gesprochen und war sehr bemüht, gut zu sprechen. Wenn es nicht gelingt, wird sie etwas ungehalten. Ich kann sie aber immer wieder beruhigen und ermutigen.

Montag, 12. Oktober 2009

Seit Samstagnachmittag geht es Edda besser, auch ihre Aussprache ist besser geworden und ihr Gang auch! Heute Morgen hörte sie sich ebenfalls gut an – ich hoffe sehr, dass es nun wieder aufwärtsgeht. Leider ist sie aber immer noch sehr verwirrt. Diese Woche sollten die Resultate kommen.

Dienstag, 13. Oktober 2009
Wir warten immer noch auf die Resultate. Ich habe gestern wieder mit der Ärztin gesprochen, sie hatten noch einmal sämtliche Tests gemacht, Magnetresonanz, EEG usw., um zu sehen, inwieweit eine Veränderung eingetreten ist. Es gab aber keine Veränderung, alle bisherigen Befunde, die man gemacht hatte, sind in Ordnung. Freitag darf Edda – so wie es momentan aussieht – nach Hause. Wöchentlich muss sie dann zur Kontrolle im Krankenhaus vorbeikommen. Alles ist etwas besser geworden, hauptsächlich die Sprache, dennoch ist Edda immer noch sehr verwirrt und hat einen nicht so reibungslosen Bewegungsablauf. Es scheint wohl wirklich nur Kopfsache zu sein. Wir werden dann wohl ab nächste Woche einen Psychologen oder Psychiater hinzuziehen müssen.

Mittwoch, 14. Oktober 2009
Leider haben wir immer noch keine Befunde aus Verona bekommen. Da sind spezielle und seltene Laboruntersuchungen dabei, die das Labor von mehreren Patienten sammelt, um dann alle gleichzeitig zu bearbeiten.

Heute hat sie den letzten Tag der Flebo-Therapie *(Infusion – Antibiotika und Antiviren)*. Dadurch ist Edda den ganzen Tag sehr verwirrt, zerfahren und sehr zittrig. Zum Abend hin bessert sich ihr Zustand. Mit den Ärzten ist es so abgesprochen, dass sie Freitag nach Hause darf. Allerdings muss sie einmal wöchentlich vorbei kommen und sich Kontrollen unterziehen. Aber ich hoffe sehr, dass es zu Hause wieder besser geht – in ihrem normalen Umfeld.

Donnerstag, 15. Oktober 2009 – die definitive Diagnose
An diesem Tag gab es keine E-Mail bzw. keinen Tagebucheintrag. Am späten Nachmittag teilte man mir die schrecklichste Nachricht meines Lebens mit. Ich bat die Ärztin Edda nichts von der todbringenden Krankheit zu sagen, denn das würde sie nicht verkraften. Es war unglaublich schwer mit diesem Wissen Edda gegenüberzutreten. Die Prognose war ernüchternd, Eddas Zerfall ging sehr schnell voran, so gab man ihr nur noch sechs Monate zu leben. Vielleicht wäre es im Nachhinein besser gewesen, wenn es so schnell gegangen wäre.

Edda war eineinhalb Jahre absolut auf Hilfe angewiesen und konnte nichts mehr selbstständig machen. Andererseits möchte ich diese Zeit

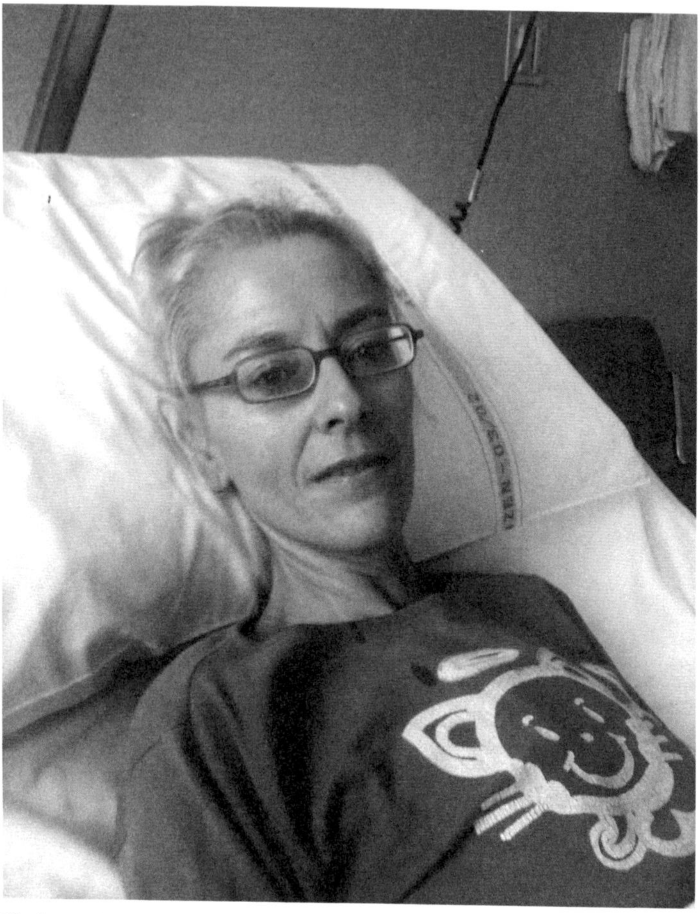

Noch unwissend über die Schwere der Erkrankung

nicht missen, auch wenn ich teilweise an meine Grenzen gestoßen bin. Ich habe viele neue Erfahrungen sammeln können. Meine Lebenseinstellung hat sich ebenfalls geändert. Es gibt Situationen, wo man nichts machen kann – nur das Beste aus dieser Situation. Es war für mich schlimm, unseren Kindern Jasmin und Fabian diese katastrophale Nachricht zu vermitteln. Sie waren sehr stark mit ihren 14 Jahren. Ich führte einige Telefonate mit Verwandten und engen Freunden. Unser ganzes Umfeld war geschockt und es flossen wahnsinnig viele Tränen. Danach wollte ich nur eins – wieder zu Edda ins Krankenhaus.

Freitag, 16. Oktober 2009

7.09 Uhr: Es war die schlimmste, schlaflose Nacht. Ich will die bittere Wahrheit nicht wahr haben. Jeder Gedanke kreist um diese schreckliche Krankheit – es ist ein Albtraum. Edda weiß nichts und sie soll es auch nicht wissen – ich denke, das ist das Beste für sie. Wir, die wir jetzt im Moment in ihrem näheren Umfeld sind, versuchen gute Laune und Optimismus zu versprühen. Edda lacht sehr viel, auch dann, wenn es überhaupt keinen Grund dazu gibt. Heute werde ich sie für drei Tage (bis Montag früh) nach Hause holen. Ich möchte noch so viel Zeit mit ihr verbringen, wie das Unausweichliche uns gibt. Für das nächste Wochenende habe ich ein Wellness-Wochenende in Kirchberg (Tirol/Österreich) nur für uns zwei gebucht. Sie hat sich so wahnsinnig darüber gefreut. Ich mag gar nicht darüber nachdenken, dass es wohl ihr letzter Urlaub sein wird. Auf die Kinder schaut unsere Freundin Sabine.

22.13 Uhr: Ich habe Edda gesagt, dass ihr *(meine Eltern)* uns das Wellness-Wochenende spendiert habt. Sie hat sich so sehr darüber gefreut und fragt andauernd nach euch. Sie fragt heute schon zum dritten Mal: „Wo sind deine … Eltern?" Ich könnte sofort losheulen, denn es ist verdammt schwierig, in ihrer Gegenwart immer stark zu bleiben. Sie ist so dankbar, dass sie zu Hause sein kann. Immer wieder schaut sie mich ganz ungläubig an, fast wie eine Fremde in ihrem eigenen Haus. Ich lebe nun von Tag zu Tag und genieße jede Sekunde mit ihr.

Am Montag muss ich sie wieder ins Krankenhaus bringen. Die Ärzte erlauben nur eine 72-stündige Abwesenheit. Am Freitag hole ich sie dann wieder und wir fahren nach Österreich. Sie hat sich gewünscht zu törggelen, Sonntag werden wir das dann machen.

Ich habe mich von allem freistellen lassen, Arbeit und Fußball *(Ausschuss und Trainer)*. Sie tut mir so unendlich leid, wenn sie mich fragt, was eigentlich mit ihr los ist. Sie versteht es nicht. Ich verstehe es auch nicht. Und immer muss man stark bleiben. Die Kinder sind so brav. Sie sind sehr geduldig mit Edda, ihrer Mama, und helfen ihr, wo es nur geht. Ich liebe Edda und ich werde sie immer lieben. Entschuldigt, wenn ich euch so schreibe, aber im Moment muss ich wieder heulen. Edda schläft tief und fest und hat dabei einen zufriedenen Gesichtsausdruck.

Samstag, 17. Oktober 2009
Ich habe Edda soeben zum Schlafen gebracht. Ihr Gang wird immer unsicherer, auch das Sprechen ist schlechter geworden. Wir waren heute in Trient. Als wir geparkt hatten und ich am Parkscheinautomat, der gut 50 Meter entfernt war, den Parkschein löste, war Edda plötzlich weg. Obwohl ich sagte, sie soll beim Auto warten, stand sie plötzlich auf der anderen Straßenseite und ging in eine Seitenstraße. Ich war fast in Panik, weil sie einfach weiterging und ich noch zum Auto zurück musste. Schlussendlich konnte ich sie zum Glück noch einholen, sie fand das Ganze lustig und lachte. Ich habe ihr wieder einen kleinen Wunsch erfüllt. Sie wollte das Parfüm von Gucci haben. Sie meinte noch, dass es zu teuer sei, aber ich habe es ihr natürlich gekauft. Wir waren nur eine halbe Stunde in Trient, es wurde ihr zu anstrengend. In einem Café begleitete ich sie zur Toilette, denn alleine kann ich sie nicht gehen lassen. Sie hat Probleme beim Anziehen. Nach dem Kaffee ging sie urplötzlich ganz schnell los, allerdings in die falsche Richtung. Wir müssen dann immer alle beide lachen, wenn sie die Orientierung verliert.

Ich weiß nicht, wie oft ich ihr am Tag sage, dass ich sie liebe, mir kommt immer noch vor, dass es zu wenig ist. Sie hat heute auch wieder nach euch gefragt, sie ist aber so verwirrt, dass sie glaubt, dass ihr hier wohnt *(meine Eltern leben in Hamburg)*. Im Moment geht's, nächste Woche habe ich Urlaub genommen und werde viele Laufereien erledigen. Sie ist dann wieder von Montag bis Freitag im Krankenhaus, so schwer dieser Schritt für mich auch fällt, sie wieder dorthin zu bringen. Sie ist dort unter der Woche am besten aufgehoben. Am Freitag hole ich sie dann und wir starten gleich nach Kirchberg. Mir graut vor dem Moment, wenn sie gar nicht mehr sprechen kann. Ihre hilflosen Blicke tun mir jetzt schon sehr weh. Ich bin über eure Anteilnahme sehr dankbar, das tut gut, mir die Seele nachts leer zu schreiben. Immer wieder erwische ich mich bei dem Gedanken, dass sie ja eines Tages nicht mehr da sein wird, und dann tut es richtig weh.

Sonntag, 18. Oktober 2009
Heute war es ein Auf und Ab. Am Morgen ging es Edda gar nicht gut, sie hatte überall Schmerzen. Sie schläft zwar gut, ist aber total verkrampft. Natürlich tut dann am Morgen alles weh. Nach

einiger Zeit – im Laufe des Vormittags – ging es ihr dann besser. Wir haben vormittags alte Fotoalben angeschaut und mussten viel lachen, aber dennoch war sie manchmal sehr nachdenklich. Ich weiß aber nicht, ob es an ihrem Zustand lag, oder ob sie vielleicht nicht mehr wusste, wer da auf den Fotos abgebildet war.

Mittags sind wir vier dann alle zusammen mit Irene, ihrem Mann Roland und ihren Kindern Katrin und Alexander essen gegangen. Edda hat sich sehr gefreut, dass wir alle zusammen waren. Danach war sie sehr erschöpft, wir mussten nach Hause fahren, damit sie sich ein wenig ausruhen konnte. Sie schlief gut eineinhalb Stunden. Nachmittags sind wir dann zum Törggelen nach Signat gefahren, wieder mit Irene, Roland und Katrin mit Freund Paul. Der Buschenschank war so voll, dass Edda mit jeder Minute nervöser wurde und nach einer halben Stunde nur noch nach Hause wollte. Wir sind dann gefahren, im Auto war sie merklich erleichtert. Ja – ich glaube, sie auch für einen Augenblick glücklich gesehen zu haben.

Zu Hause habe ich eine Gemüsesuppe gekocht, es war für sie sehr schwierig, diese zu essen. Ich habe ihr dann Löffel für Löffel – wie bei einem Kleinkind – eingegeben. Danach habe ich sie gebadet; das genoss sie in vollen Zügen und wollte kaum noch raus aus der Badewanne. Beim Abtrocknen ließ ich sie nur kurz allein stehen, da war es schon zu spät. Sie verlor die Kontrolle über sich und wäre beinahe rückwärts an die Badewannenkante geknallt. Zum Glück konnte ich sie gerade noch halten. Sie hatte zwar einen mächtigen Schreck bekommen, musste aber lachen. Ich bete jeden Tag, dass ein Wunder geschehe. Ganz schlimm ist die Verkrampfung, die ihren Körper beherrscht.

Morgen früh muss ich sie wieder ins Krankenhaus zurückbringen. Ich danke Gott für das schöne Wochenende mit ihr. Ich hoffe und bete, dass sie auch das nächste genießen kann. Morgen ist auch ein harter Tag für mich, da ich einiges organisieren muss. Der Hausarzt ist über die Diagnose in Kenntnis zu setzen und bei der INPS *(Krankenversicherung)* ist vorzusprechen, wie das Ganze weitergehen soll. Edda tut mir so leid, wenn ich bloß mehr für sie machen könnte. Dieses Wochenende habe ich mit ihr jede Sekunde genossen. Ich hoffe, sie auch. Manchmal denke ich, sie weiß doch, was mit ihr los ist. Wir versuchen sie alle aufzubauen und zu motivieren, auf gar keinen Fall darf sie erfahren, was sie hat. Ich bin so unsagbar traurig und doch immer glücklich, wenn Edda bei mir ist. Jedes zweite Wort, das sie noch klar und deutlich sagen kann, ist: „Markus!"

Ich denke, dass ich nun an dieser Stelle mein Verhältnis zum Glauben und zu Gott erklären muss. Anfangs war ich gläubig im kirchlichen Sinne, allerdings verließ mich der Glaube mit Fortdauer dieser fürchterlichen Krankheit. Ich glaube, dass es eine Seele gibt, die im Falle des Todes den Körper verlassen wird. Ich glaube aber nicht an eine übergeordnete Gottfigur, wie kann ein solcher „Gott" so etwas zulassen, bzw. andere schreckliche Dinge. Krebs, Vergewaltigungen, Kindesmisshandlungen, Hungertod usw. Wie kann ein solcher „Gott" da zusehen, nichts tun und noch behaupten, dass es sich um „Prüfungen" handelt. Wofür? Was hat das Leben für einen Sinn? Wobei wir nun beim Sinn des Lebens sind! Diese Frage habe ich mir gestellt und stelle sie immer noch. Wer einmal bedingungslos geliebt hat und diese Geliebte verlor, der weiß, warum sich diese Fragen nun immer öfter *von Neuem stellen.*

(...)

Montag, 19. Oktober 2009
Heute war fast der schlimmste Tag, Edda war im Kopf hellwach und voll da, aber sie kann nicht richtig sprechen. Sie verzweifelt, wenn ich sie nicht verstehe. Die letzte Nacht hat sie kaum geschlafen. Die ganze Zeit über hat sie geredet, gelacht und geweint. Ich habe nur Bruchstücke verstanden, da sie immer unverständlicher wird. Einmal sagte sie so etwas wie: „meine kleinen Ninkerlen". Ich denke, sie meinte damit Jasmin und Fabian. Dann musste sie lachen. Wahrscheinlich, weil wir ja gestern Fotoalben angeschaut hatten.

Heute Morgen dann war sie total verzweifelt, sie hat nur noch geweint und in ihrer Sprache konnte ich verstehen: „Was ist bloß los mit mir?„ Ein paar Mal fragte sie mich das unter Tränen. Ich kann ihr die Wahrheit nicht sagen, denn das würde für sie alles noch schlimmer machen. Ich habe sie dann angezogen, wir frühstückten zusammen. Sie hat den ganzen Kaffee verschüttet, auch über ihre Kleidung. Ich habe sie dann umgezogen und wir sind wieder ins Krankenhaus gefahren. Der Vormittag verlief recht „normal".

Nach der Arbeit besuchte ich sie zu Mittag. Zwischen ein und zwei Uhr hat sie fast nur noch geweint und war total verzweifelt. Irene kam auch zu Besuch, brauchte dann aber selbst ärztliche Hilfe, weil sie die Situation überforderte. Marisa, Eddas Cousine von italienischer Seite, und mir gelang es, Edda wieder zu beruhigen. Es kommt andauernd Besuch, was für Edda sehr anstrengend ist. Ich muss die Besucher etwas bremsen. Edda verkraftet nicht mehr viele Menschen. Sie genießt vielmehr die Zeit, wenn wir zwei alleine sind und es alles in einer fast normalen Routine abläuft. Sie ist unglaublich fixiert auf mich. Jeder heißt bei ihr „Markus".

Heute Abend war sie ganz ruhig und entspannt, wir haben auf ihrem iPod Touch noch ein wenig den Komiker Rüdiger Hoffmann angeschaut und mussten beide sehr viel lachen. Der Komiker gefällt ihr neben Michael Mittermeier sehr gut. Mir kam vor, dass sie sehr viel verstanden hat, weil sie sehr viel lachte. Das war eine wundervolle halbe Stunde mit ihr. Ihre Bewegungen werden von Tag zu Tag schlechter. Ich hoffe so sehr, dass wir das nächste Wochenende die Wellness-Fahrt antreten können. Morgen werde ich ihr ein paar neue Pyjamas kaufen, die Alten sind nicht mehr so schön.

Dienstag, 20. Oktober 2009

Heute Vormittag musste Edda weitere Kontrolluntersuchungen machen (EEG, Magnetresonanz usw.). Dafür haben die Ärzte ihr Beruhigungstropfen gegeben. Das Resultat war, dass sie fast den ganzen Tag verschlafen hat. Ich war von 10 bis 13.30 Uhr bei ihr, aber sie schlief fast ununterbrochen. Von 14 bis 16.30 Uhr blieben Marisa und ihre Schwester Mercedes bei ihr. Wir haben abgesprochen, dass Marisa ab jetzt immer ab 14 Uhr bei Edda bleibt. Ab circa 16.30 Uhr war ich dann wieder im Krankenhaus. Etwa gegen 18 Uhr ist Edda dann etwas brachial von einer Krankenschwester geweckt worden. Ich gab ihr dann das Abendessen ein, sie hatte ja den ganzen Tag noch nichts zu sich genommen. Ihr fielen immer wieder die Augen zu, aber zum Glück hat sie etwas gegessen und auch getrunken. Ich bin danach mit ihr zur Toilette gegangen, das war schrecklich. Sie konnte kaum noch laufen. Ich weiß nicht, ob das auf ihre Müdigkeit, die Beruhigungstropfen oder auf den Fortlauf ihrer Krankheit zurückzuführen war.

Heute hat sie zum ersten Mal kaum mit mir gesprochen. Ich hoffe so sehr, dass man das mit ihrer Müdigkeit erklären kann. Mir graut vor dem Moment, wo sie mich anschaut und nicht mehr mit mir sprechen kann. Dafür war die Verkrampfung heute etwas besser, ihr Körper war recht entspannt. Die Ärztin versicherte mir, dass sie kaum leiden wird, da sie wenig, bis gar nichts mitkriegt. Umso schlimmer ist die ganze Situation natürlich für uns. Heute bin ich ziemlich demotiviert, kraftlos und auf dem Boden, am Nachmittag schlief ich kurz neben Edda ein.

Eddas viele Freundinnen, die Verwandtschaft und unsere Freunde sind uns eine Riesenunterstützung. Morgen oder übermorgen werden wir wohl Gewissheit haben, da sollen die Gegenproben überprüft worden sein. Dann sollte auch die Variante von Creutzfeldt-Jakob feststehen, es gibt ja drei Typen. Helfen tut das natürlich nichts, da es keine Therapien gibt. Ich bin so ausgelaugt und kann es immer noch nicht richtig verstehen, was gerade mit unserer Familie passiert. Wir hatten noch so viel vor. Ich hoffe so sehr auf ein Wunder – wo ist dieser Gott? Edda ist so wunderschön, gerade heute, während sie schlief. Ich liebe sie so sehr.

Mittwoch, 21. Oktober 2009

Edda war heute ganz locker und fröhlich. Ihre Hände kann sie leider kaum noch bewegen, das Essen muss ich ihr eingeben. Auf die Toilette muss man sie begleiten und sie danach sauber machen, Hände und Gesicht waschen und Zähne putzen gehört nun auch zum Alltag. Wenn sie das bewusst erleben müsste, würde sie wohl selber total geschockt sein. Diesen Zustand wollte sie NIEMALS erleben. Wir hatten über so etwas schon gesprochen.

Alle kümmern sich sehr liebevoll um sie, das Krankenhauspersonal ist sehr hilfsbereit und auch Eddas Freundinnen sind immer da, wenn man sie braucht. Mir liegt viel daran, dass Edda fast nie allein ist, so weiß ich sie immer gut aufgehoben. Heute hat sie alles aufgegessen, das Mittag- und Abendessen hat sie vollständig weggefuttert. Ich war schon um 9.30 Uhr im Krankenhaus, wie immer habe ich ihr Brioche und Cappuccino mitgebracht. Auch die Brioche hat sie ganz aufgegessen. Schlimm ist für mich, dass sie fast verstummt ist. Sie sagt nur noch JA, NEIN, SI, NO und

MARKUS, das ist ihr einziger Wortschatz. Es zerreißt mir das Herz, wenn sie mich mit ihren schönen Augen durchdringend ansieht. Auf Fragen reagiert sie nicht immer. Ich glaube, dass sie nicht mehr alles mitkriegt.

Ich bleibe abends immer so lange im Krankenhaus, bis sie eingeschlafen ist, das ist das Letzte, was ich noch für sie tun kann. Die Kinder wissen Bescheid und akzeptieren, dass ich so lange im Krankenhaus bleibe. Eine Psychologin bot uns *(den Angehörigen)* heute Hilfe an. Ich brauche diesbezüglich keine Hilfe, werde aber mit den Kindern reden, ob sie diese annehmen wollen. Die beiden gehen gut mit der Situation um, sie sind sehr stark. Sie treffen sich viel mit Freunden, was ich sehr begrüße. Ist das wirklich alles wahr? Ich hoffe immer, jeden Moment aus diesem Albtraum aufzuwachen. Doch er geht immer weiter … und weiter.

Donnerstag, 22. Oktober 2009

Ich weiß nicht, ob ich froh sein soll oder traurig. Edda war den ganzen Tag über mit dem Kopf voll da, auch ihre Motorik schien stark verbessert. Sie konnte sogar teilweise alleine trinken und essen. Ich war sehr erstaunt und überrascht. Doch der Reihe nach: Als ich heute Morgen zu ihr ging, hat sie bitterlich geweint und wollte wieder wissen, was mit ihr los ist. Ich sage ihr dann immer, dass sie körperlich völlig gesund sei, sogar die Zysten in der Brust sind fast vollständig verschwunden. Darüber hat sie sich sehr gefreut. *(Edda hatte eine schwierige Brust mit sehr vielen Zysten, die sie selber teilweise für Tumore hielt.)* Weiter sagte ich ihr, dass der ganze Stress, den sie sich selbst auferlegt hatte, sich nun an ihrem Körper rächt. Der Stress hat ihrem Gehirn nicht gut getan. Nun hat sich das Gehirn ausgeschaltet und wir müssen es irgendwie wieder einschalten. Mir fällt einfach keine bessere Erklärung für sie ein. Sie darf niemals erfahren, was sie wirklich hat. Das würde sie in einem wachen Moment kaputtmachen.

Ich gab ihr zu Mittag das Essen, welches sie aber – wie schon erwähnt – teilweise selbstständig aß. Während des Mittagessens fragte mich die Ärztin, ob Edda gegen Penizillin allergisch reagiere. Ich verneinte. Sie sagte, sie stehe mit verschiedenen Universitätskliniken in Verbindung und sie würden etwas ausprobieren, dass Penizillin beinhalte. Ich bin für jeden Strohhalm dankbar und gab zu dieser Therapie meine Zustimmung. Sie sagte aber auch, dass man sich nicht allzu viel Hoffnung machen sollte. Die mache ich mir aber dennoch, vielleicht spricht diese Therapie an.

Am Nachmittag erhielt Edda sehr viel Besuch, einige Freundinnen kamen abwechselnd und blieben, bis ich da war. Mir tat es gut, Edda fröhlich inmitten ihrer Freundinnen zu sehen, denn es ging ihr sichtlich gut. Freilich kann sie sich nicht artikulieren, aber wir tun immer alle so, als würden wir sie verstehen. Wenig Hilfe benötigte Edda dann beim Abendessen, auch ihre Motorik war besser, als wir auf die Toilette gingen und beim anschließenden Zähneputzen. Ich wünsche mir so sehr, dass sie wieder meine „alte" Edda werden würde. Auf meinem Computer schauten wir noch den Film „Shopaholic" und wieder kam mir vor, dass sie fast den ganzen Film verstanden hatte. Bei den lustigen Szenen musste sie sehr lachen. Danach blieb ich wieder, bis sie eingeschlafen war, und hielt ihre Hand.

Morgen starten wir nach Kirchberg, ich freue mich sehr auf die Tage mit ihr ganz alleine, auch wenn es wohl sehr anstrengend werden wird. Irgendwie bin ich heute positiv eingestellt, auch wenn ich natürlich weiß, dass dies heute nur eine schöne Momentaufnahme war und dass auch schlechte Tage kommen werden.

Freitag, 23. Oktober 2009

14.31 Uhr: Wir sind immer noch im Bozner Krankenhaus!!! Edda musste noch eine Untersuchung (TAG) machen, Sie haben ihr dafür eine Beruhigungstablette gegeben! Die Nachwirkung ist, dass sie immer noch tief und fest schläft!

20.39 Uhr: Wieder einmal läuft es nicht so, wie es geplant war. Leider konnten wir heute noch nicht unseren Wellnessurlaub antreten. Edda hatte heute Morgen noch eine CT-Untersuchung und bekam eine Beruhigungstablette. Sie schlief den ganzen Tag und war nicht wach zu kriegen. Und wenn sie für einen Moment wach war, fielen ihre Augen im nächsten Augenblick wieder zu. Ich war von 9.30 bis 19.45 Uhr im Krankenhaus und immer in der Hoffnung, dass sie jeden Moment aufwacht und wir losfahren können. Jetzt werden wir halt morgen früh starten. Ich habe das schon mit dem Hotel abgeklärt. Dabei hat sie sich heute Morgen so gefreut. Vor Aufregung hat sie viel geredet, darunter viele Wörter recht deutlich. Die Therapie, die sie jetzt macht, stammt von der Universitätsklinik Göttingen. Es gibt aber keine Voraussagen. Die Ärztin sagt, jeder Patient reagiert anders. Ich hoffe so sehr, dass Edda positiv darauf reagiert. Es gibt einen Spezialisten auf diesem Gebiet, der in Verona sitzt. Das Ärzteteam des Bozner Krankenhauses steht mit ihm in engem Kontakt und hat ihm sämtliche Unterlagen zukommen lassen. Von den Gegenproben haben wir bis jetzt noch nichts gehört, die behandelnde Ärztin wird nachfragen. Ich denke, dass sie alle zur Verfügung stehenden Ressourcen in Anspruch nimmt. Wenn Edda kurz wach war, hat sie mich jedes Mal ganz lieb angelächelt. Der Blick wird mir in Erinnerung bleiben.

Montag, 26. Oktober 2009

15:17 Uhr: Ich bin leider nicht zum Schreiben gekommen, da ich Edda jetzt nachts immer die Hand halte. Aber heute Abend schreibe ich detaillierter. Fürs Erste: Es waren zwei schöne Tage mit Edda, die sie sehr genossen hat.

23:30 Uhr: Es ist spät geworden, ich habe Edda wieder solange die Hand gehalten, bis sie einschlief. Am Samstag starteten wir endlich zum Wellnesshotel, sie war sehr aufgeregt und glücklich. Leider musste ich feststellen, dass drei Stunden Autofahrt wohl zu viel für sie waren. Sie saß wieder auf der Rückbank, denn sie war partout nicht dazu zu bewegen, vorne zu sitzen. Im Rückspiegel konnte ich sehen, dass sie viel in ihren Gedanken verweilte. Als wir ankamen, weinte sie heftig. Ich brauchte eine gute Viertelstunde, um sie wieder zu beruhigen.

Ihre Motorik lässt immer mehr nach, sie musste jetzt bei jedem Schritt gestützt werden. Im Zimmer habe ich sie erst einmal hingelegt, damit sie sich entspannt. Das hat auch gut funktioniert, denn sie wurde zusehends ruhiger und entspannter. Ab 15 Uhr gab es im Restaurant Snacks, Kaffee und Kuchen, Tee, Getränke und sogar Nudeln. Edda hat eine Waldbeerentorte sowie etwas Obstsalat ausgesucht und mit meiner Hilfe gegessen. Dazu einen Kaffee – österreichischen – den mag sie nach wie vor nicht.

Nachdem ich ihr wieder im Zimmer den Bikini angezogen hatte, machten wir uns auf den Weg ins Hallenbad. Leider war es dort sehr voll. Viele Menschen machen sie nervös. Ich konnte sie nicht dazu bewegen, ins Wasser zu gehen. Sie hatte Angst. Als ich uns Liegen suchte und sie für einen Moment alleine stehen ließ, fiel sie auch schon um. Dabei wurde sie böse und warf mir einen vorwurfsvollen Blick zu. Ich hielt es für besser, dass wir auf das Zimmer zurückgingen. Den Vorfall vergaß sie zum Glück sehr schnell. Während sie sich auf dem Bett ausruhte, ließ ich ihr die Badewanne mit sehr viel Schaum volllaufen. Das anschließende Bad genoss sie in vollen Zügen und wollte nicht mehr aus der Badewanne raus. Nach dem Haarewaschen ließ ich sie noch eine Weile drin. Abtrocknen, föhnen und anziehen ging dann sehr entspannt und fröhlich vonstatten.

Wir lachten viel, dann war es schon Zeit für das Abendessen. Es bereitete mir etwas Sorgen, weil sie unruhig wurde, wenn viele Menschen um uns herum waren. Mein Vorschlag, dass sie sich nur auf mich konzentrieren sollte, setzte sie gut in die Tat um. Es gab an diesem Abend Essen in Buffetform, das ist natürlich nichts für sie. Zum Glück hatten wir eine sehr nette Kellnerin, die uns trotz Buffet bediente und uns allerlei nach Herzenswunsch brachte. So brauchte ich Edda nur einzugeben. Sie hat viel gegessen. Am besten hat ihr die Lammhaxe geschmeckt, aber auch der Wein, der übrigens aus Kaltern war. Zurück auf dem Zimmer richteten wir uns für die Nacht und schauten auf meinem Computer den Film „Wickie und die starken Männer" von Bully Herbig. Das Ende bekam sie nicht mehr mit, weil sie während des Films einschlief.

Der nächste Morgen war für sie wieder sehr schmerzhaft. Die Gelenke und die Muskeln tun ihr nach dem Aufwachen sehr weh. Die Verkrampfung ist ein großes Problem. Ich gab ihr alle Tabletten, die nach einiger Zeit wirkten und ihr halfen. Beim Frühstück waren zwar viele Menschen am Buffet, aber da sie ausgeschlafen war, störte sie das weniger. Edda hat eine halbe Semmel mit Butter und Nutella gegessen, dazu einen Kaffee und einen Traubensaft. Ich habe ihr noch ein Brot mit Käse für die Rückfahrt gerichtet.

Eigentlich hatte ich noch vor mit ihr nach Kitzbühel zu fahren, aber nachdem ich auf der Hinfahrt bemerkte, dass die drei Stunden Autofahrt schon zu viel waren, verzichtete ich darauf. Gegen 11 Uhr machten wir uns dann auf den Weg. Auf dem Brenner machten wir einen Zwischenstopp und gingen noch ins Einkaufzentrum. Sie weinte wieder bitterlich, als ich ihr beim Aussteigen aus dem Auto half. Sie hatte sehr viele „wache" Momente dieses Wochenende, es machte mich unglücklich, sie so hilflos zu sehen und nichts dagegen tun zu können. Die Geschäfte lenkten sie etwas ab. Sie fand einen Nicki-Sweater schön, den ich ihr dann auch kaufte. Mehr Geschäfte interessierten sie dann nicht mehr, sie war wieder überfordert.

Zu Hause angekommen begann sie wieder zu weinen. Ich half ihr aus dem Auto. Sie schaute mich an und sagte klar und deutlich: „Markus, i woass nix mehr – Markus, ich weiß nichts mehr!“ In diesem Augenblick standen Jasmin und Fabian in der Tür. Bei ihrem Anblick hat sie sich erschreckt und sah die Kinder mit einem fragenden Blick an. Mir kam vor, dass sie die beiden nicht mehr erkannt hat. Die Kinder überspielten die Situation so gut es ging.

Nach dem Essen, unsere Freundin Sabine hatte Lasagne gemacht, legte ich Edda ins Bett, wo sie gleich für eine halbe Stunde einschlief. Als sie aufwachte, lösten sich Lachen und Weinen beinahe nahtlos ab. Ihre Bewegung wurde zusehends schlechter. Der Fernseher brachte etwas Ablenkung. Die Kinder waren inzwischen in ihren Zimmern und schliefen. Jetzt begann die nächste Verschlechterung, die nicht nur Edda in Schockzustand brachte. Sie konnte von der Couch nicht mehr alleine aufstehen. Sie brach in Tränen aus. Ich gab ihr die Beruhigungstropfen, aber nichts half. Ich wusste nicht mehr weiter. Edda krallte sich an meinen Händen fest. Mit viel Geduld konnte ich sie dann überzeugen, dass wir die Nacht im Wohnzimmer auf Matratzen verbringen sollten. So musste sie die Treppen hinauf ins Schlafzimmer nicht bewältigen. Die ganze Nacht musste ich ihre Hand halten, die sich immer wieder verkrampfte. In diesen Momenten entwickelte Edda eine ungeheure Kraft.

Am frühen Morgen schlief sie dann endlich tief und fest und bekam das Läuten des Weckers nicht einmal mit. Als sie aufwachte, war sie fröhlich und redete – wenn auch unverständlich – ununterbrochen. Die Kraft ihrer Stimme lässt langsam nach, es hört sich wie ein heiseres Sprechen an. Sie hatte richtig gute Laune und lachte viel. Als ich ihr beim Aufstehen half, fiel mir auf, dass die Arme total nass war – bis zum Rücken hoch. Sie hatte sich in der Nacht in die Hosen gemacht. Nachdem ich sie gewaschen und frisch angezogen hatte, frühstückten wir zusammen. Dann war es wieder Zeit, sie zurück ins Krankenhaus zu bringen. Dort angekommen wollte sie partout nicht mehr aus dem Auto aussteigen – sie wollte oder konnte nicht – keine Ahnung. Jedenfalls musste ich einen Rollstuhl organisieren – sie saß zum ersten Mal in einem Rollstuhl. Ich hatte Riesenangst, dass dies nun der nächste Schritt der Krankheit sei.

In der Neurologie freuten sich die Krankenschwestern und Krankenpfleger, sie wieder zu sehen. Edda ihrerseits strahlte über das ganze Gesicht, als eine Pflegerin sagte: „Hoi Edda, do bisch du jo endlich wiedr, mir hobn die schun vermisst! – Hallo Edda, da bist du ja endlich wieder, wir haben dich schon vermisst!“ Ich blieb vormittags noch bei ihr und trat meinen Dienst gegen 14 Uhr an. Inzwischen war Angie bei ihr. Der Nachmittag würde für Edda anstrengend werden, da sich eine ganze Menge Freundinnen angemeldet hatten. Von Marisa, Irene, Gerti, Karin, Michaela wusste ich, dass sie kommen würden. Wer dann noch gekommen ist, weiß ich nicht.

Die Arbeit fiel mir sehr schwer, denn meine Gedanken waren immer nur bei Edda. Ich konnte mich kaum auf die Arbeit konzentrieren. Nach vier Stunden verließ ich schon wieder meinen Arbeitsplatz und war um 18.40 Uhr bei Edda. Irene war noch da, aber die ging dann gleich darauf. Edda war fix und fertig, sie konnte weder reden, lachen, weinen, noch gehen.

Wir nutzten den Rollstuhl, um ins Badezimmer zu fahren. Edda war mehr mit dem Waschbecken beschäftigt, als mit dem Putzen ihrer Zähne. Sie störte das Loch im Waschbecken. Sie wollte andauernd mit den Fingern hineinfahren. Als ich sie endlich wieder im Bett hatte, fingen wir noch an den Film „Der rosarote Panther 2“ zu schauen, aber nach einer Dreiviertelstunde schlief sie erschöpft ein. Dennoch musste ihr noch ein Weilchen die Hand halten.

Ich weiß nicht, wie diese Krankheit noch schlimmer werden soll – ich empfinde sie jetzt schon als sehr schlimm. Ich sage Edda sehr oft am Tag, wie sehr ich sie liebe und dass ich sie brauche. Einmal, ich weiß nicht mehr, ob es gestern oder vorgestern war, hat sie mich mit ihrer verkrampften Hand im Gesicht versucht zu streicheln und mir gesagt, dass sie mich braucht. Das tat so gut, sie mal wieder zu spüren.

Dienstag, 27. Oktober 2009 – 15. Geburtstag unserer Zwillinge

Heute war für Edda ein besserer Tag. Als ich um 9.45 Uhr ankam, saß sie schon frisch gewaschen in ihrem Rollstuhl vor dem Fernseher im Aufenthaltsraum. Die Arme hatte aber keine Brille auf und konnte nichts sehen. Das wussten die Krankenpfleger natürlich nicht. Ich habe sie dann gleich aufgeklärt.

Als Edda mich sah, weinte sie, aber vor Freude. Sofort ergriff sie meine beiden Hände mit ihren zittrigen Händen und wollte mich gar nicht mehr loslassen. Sie redete wieder sehr viel, allerdings ist ihre Stimme jetzt schon sehr schwach und verstehen tut man sie auch nicht. Ich lass sie immer im Glauben, dass ich jedes Wort verstehe.

Wir sind dann nach unten in die Bar gegangen, wo wir beide einen Cappuccino und eine Brioche zu uns nahmen. Zu meinem Erstaunen nahm sie mir die Brioche aus der Hand und aß ihn ganz alleine, dabei strahlte sie über das ganze Gesicht. Nur den Kaffee musste ich ihr geben, mit ihren zittrigen Händen verschüttete sie immer alles. So sehen dann am Abend auch ihre Pyjamas aus, täglich wechsele ich diese und wasche sie zu Hause.

Wieder zurück in der Abteilung, teilte man mir mit, dass Edda nun auf ein Einzelzimmer verlegt wird und fragte, ob ich schon einen Rollstuhl organisiert hätte. Das traf mich wie ein Schlag, brauchte Edda ab jetzt den Rollstuhl? Aber wie zum Trotz ging sie mit mir danach zu Fuß – natürlich mit meiner Hilfe – erst auf die Toilette und dann sechsmal den Gang auf und ab. Die Erschöpfung sah man ihr an. Gegen Mittag bekam sie dann ihr Einzelzimmer und gleichzeitig ihr Mittagessen, was sie vollständig verzehrte. Ab dem heutigen Tage bekomme ich auch eine Mahlzeit im Krankenhaus. Die Krankenschwestern sind wirklich sehr nett, aufmerksam und auch liebevoll im Umgang mit Edda. Nach dem Essen konnte ich Edda überzeugen, doch mal ein wenig zu schlafen, zumal der Nachmittag wieder anstrengend werden würde mit dem ganzen Besuch.

Als sie schlief, fuhr ich nach Hause. Der Geburtstag der Kinder ist leider etwas untergegangen, aber nach Feiern war uns allen auch nicht zumute. Gegen 17.30 Uhr war ich wieder bei Edda, sie hatte viel Besuch und war nun dementsprechend müde. Nach dem Abendessen bat ich die verbliebenen Besucher zu gehen, um unsere allabendliche Routine im Bad abzuhalten. Wir schauten den Film von gestern weiter, allerdings schlief Edda schon nach einer Viertelstunde ein. Ich hielt ihr noch eine Zeit lang die Hand. Für das nächste Wochenende habe ich ein weiteres Wellnesswochenende gebucht, diesmal aber in St. Martin in Passeier in einem 5-Sterne-Hotel. Als wir früher dort mal vorbeifuhren, hatte es Edda sehr gefallen. Inzwischen habe ich auch schon abgeklärt, ob alles rollstuhltauglich ist.

Mittwoch, 28. Oktober 2009

Heute begann und endete der Tag mit Eddas Weinen. Dennoch hatte sie einen guten Tag, in dem sie sehr viele „wache“ Momente erleben durfte. Ich war schon um 9.35 Uhr im Krankenhaus. Edda war im Aufenthaltsraum und hielt eine „Dolomiten“-Zeitung in der Hand – sie hatte wieder keine Brille auf. Sie weinte und sagte deutlich „Brille“. Sie tut mir so leid, wenn sie so hilflos da sitzt und sich nicht verständigen kann.

Ich schaffe es nicht früher ins Krankenhaus, obwohl ich um 6 Uhr aufstehe. Die Kinder sind zu versorgen und der Haushalt muss in diesen drei Stunden bewältigt werden. Jedenfalls konnte ich sie schon bald beruhigen und sie bekam wieder gute Laune. Zum ersten Mal seit langer Zeit sah ich sie die Zeitung intensiv anschauen. Sie las einen Artikel über Kinderprostitution und war darüber sehr empört. Auch Zeitschriften sah sie interessiert an – das war schon lange nicht mehr der Fall.

Ich bekam ein Hochgefühl, dass sie vielleicht doch wieder gesund werden würde. Den Moment konnte ich kaum genießen, da rief mich die Ärztin zu sich. Sie gab mir die endgültigen Resultate der Proben aus dem Speziallabor in Verona. Zu 99,9 Prozent ist es leider wirklich Creutzfeldt-Jakob, den restlichen Prozentsatz kann man nur feststellen, wenn man eine Autopsie durchführt. Gleichzeitig riet sie mir, mich um einen Rollstuhl zu bemühen. Ich könnte zwar einen aus dem Krankenhaus bekommen, doch die sind alles andere als in einem guten Zustand. Für die Wochenenden brauche ich unbedingt einen.

Vor Edda machte ich wieder gute Miene zum bösen Spiel. In der Bar gab es wieder Kaffee und Brioche – unser zweites Frühstück, das nun zu einer schönen Routine wurde. Am Vormittag schauten wir uns noch ein paar Zeitschriften an, bis das Mittagessen kam. Edda hat alles aufgegessen. Es gab vorweg eine Gemüsesuppe, Lachsforelle mit Püree und Brokkoli, danach Apfelmus. Plötzlich musste Edda dringend auf die Toilette. Bei unserem Tempo haben wir es allerdings nicht mehr ganz geschafft. Abduschen, Boden putzen und Pyjama wechseln ging recht flott über die Bühne. Währenddessen mussten wir beide über das Missgeschick lachen.

Um 13.38 Uhr verließ ich Edda. Nach mir kam Irene und blieb bei ihr. Eddas Schwester schrieb mir per SMS, dass es Edda gut ging und sehr viel Besuch am Nachmittag bei ihr war. Als ich nach der Arbeit wieder im Krankenhaus war, bekam Edda gerade von Irene das Abendessen. Edda sah toll aus und war voll da, diesmal hatte sie der ganze Besuch nicht müde gemacht. Sie lachte viel. „I muass aufs Klo", sagte Edda – wie zu Mittag musste es schnell gehen. Diesmal gab es kein Malheur. Als sie im Bett war, schauten wir noch ein wenig die „Oliver-Pocher-Show" auf dem Computer. Anfangs lachte sie viel, mit Fortdauer wurde sie aber immer nachdenklicher. Als ich den Computer ausschaltete, fing sie leider wieder an zu weinen. Sie sagte, dass sie „stuff" sei, also keine Lust mehr hätte. Sie wisse nicht, was mit ihr los sei. Wieder erklärte ich ihr, dass sie körperlich vollkommen gesund sei. Und dass alles nur von ihrem Gehirn ausgeht und wir geduldig sein müssen, bis sie gesund würde. Diesmal war sie mit meiner Antwort nicht zufrieden. Ich ging nach vielen Streicheleinheiten und viel guten Zuredens, als sie noch immer wach war, obwohl es schon nach 21 Uhr war. Ich hoffe, dass sie nicht mehr weint und nun friedlich schläft und etwas Schönes träumt. Ich habe immer ein schlechtes Gewissen, wenn ich das Krankenhaus verlasse. Obwohl ich heute wieder sieben Stunden bei ihr war, kommt mir das wenig vor.

Donnerstag, 29. Oktober 2009

Es war ein schlimmer Tag für Edda und für mich. Heute Morgen schien eigentlich alles in Ordnung, denn sie empfing mich mit einem Lächeln. Von den Krankenpflegern war sie gerade gewaschen worden. Sie hatte die Nacht wieder ins Bett gemacht. Zum Glück kriegt sie das alles nicht so richtig mit. Nachdem wir unser zweites Frühstück in der Bar genommen hatten, wurde sie immer ruhiger und nachdenklicher. Ihre Augen füllten sich immer wieder mit Tränen.

Beim Mittagessen gab es dann kein Halten mehr, die Tränen flossen wie ein Wasserfall und an Essen war nicht zu denken. Man versteht sie kaum noch, sie wird wohl genug von dieser unerträglichen Situation haben, denn sie sieht ja auch keine Fortschritte.

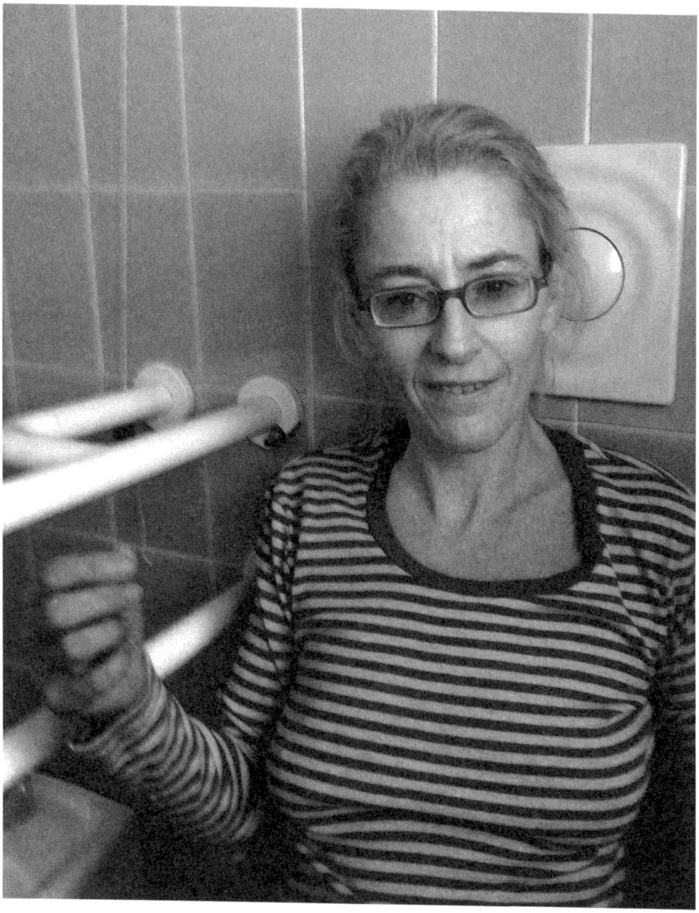

Inzwischen sind wir informiert worden. Aber kein Wort zu Edda – sie hatte fast immer gute Laune.

Merkwürdigerweise kippte ihr Gemütszustand innerhalb einer halben Stunde ins Gegenteil. Sie war plötzlich fröhlich und lachte sehr viel. Zu allem Überfluss machte sie schon wieder ins Bett, weil ich sie nicht schnell genug in den Rollstuhl heben konnte. Das war nun schon der dritte Pyjama heute … Sie kann ja nichts dafür, ich werde wohl noch ein paar Pyjamas kaufen gehen.

Nach dem Mittagessen legte ich ihr nahe etwas zu schlafen, denn sie war sehr müde. Aber ihre Augen gingen immer wieder auf, dabei strahlte sie mich so lieb an. Ich habe ihr einen iPod besorgt, über Kopfhörer ließ ich sie nun Musik hören. Dabei versuchte sie im Rhythmus mitzutanzen – was aber nicht gelang. Sie versuchte, dann wenigstens mitzusingen. „Lalalala", brachte sie hervor.

Um 13.40 Uhr brach ich dann auf und fuhr erst mal nach Hause, um die schmutzigen, nassen Pyjamas zu waschen. Dann gleich zur Arbeit. Es fällt mir immer noch sehr schwer, mich zu konzentrieren. In Gedanken bin ich immer bei Edda. Ich trage mich mit dem Gedanken, einen Monat unbezahlten Urlaub zu nehmen. Gegen 18 Uhr war ich bei ihr, Karin war dort und gab Edda das Abendessen ein. Sie hat nicht gut gegessen, denn sie bekam den Mund kaum auf. Ich bin mir nicht sicher, ob es an ihrer Müdigkeit lag oder ein weiteres Fortschreiten ihrer Krankheit. Edda war den ganzen restlichen Abend abwesend und redete gar nichts. Ab und zu konnte ich ihr wenigstens ein kleines Lächeln abringen. Sie war heute einfach zu müde, um noch einen Film zu schauen. Stattdessen ließ ich noch leise Musik laufen, bis sie einschlief. Ich hielt ihr die Hand und sah ihr hübsches Gesicht lange an. Ihr Körper zuckte teilweise sehr heftig. Hoffentlich hat sie morgen wieder einen besseren Tag. Heute war es das erste Mal, dass sie NIE alleine gegangen ist. Alle Wege wurden im Rollstuhl erledigt. Kann sie jetzt gar nicht mehr gehen?

Freitag, 30. Oktober 2009

Der Tag begann gut: Edda war gut aufgelegt und las gerade die „Dolomiten" – jedenfalls hoffe ich, dass sie noch lesen kann. Keine Ahnung, ob sie etwas versteht. Ihre Stimmung kippte aber in den nächsten zehn Minuten, denn sie begann zu weinen. Dabei sagte sie ein paar Mal hintereinander unter Tränen: „Mama, Mamma mia, Mama soll helfen, meine Mama, Mama …" *(Edda hat ihre Mutter im Juli 2007 an Lungenkrebs verloren.)*

Ich nannte diese Augenblicke, wenn sie zu weinen begann und verzweifelt „Mamamama" rief, wache Momente. Ich glaube, sie war in diesen Situationen voll da und bekam bewusst mit, was mit ihr geschah. Diese Momente gab es fast täglich, mit Beruhigungstropfen war sie dann zu beruhigen. Aber auch Zuspruch, Trost und Liebe halfen teilweise.

Sie war kaum zu beruhigen, das Ganze ging etwa eineinhalb Stunden, dann bat ich die Ärztin um Beruhigungstropfen. Sie gab mir diesmal Stärkere als bisher. Nach weiteren zehn Minuten war

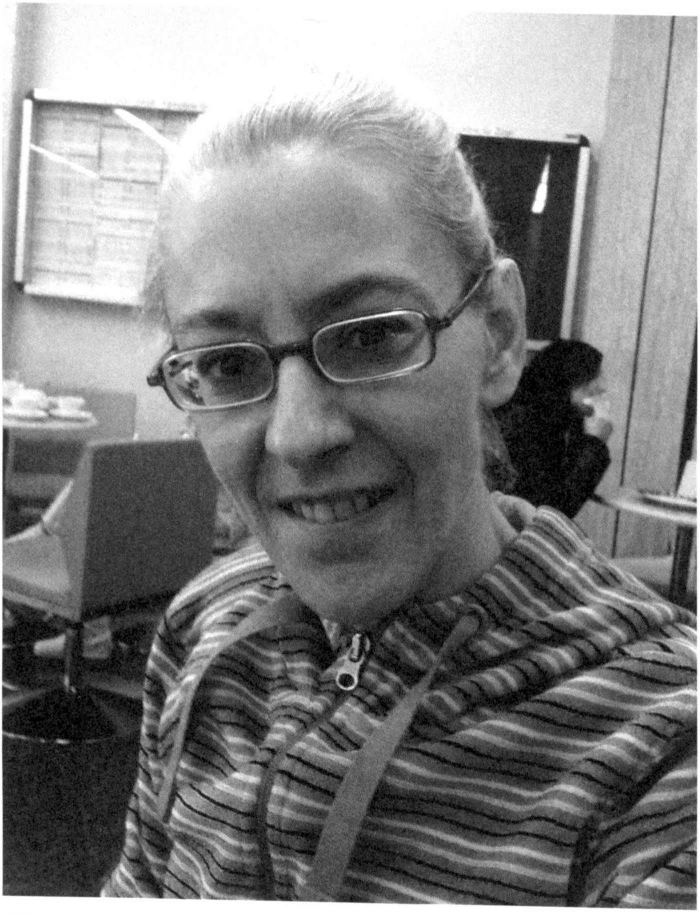

Allmorgendlicher Gang zur Krankenhaus-Bar

sie beruhigt und lachte nun wieder – was sind das für Wundertropfen? Zu Mittag gab es Lasagne, Fisch, Spinat, Kartoffeln, Salat und Apfelstrudel – sie hat alles aufgegessen. Nun hatte sich aber das Gefühl, sich übergeben zu müssen und sagte auch „speiben". Sie war schnell im Rollstuhl und wir dann auf der Toilette, aber sie musste sich nicht übergeben. Danach blieben wir im Gang, immer in der Nähe vom WC. Sie fing jetzt wieder an fest zu weinen, plötzlich wurde sie ganz laut – ja, fast ein Schreien unter Tränen. Sie tat mir so leid. In diesem Moment kam Irene. Zusammen versuchten wir sie zu beruhigen, was nicht wirklich gelang. Irene schickte mich weg, denn ich musste arbeiten gehen, wollte aber Edda nicht in diesem Zustand verlassen. Später schrieb mir Eddas Schwester per SMS, dass Edda sich beruhigt hätte und sie gerade zusammen im Aufenthaltsraum fernsahen.

Als ich um 18 Uhr im Krankenhaus eintraf, war gerade Michaela dabei, Edda das Abendessen einzugeben. Sie hat gut gegessen und war sehr entspannt, aber auch ungewohnt ruhig. Ich ging einmal mehr nach Hause, als Edda noch wach war, was ich absolut nicht gerne mache. Vielleicht kann sie aber besser einschlafen, wenn ich nicht mehr da bin. Morgen geht es in das Passeiertal, ich freue mich.

Samstag, 31. Oktober – Montag, 2. November 2009

Ich gehe wieder der Reihe nach die Geschehnisse des Wochenendes sowie des heutigen Tages durch. Im Krankenhaus traf ich Edda im Aufenthaltsraum an. Irene war bei ihr, das war so mit ihr abgesprochen. Edda war gut gelaunt und hat sich auf unser gemeinsames Wochenende gefreut. Es fiel mir auf, dass sie ihren Rollstuhl nicht mehr gerne verließ.

Gleich nach dem Mittagessen fuhren wir ins Passeiertal. Die Fahrt dauerte nur 40 Minuten, dann waren wir am Ziel. Kaum in der wunderschön gelegenen Hotelanlage angekommen, musste Edda wieder fürchterlich weinen. Keine Ahnung, was während der Fahrt in ihrem Kopf vor sich gegangen war. Ich versuchte, ihr Weinen mit guter Laune und ein paar Späßen zu überspielen. Das Aussteigen in der Tiefgarage fiel ihr sichtlich schwer, sie zitterte am ganzen Körper und konnte sich kaum auf den Beinen halten. Als wir aber unsere Suite bezogen hatten, war Edda so glücklich, dass sie nur noch am „Schnattern" war. Man konnte zwar nichts verstehen, aber es war klar, dass ihr das Zimmer sehr gefiel. Ein begehbarer Schrank, ein längerer Gang, ein Badezimmer mit etwa 16 Quadratmetern. Ausgestattet mit Tropendusche, Badewanne und natürlich WC und Bidet. Das Zimmer war perfekt für den Rollstuhl, denn wir konnten alles im Zimmer ohne Probleme erreichen. Der Schlaf- und Wohnraum war etwa 30 Quadratmeter groß mit einem großen Balkon und sagenhaftem Blick ins Passeiertal.

Das Hotel ist ein absoluter Traum. Edda lachte nur noch vor Glück und war ganz aufgeregt. Ich konnte Edda davon überzeugen, ins Hallenbad zu gehen bzw. zu fahren. Nach weiterer Überredungskunst ging sie sogar mit mir ins Wasser. Jetzt brachen bei ihr alle Dämme, denn im Wasser bewegte sie sich leicht wie eine Feder und hatte dabei unglaublich viel Spaß. Sie strahlte und lachte mit mir um die Wette. Sie juchzte vor Glück ... so hatte ich sie schon lange nicht mehr gesehen.

Danach gingen wir wieder ins Zimmer, wo ich ihr die Badewanne einließ und dort verbrachte sie sehr viel Zeit mit noch mehr Schaum. Haarewaschen, abtrocknen, föhnen und fertigmachen für das Abendessen. Leider kann sie selbst gar nichts mehr alleine machen. Das macht ihr auch zu schaffen.

Im Speisesaal waren wir in der getäfelten Stube an einem wunderschön gedeckten Tisch, Edda war jetzt aber sehr müde und hing – im wahrsten Sinne des Wortes – nur noch in ihrem Rollstuhl. Das Fünfgangmenü schaffte sie aber gerade noch.

Zurück im Zimmer, setzte ich sie für den heutigen Tag zum wiederholten Male auf die Toilette. Sie kann nicht mehr Wasser lassen. Die Ärztin wies mich auf diesen Umstand hin. Sollte Edda bis zum Abend nicht gegangen sein, müsste sie ins Krankenhaus kommen, um sich einen Katheter setzen zu lassen. Leider konnte sie nicht gehen, wir starteten mal wieder in das Krankenhaus. Dort angekommen dauerte es nicht lange, bis die Krankenschwester ihr den Katheter legte. Mit reichlich Zubehör und genauen Instruktionen fuhren wir zurück in unser Hotel. Gegen 23 Uhr waren wir im Bett, Edda schlief angesichts der heutigen Anstrengungen auch gleich ein.

Am nächsten Morgen wachte sie mit einem Lächeln auf den Lippen auf. Ich machte sie fertig: Körperpflege, anziehen und Kathetersack wechseln. Beim Frühstück hatten wir den Tisch vom Vorabend – das war perfekt, da wir dort mit dem Rollstuhl keine Probleme hatten. Edda hatte leider wenig Appetit und auch keinen Durst. Ich brachte sie nach dem Frühstück wieder auf das Zimmer, schaltete den Fernseher ein und ließ sie dann kurz allein. Ich brachte inzwischen den Koffer zum Auto und beglich an der Rezeption die Rechnung. Gleichzeitig fragte ich, ob es möglich wäre, am nächsten Wochenende wieder dasselbe Zimmer zu bekommen. Die Dame an der Rezeption war sehr freundlich und nahm Anteil an unserem Schicksal. Ich ertappte mich dabei, dass es mir peinlich war, den Namen der Krankheit auszusprechen. Für die Zukunft beschloss ich, offensiver mit Creutzfeldt-Jakob umzugehen – keine Geheimniskrämerei mehr. Jedenfalls reservierte mir die Hotelangestellte gleich die Suite für das nächste Wochenende. Als ich diese Nachricht Edda mitteilte, strahlte sie über das ganze Gesicht.

Zu Hause angekommen klärte ich die Kinder darüber auf, dass ihre Mama nun einen Kathetersack hat, der sich mit Urin füllt. Die beiden haben das gut verkraftet. Edda freute sich wahnsinnig, die Kinder wiederzusehen. Leider musste sie aber auch wieder fürchterlich weinen und stammelte wieder: „Mama, Mama mia, Mama, Mama, Marco, Mama …" *(Eddas Vater hieß Marco und starb, als sie vier Jahre alt war.)* Ich glaube, dass sie im Moment wahnsinnig viel an ihre Eltern denkt, dabei weint sie immer bitterlich. Ich gab ihr die starken Beruhigungstropfen, die auch gleich halfen. Denn nach kurzer Zeit hatte sie wieder gute Laune und lachte. Am Abend bestellte ich Pizza, die wir alle zusammen gemütlich vor dem Fernseher verspeisten. Edda und ich schliefen von nun an immer im Wohnzimmer, denn sie war nicht mehr imstande, die Treppen zu gehen. Ich kann sie kaum tragen, obwohl sie nur 48 Kilo wiegt. Es kommt mir vor, als wären es 100 Kilo. Sie lässt sich voll hängen.

Es begann eine fürchterliche Nacht, Edda redete fast ununterbrochen in ihrer Sprache. Gegen fünf Uhr früh dann andauernd: „Mama, Mamma mia, Mama, Mama Marco, Mama …" Und wieder herzzerreißendes Weinen. Die Tropfen kamen zum Einsatz und gleich darauf beruhigte sie sich wieder. Sie schlief kurz ein, ich konnte nicht schlafen und richtete mich derweilen her. Nach der morgendlichen Körperpflege und dem Frühstück ging es in das Krankenhaus. Edda war natürlich todmüde, aber an Schlaf war nicht zu denken: Blutabnahme, Untersuchungen, Blutdruck und Fiebermessen hielten sie wach.

Irene war vormittags bei ihr. Ich musste arbeiten gehen. Wir haben eine Aushilfskraft bekommen, die ich heute einschulen musste. Das tat richtig weh, Eddas Arbeitsplatz leer zu räumen und für jemand anderes herzurichten. Nach drei Stunden Schulung bin ich zurück ins Krankenhaus.

Sabine hat ihr heute das Mittagessen gegeben. Edda hat alles aufgegessen. Sie schaute schrecklich aus: rote, verweinte Augen, blass und wahnsinnig müde. Nach dem Essen schlief sie. Gegen 14 Uhr kam Marisa und löste mich ab. Zu Hause hatte ich eine ganze Menge Hausarbeiten zu erledigen, außerdem besaß Edda keine sauberen Pyjamas mehr. Einkaufen und ab 17 Uhr war ich schon wieder bei Edda, Marisa und zwei Freundinnen waren bei ihr. Sie weinte wieder, aber nach kurzer Zeit konnten wir sie mit etwas Ablenkung und ohne Tropfen beruhigen. Als Marisa ging, kam Michaela vorbei und gab Edda das Abendessen. Seit zwei Tagen hatte sie keinen Stuhlgang und auch heute Abend kam wieder nichts. Als ich sie ins Bett legte, schlief sie gleich ein, wachte aber bei jedem noch so kleinen Geräusch sofort auf. Gegen 20 Uhr ging ich, in der Hoffnung, dass sie bald tief und fest schläft.

Dienstag, 3. November 2009

Heute bin ich fix und fertig, ich war von 11 bis 20.30 Uhr im Krankenhaus und habe bereits morgens von 7 bis 10.30 Uhr gearbeitet. Vormittags war Ihre Freundin Verena bei ihr, sie schrieb mir per SMS, dass es Edda gut gehe und sie gerade zusammen Radio hören. Und wirklich, als ich im Krankenhaus eintraf, war Edda voll da. Allerdings gehen kann sie gar nicht mehr, nur noch für einen kurzen Moment stehen. Karin kam gegen Mittag und gab ihr das Mittagessen, welches sie wieder ganz aufaß. Dabei war sie noch gut aufgelegt und lachte viel. Nach dem Essen, dann plötzlich wieder der tränenreiche Anfang und immer wieder: „Mama, Mamma mia, Mama, Mama Marco, Mama …“ Mit den Beruhigungstropfen ging es dann wieder. Sie saß den ganzen Vormittag im Rollstuhl, nach dem Essen brachte ich sie aber ins Bett. Sie war müde, wollte aber partout nicht schlafen. Gegen 16 Uhr bekam sie dann den nächsten Weinkrampf mit wieder denselben Worten. Sie muss sich im Moment wirklich sehr mit ihren Eltern beschäftigen. Diesmal gab ich ihr keine Tropfen, sondern versuchte ernsthaft auf sie einzugehen und sie auch ein bisschen härter anzupacken. Ich sagte ihr, dass es ihrer Mama gut ginge und dass sie es im Himmel gut hat, es ihr aber nicht gut gehe und auch nicht Fabian, Jasmin und mir. Ich glaube, das kam bei ihr an. Sie hörte auf zu weinen. Ich sagte ihr auch, dass wir – ihre Familie – im Moment wichtiger sein sollten. Dass sie wieder gesund werden müsse, dass wir sie brauchen und wir sie lieben. Sie sah mich dann mit großen Augen an. Ich denke, dass in diesem Augenblick wirklich jedes Wort, was ich sagte, bei ihr angekommen ist. Jedenfalls beruhigte sie sich endlich mal ohne Beruhigungstropfen.

Ich hatte um die Mittagszeit ein kurzes Gespräch mit der Ärztin. Sie teilte mir mit, dass Eddas EEG-Ergebnisse (Gehirnstrommessungen) zur Überraschung aller besser geworden sind. Das gab mir einen großen Motivationsschub, vielleicht spricht die Therapie der Uniklinik Göttingen doch wirklich an? Mein Gott, wäre das schön. Edda und ich gingen dann noch fast im ganzen Krankenhaus spazieren – sie im Rollstuhl. Dabei lächelte sie jeden Menschen an, der uns entgegenkam. Sie suchte Kontakt zu jeder Person, die uns begegnete, und ihre Hände wollten jeden anfassen. Nach dem Abendessen haben wir im Gemeinschaftsraum noch ein bisschen ferngesehen. Sie wurde plötzlich so müde, dass ich sie ins Bett brachte. Leider schlief sie noch nicht ganz ein, als ich ging.

Alles in allem finde ich, dass es ein schöner Tag war, weil ich sie heute fast den ganzen Tag bei vollem Bewusstsein erleben durfte. Dafür danke ich dem Herrgott. Ich hoffe, dass ich noch viele solcher Tage mit ihr verbringen darf. Ich liebe sie so sehr.

Mittwoch, 4. November 2009

Ich bin erst spät von der Arbeit weggekommen. Um 12.30 Uhr konnte ich gehen, musste aber erst nach Hause, um für die Kinder etwas zu kochen. Gegen 14.30 Uhr bin erst im Krankenhaus gewesen, am Vormittag waren erst Irene und dann Marisa bei Edda – die ihr auch das Essen gab. Edda war sehr müde und döste vor sich hin. Ich weiß nicht, ob sie mich erkannt hat, jedenfalls machte sie keine Regung, als sie mich erblickte. Marisa ging und Karin kam und so langsam kam die fröhliche Edda zum Vorschein. Sie begann, viel zu lachen. Inzwischen fällt Edda das Stehen zusehends schwerer, sie kann sich kaum auf den Beinen halten. Vor zweieinhalb Wochen konnte sie noch gut alleine gehen … Wieso geht alles plötzlich so schnell?

Am Nachmittag schauten wir Fotoalben an, bei einigen Fotos musste sie herzhaft lachen. Laut Marisa hatte Edda zu Mittag alles aufgegessen, das war beim Abendessen nicht der Fall. Was ich auch verstehen kann, denn es war nicht besonders gut. Ich gab ihr mein Essen, da war wenigstens etwas Käse und Aufschnitt dabei. Man merkt, dass sie nun mehr Schmerzen hat. Sie bekommt schon dreimal am Tag Schmerzmittel. Vielleicht müsste man die Dosis erhöhen? Nach unserem abendlichen Krankenhausrundgang bzw. unserer Fahrt ging es für sie nach dem Waschen und Zähneputzen ins Bett. Obwohl sie sehr müde war, wollte sie mal wieder nicht einschlafen. Irgendetwas arbeitete wohl wieder in ihr, es flossen Tränen und auch „Mamma, Mamma aiuto" war deutlich zu hören *(aiuto – ital. Hilfe)*. Die Hilferufe an ihre Mama tun sehr weh. Wie gern würde ich ihr helfen, wenn ich nur könnte. Als ich um 20.30 Uhr ging, war sie immer noch wach aber ruhig.

Ich erledigte heute viel Bürokratie, das Ansuchen um Zivilinvalidität und Pflegesicherung wurde ausgefüllt, was sehr schmerzhaft für mich war. Was ich immer vor mir herschob, wurde nun wahr: Edda ist ein Pflegefall. Der Hausarzt muss das Ansuchen bestätigen und bei der Gemeinde ist meine Unterschrift für diese Dokumente zu beglaubigen. Erst dann kann ich das Gesuch beim Gesundheitsbezirk und dem Sozialsprengel abgeben.

Donnerstag, 5. November 2009

Obwohl Edda einen recht guten Tag gehabt hat – fast ganz ohne Weinen, bin ich nicht zufrieden. Ihre Motorik wird zusehends schlechter. Sie hat Schmerzen in den Gelenken bei jeder Bewegung – trotz der Schmerztabletten. Zum ersten Mal ist sie heute wund gelegen. Morgen soll sie eine Luftpolstermatratze bekommen. Beim Essen bereitet ihr das Schlucken Beschwerden und das Trinken geht auch nur noch schluckweise. Sie selbst bekommt das zum Glück nicht richtig mit und lacht viel. Sie hatte am Nachmittag immens viel Besuch, etwa 20 Freunde und Bekannte waren da. Das strengt sie immer noch sehr an und ich bemerke, wie unruhig sie wird. Leider musste ich einige verschicken, weil es eindeutig zu viele waren. Am liebsten wäre mir auch, dass die Besucher sich bei mir anmelden und ich, das Ganze besser koordinieren kann.

Sie freut sich sehr auf das Wochenende im Passeiertal, aber ob sie noch einmal schwimmen gehen kann, wage ich stark zu bezweifeln. Sie hatte heute Phasen, in denen sie nur in eine Ecke starrt und auf nichts und niemanden reagiert – scheint wohl eine nächste Verschlechterung zu sein. Erschreckend war für mich auch, dass sie ab heute Windeln trägt. Sie hatte zum ersten Mal richtig die Hosen voll – groß. Den Katheter hat sie immer drin, deswegen gibt es das Problem mit dem Wasser lassen nicht mehr. Nur der Sack wird täglich ausgetauscht. Wenn sie einen wachen Moment hat, merke ich, wie dieser Zustand ihr auf die Nerven geht – ich sehe es an ihrem Gesichtsausdruck. Ich kann mich noch erinnern, wir haben mal vor Jahren eine Reportage über Alzheimer im Fernsehen geschaut. Sie meinte damals zu mir, dass sie niemals in so einem Zustand weiter leben möchte. Sie wäre dann lieber ... Ich wage nicht, das Wort zu nennen.

Freitag, 6. November 2009

Ich habe heute Kontakt zur Schweizer Universitätsklinik in Zürich aufgenommen, Prof. Dr. Adriano Aguzzi ist mit der Forschung bei CJK betraut. Laut Internet hatte die Uniklinik 2001 einen Wirkstoff bei Mäusen mit teilweisem Erfolg erprobt. Ich hatte gehofft, dass dieser Wirkstoff bis heute weiterentwickelt würde, doch seine Antwort war ernüchternd. Hier seine Antwort:

Lieber Herr Dorn,
es tut mir sehr leid um Ihre Frau. Leider existieren keine wirksamen Therapien – auch nicht im experimentellen Stadium. Bei CJK muss man leider den Mut haben, die Krankheit zu akzeptieren. Wir arbeiten zwar sehr intensiv an Therapien, aber ich glaube nicht, dass etwas verfügbar sein wird innerhalb der nächsten zehn Jahre. Es tut mir sehr leid.
Die Neurologen aus Verona, insbesondere Prof. Monaco und Prof. Zanusso, gehören zu den besten Experten Italiens auf diesem Gebiet. In ihren Händen sind Sie gut aufgehoben. Wichtig ist sicherzustellen, dass die Diagnose korrekt ist und keine behandelbare Ursache des intellektuellen Verfalls vorliegt.

Mit bestem Gruss
Adriano Aguzzi

Das hat mir natürlich wieder die Hoffnung genommen. Irene und Marisa waren am Vormittag bzw. über Mittag bei Edda. Per SMS schrieb Irene mir, dass es Edda gut ginge und sie gerade beim Friseur gewesen ist. Einmal die Woche – immer freitags – kommt eine Friseurin in die Neurologie und macht den Patientinnen die Haare.

Edda strahlte über das ganze Gesicht, als ich bei ihr eintraf. Sie war sehr hübsch mit ihren frisierten Haaren. Sie braucht immer Körperkontakt, wir hielten stundenlang unsere Hände. Im Laufe

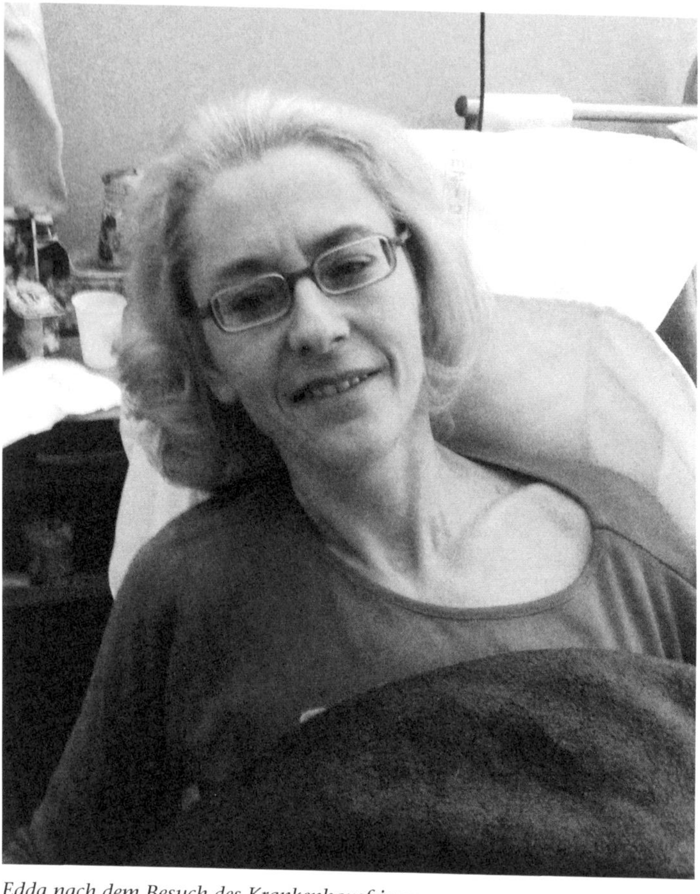

Edda nach dem Besuch des Krankenhausfriseurs

des Nachmittags kam wieder sehr viel Besuch. Sie freute sich über jeden, auch wenn sie dabei immer mehr ermüdete. Sie hat auch heute wieder gut zu Mittag und Abend gegessen. Heute Morgen haben die Krankenschwestern ihr die Luftpolstermatratze untergelegt, dies soll das wund liegen verhindern. Edda hatte heute nur kurz einen Weinkrampf, der ging dann auch ohne Beruhigungstropfen zu Ende.

Morgen Mittag starten wir wieder in unser Wellnesswochenende. Ich habe mit dem Hotel abgeklärt, dass wir das Abendessen auf dem Zimmer einnehmen können. Für Edda war es heute – denke ich – ein sehr guter Tag. Sie war immer gut aufgelegt, hat viel gelacht und auch viel – in ihrer Sprache – geredet. Ich bin nur noch glücklich, wenn ich bei ihr sein kann. Mit ihr kann ich lachen, sonst nicht mehr. Sie ist voll auf mich fixiert. Wenn ich mich im Krankenzimmer bewege, bewegen sich ihr Kopf bzw. die Augen immer mit. Das finde ich unglaublich schön. Ich bin froh, dass sie mich noch voll bewusst wahrnimmt.

Samstag, 7. November – Montag, 9. November 2009

Am Samstag hatte Edda gute Laune und strahlte mir entgegen. Der Vormittag verlief dann auch ohne nennenswerte Probleme. Nach dem Mittagessen machten wir uns auf den Weg. Wir starteten gemütlich nach St. Martin in Passeier. Sie bekam leider wieder ihren Weinanfall. Ich probierte alles ohne Tropfen, doch diesmal musste ich sie ihr geben. Im Hotel angekommen gingen wir gleich auf das Zimmer. Sie freute sich, das merkte man ihr an und sie wollte aus dem Rollstuhl raus. Doch leider ist das absolut nicht mehr möglich. Letzte Woche ging sie wenigstens noch ein paar Meter, das war jetzt wohl endgültig vorbei. Das war auch der Grund, warum wir nicht ins Schwimmbad gingen. Mir ist es einfach zu gefährlich, sie ins Wasser zu tragen. Wir sind stattdessen ein wenig spazieren gegangen/gefahren. Das Wetter wurde aber leider ungemütlich. Zurück im Zimmer behielt sie ihre gute Laune, wir schauten ein bisschen Fernsehen, tranken ein Bier aus der Minibar und danach trug ich sie in die Badewanne. Das genießt sie sehr, nur das Haarewaschen nervt sie ziemlich, es ist für mich relativ schwierig und das merkt sie. Als wir gerichtet waren, ging es zum Abendessen. Kaum im Speisesaal angekommen, fiel mir auf, dass sie immer ruhiger wurde. Nach dem zweiten Gang brachen die Dämme und sie fing an zu weinen. Den Kellner bat ich, die restlichen Gänge auf unser Zimmer zu bringen. Oben angekommen musste ich ihr leider wieder Beruhigungstropfen geben. Kurz darauf lachte sie wieder, wurde aber wahnsinnig müde. Der Kellner war sehr nett und brachte uns die restlichen Gänge sowie neue Getränke – sogar auf Kosten des Hauses. Ich erwähne nicht mehr den Katheter, der für mich nun alltäglich und zur reinen Routine geworden ist. Wir machten uns danach bettfertig und sahen gemeinsam den Film „Der Tag danach“. So intensiv habe ich Edda selten einen Film anschauen gesehen. Ich hatte gedacht, sie würde jeden Moment einschlafen, aber weit gefehlt, denn auch „Wetten, dass …“ sahen wir noch zu Ende. Wir haben dann die ganze Nacht überhaupt kein Auge zugetan. Sie war die ganze Nacht wach, redete, lachte und weinte.

Gegen 8.30 Uhr sind wir dann aufgestanden. Ich brauche immer so etwa eineinhalb Stunden, Edda herzurichten und mich auch. Um 10 Uhr waren wir beim Frühstück. Edda war gut gelaunt, trotz wenig Schlafes. Wir frühstückten ganz gemütlich. Ich fragte sie, ob sie Lust hätte, nächste Woche wieder hierher zu kommen. Sie sagte klar und deutlich und ohne lange zu überlegen „Ja!“ Während sie im Zimmer vor dem Fernseher saß, brachte ich den Koffer ins Auto, ging bezahlen und buchte für die nächste Woche. Ich genieße wirklich jede Sekunde mit Edda, so schwer die ganze Situation auch ist und je schwerer gewisse Augenblicke auch werden.

Gegen 12 Uhr verließen wir das Hotel und fuhren nach Kaltern. In Eppan etwa fing Edda wieder fürchterlich an, zu weinen. Ich denke sie erkannte die Gegend und hatte starke Sehnsucht nach ihrem Zuhause. Ich glaube, sie hatte jetzt einen sehr wachen Moment. Sie weinte sogar noch, als wir daheim angekommen waren. Und wieder mussten die Tropfen ihre Wirkung vollbringen. Nachdem sie sich beruhigt hatte, kochte ich schnell etwas. Jasmin hatte schon gegessen, Sabine war wieder die Babysitterin, während Fabian zum Trainingslager in Grosseto war. Nach dem Essen brachte ich Edda ins Bett, dass ich ihr im Wohnzimmer gerichtet hatte. Sie schlief sofort ein. Jetzt hatte ich etwas Zeit, den Haushalt etwas auf Vordermann zu bringen. Um 16 Uhr wachte Edda auf und eine halbe Stunde später kamen Irene und Roland. Wir saßen dann gemütlich am Tisch bei Brot, Käse, Kaminwurzen, Speck und Bier. Edda war gut gelaunt, allerdings immer noch sehr müde. Um 18 Uhr machte ich Edda dann bettfertig, wir schauten noch gemeinsam Fernsehen. Dabei schlief sie ein. Ich glaube, sie schlief die ganze Nacht durch. Ich wachte ein paar Mal auf und sah nach ihr, aber sie schlief.

Montagmorgen ging es zurück ins Krankenhaus. Als Edda aufwachte, lachte sie zum ersten Mal morgens nicht. Sie hatte einen leeren Blick und sah mich nur erstaunt an. Ich weiß nicht, ob sie mich erkannte oder nicht. Die Kinder hatte ich schon vorher schulfertig gemacht. Fabian kam letzte Nacht erst um 22.30 Uhr nach Hause und war dementsprechend müde. Beim Frühstück hatte Edda keinen Appetit, sie sagte nichts und es gab überhaupt keine Gesichtsregung – auch kein Weinen.

Leider musste ich Edda nun schnell ins Krankenhaus bringen, denn Jasmin hatte sich im Bus übergeben und war aus der Schule abzuholen. Als ich Jasmin nach Hause geholt hatte, ging es ihr zum Glück besser. Sie hat sich ins Bett gelegt und ich bin wieder ins Krankenhaus gestartet. Edda schlief, als ich eintraf. Als sie aufwachte, hatte sie wieder diesen leeren Blick. Ich gab ihr zu essen, diesmal aß sie endlich mal wieder alles auf. Danach kam Irene, weil ich arbeiten gehen musste. Am Nachmittag kam sehr viel Besuch zu Edda, der sie sehr ermüdete. Die Krankenschwestern baten einige Besucher draußen zu warten, sie ließen nur jeweils zwei Leute ins Zimmer.

Als ich um 18 Uhr wieder bei Edda war, bekam sie gerade das Abendessen von Marisa. Edda war fix und fertig, bisher freute sie sich immer, wenn ich kam. Heute war überhaupt keine Regung zu erkennen. Das stimmte mich unsagbar traurig, kein Lächeln, kein Wort – nur noch dieser leere Blick. Es gelang mir nicht, Edda aufzumuntern, was mir bisher immer gelungen war. Ich habe unglaubliche Angst, dass dieser Zustand jetzt so bleibt. Ich brachte Edda ins Bett und streichelte sie sehr lange, dabei ist sie eingeschlafen. Ich hoffe sehr, dass sie mich morgen Vormittag erkennt und wieder anlächelt. Das ist momentan mein größter Wunsch.

Dienstag, 20. November 2009

Heute war ein sehr emotionaler Tag: Ich wollte Pflegegeld beantragen, die brauchen aber von Edda eine unterschriebene „Delega – Vollmacht“ oder vom Gericht eine Vormundschaftsurkunde. Das würde aber sehr lange dauern, diese zu bekommen. Also habe ich heute gut eine Stunde verloren. In der Zeit hätte ich bei Edda sein können. Als ich ins Krankenhaus kam, saß die Arme wieder ohne Brille im Aufenthaltsraum und sah Fernsehen, obwohl sie so gar nichts sehen kann. Sie redet gar nichts mehr und sah mich mit leeren Augen an, den Mund weit offen und der Speichel lief heraus. Ich hätte losheulen können. Sie freute sich nicht einmal, mich zu sehen. Ich war geschockt. Mit Brille erkannte sie mich auch nicht. Den Krapfen mit Marmelade aß sie nur halb auf. Ich denke, dass sie nichts gefrühstückt hat. Sie war sehr müde. Ich brachte sie ins Bett, wo sie eine gute halbe Stunde schlief, bis das

Mittagessen kam. Der Schlaf tat ihr wohl gut. Während ich ihr das Mittagessen eingab (Spinatspatzlen, Püree, Bohnen und passiertes Fleisch), fing sie an zu lächeln und nahm mich wahr. Als sie mich anlächelte, war ich der glücklichste Mensch auf dieser Welt. Den ganzen Vormittag habe ich auf diesen Augenblick gewartet. Sie isst leider nicht mehr viel, danach war sie sehr müde, wir hatten während des Essens sehr viel gelacht.

Um 13 Uhr kam Irene, ich verabschiedete mich auch gleich. Zu Hause kochte ich schnell etwas für die Kinder, Eddas Pyjamas schnell in die Waschmaschine und ab zur Arbeit. Ich habe immer noch ein sehr schlechtes Gewissen, Edda zu verlassen. Gott sei Dank weiß ich, dass immer jemand bei ihr ist. Wir organisieren uns sehr gut, es ist von 9.30 bis 20.30 Uhr immer jemand bei meinem Liebling.

Ich konnte es kaum erwarten, nach der Arbeit wieder zu ihr ins Krankenhaus zu fahren. Dort angekommen strahlte sie mich an, ich war wieder sehr glücklich. Eddas Cousine Gerti war da und gab ihr das Abendessen. Wir mussten alle drei sehr viel lachen und hatten Spaß beim Essen. Das ermüdete Edda sehr, denn sie war den ganzen Nachmittag im Rollstuhl. Ich machte sie bettfertig. Zum ersten Mal seit der fürchterlichen Diagnose hörte ich keinen Ton bzw. Laut aus ihrem Mund. Ich bete dafür, nur noch einmal ihre Stimme hören zu dürfen. Ein einziges Mal bitte noch. Ich hoffe auf morgen.

Mittwoch, 11. November 2009

Mir geht die Bürokratie wahnsinnig auf die Nerven, denn es gibt Ärger mit der Landesversicherungsanstalt (INPS). Die haben nämlich kurzerhand das Gehalt von Edda eingestellt. Laut einem Schreiben, das ich von der Institution erhielt, wird die Krankheit nicht anerkannt. Das Personalbüro wird sich nun der Angelegenheit annehmen. Das war der Grund, warum ich wieder eine Stunde weniger mit Edda zusammen sein konnte. Ich musste vom Amt Sabine anrufen und sie bitten zu Edda zu gehen, weil ich nicht weggekommen bin. So kam ich erst gegen 10.45 Uhr ins Krankenhaus, die beiden kamen mir entgegen, Edda freute sich, mich zu sehen. Leider hat sie Probleme den Mund aufzumachen, es war ein schwieriges Unterfangen ihr das Mittagessen einzugeben. Katrin löste mich ab, ich bin dann schnell arbeiten gegangen. Ich

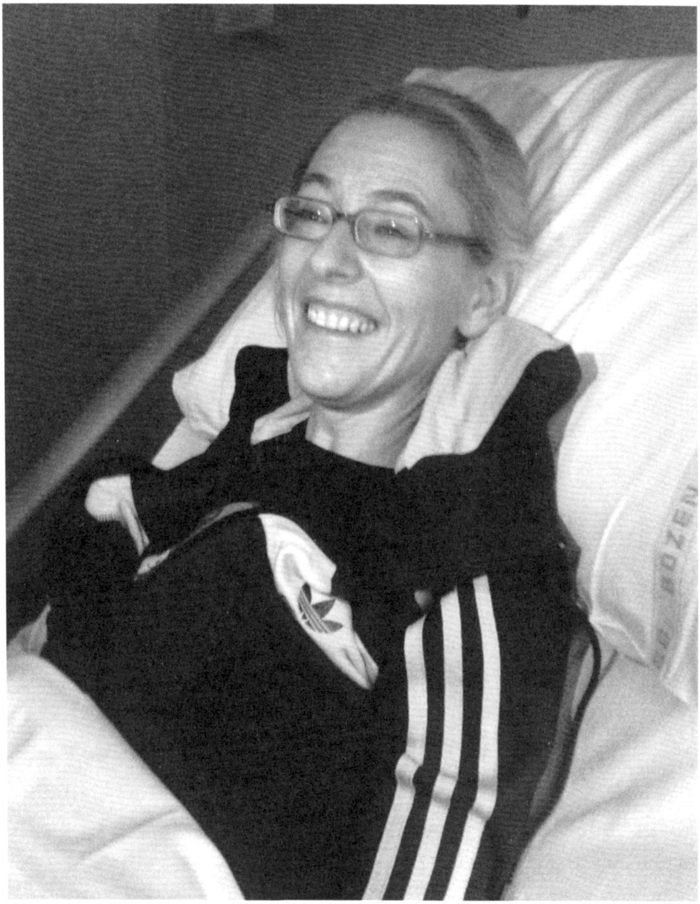

Die gute Laune lag wohl an den Tabletten.

war froh um 17.30 Uhr wieder bei Edda zu. Sie bekam gerade das Abendessen von Marisa, leider aß sie wieder nicht viel. Zum Glück war heute mal nicht viel Besuch.

Eddas Urin ist sehr dunkel, das fiel auch den Krankenschwestern auf. Morgen werden sie eine Urinprobe machen und dann wohl ein Flebo anschließen, um Eddas Körper mal „durchzuspülen". Edda schlief erst so gegen 20.30 Uhr ein. Alles in allem ein recht ruhiger Tag. Ich sage Edda so oft, dass ich sie liebe, sie lächelt mich dann meistens an.

Donnerstag, 12. November 2009

Edda hatte heute einen sehr guten Tag. Ich war heute schon um 9.20 Uhr im Krankenhaus – ein bisschen zu früh. Die Krankenpflegerinnen haben Edda gerade gewaschen und hergerichtet. Ich wartete solange im Aufenthaltsraum. Eine Krankenpflegerin schob Edda in ihrem Rollstuhl zu mir in den Fernsehraum. Mein Liebling lächelte mich an und freute sich, dass ich schon da war. Endlich konnte ich auch wieder ihre Stimme hören, sie redete recht viel, auch wenn man fast nichts versteht. Was ich aber verstand war „Kuckuck". Ich musste lachen – Edda dann auch. Sie ist so süß, fast wie ein kleines Kind.

Wie üblich gingen wir in die Bar und nahmen Brioche und Cappuccino zu uns. Meine Bedenken, dass es für sie zu anstrengend werden würde und dass die vielen Leute sie nervös machen könnten, waren unangebracht. Sie amüsierte sich und lächelte jeden an, der an ihr vorbeiging. Ich war sehr glücklich und dankbar, dass es ihr heute so gut ging. Wir gingen noch etwas im Krankenhaus spazieren, dabei wurde sie müde. Das Mittagessen nahm sie dann im Bett ein. Leider musste sie nun wieder weinen. Sie dachte wohl an ihre Eltern, andauernd sagte sie „Mama" Die Vorspeise (Brokkoli-Lasagne) aß sie vollständig auf. Noch etwas Püree und ein Joghurt, das war es dann. Um 13.30 Uhr kam Verena und löste mich ab, leider weinte Edda noch immer. Eine Krankenpflegerin kam, um Edda für das nächste EEG abzuholen. Ich bin auf das Resultat gespannt, wurde doch letzte Woche eine Besserung festgestellt. Ich habe jetzt so etwas wie eine Routine, von 14 bis 18 Uhr gehe ich meistens arbeiten, um dann pünktlich zum Abendessen bei Edda zu sein. Während dieser Zeit ist überwiegend Marisa von 14 bis 16 Uhr bei ihr, danach fast immer eine Freundin. Das funktioniert sehr gut und ich bin sehr dankbar dafür. Heute waren Michaela und Irene bei ihr, als ich kam, Irene hatte schon angefangen, ihr das Abendessen zu geben. Edda hatte leider wenig Appetit und aß nicht viel. Gegen 19 Uhr verließen Michaela und Irene das Krankenzimmer und zurück blieben Edda und ich. Nach dem Zähneputzen hatte Edda wieder die Phase, in der sie in ihrem Rollstuhl hing. Mit offenem Mund, dabei läuft der Speichel heraus. Ich legte sie dann gleich ins Bett. Es ist schwierig sie auf die Seite zu legen, da sie Schmerzen hat. Am liebsten liegt sie auf dem Rücken, aber sie soll momentan so nicht liegen, da sie schon einige Wundstellen hat. Irgendwie gelang es mir sie in eine gemütliche Seitenstellung zu kriegen, mit einem Kissen im Rücken. Als ich um 20.15 Uhr ging, schlief sie noch nicht. Hoffentlich hat sie morgen wieder so einen Tag, der heutige war nämlich sehr schön.

Freitag, 13. November 2009

Ja, Edda hatte auch heute wieder einen guten Tag. Als ich gegen 9.30 Uhr ankam, wurde sie gerade fertiggemacht. Sie hatte sogar einen Termin beim Friseur. Jeden Freitag ist eine Friseurin in der Neurologie, sie wusch ihr die Haare und machte ihr dann einen Zopf. Das ist eine sehr praktische Frisur im Krankenhaus. Edda lachte während der Haarwäsche und das, obwohl ihr das Wasser in Mund, Nase und Augen lief. Sie war sehr hübsch mit ihrem Zopf und der guten Laune. Die Krapfen hatte ich diesmal aus der Bäckerei mitgebracht, deswegen aßen wir sie im Aufenthaltsraum. Den Cappuccino nahmen wir aber in der Bar und lachten viel.

Zurück im Zimmer wurde sie ernsthafter und müder, später begann sie, zu weinen. Ich konnte sie ohne Tropfen beruhigen. Nach dem Mittagessen ging es wieder los. Die Tropfen blieben diesmal wirkungslos, sie weinte fast eine Stunde lang. Das Kopfkissen ist von ihren Tränen ganz nass geworden. Marisa löste mich wie abgesprochen ab. Im Gang traf ich einen Arzt, dem ich mitteilte, dass die Tropfen nicht mehr helfen. Er wollte nach Edda schauen. Als ich nach der Arbeit zu Edda ging, war Irene gerade dabei ihr das Abendessen zu geben. Edda hatte sich gleich nach meinem Fortgehen heute Mittag beruhigt – ohne Tropfen. Den ganzen Nachmittag war sie gut aufgelegt. Sie war sehr müde und hing mehr in ihrem Rollstuhl, als dass sie saß. Dennoch lächelte sie mich kurz an und sagte: „Markus". Wie lange hatte ich sie nicht mehr meinen Namen sagen hören. In diesem Augenblick war ich wieder sehr glücklich und musste sie einfach in den Arm nehmen und ganz fest drücken. Irene ging und ich machte Edda bettfertig. Eine Krankenpflegerin half mir. Überhaupt ist das Krankenhauspersonal sehr freundlich und entgegenkommend. Aufmunternde Worte geben mir immer wieder neue Kraft. Als ich um 20 Uhr ging, hatte Edda ihre Augen weit offen. Ich denke und hoffe aber, dass sie gleich einschläft. Zu Hause muss ich noch fertig packen für morgen. Wir hätten auch vor, schwimmen zu gehen. Es wäre schön, wenn das klappen würde.

Samstag, 14. November – Montag, 16. November 2009
Vorweg: Es war ein schönes, entspannendes Wochenende. Samstag war ich gegen 9.30 Uhr im Krankenhaus, Edda war gut gelaunt und lachte mir entgegen. Wir spulten unser tägliches Programm ab: zweites Frühstück, danach Mittagessen und dann Start ins Passeiertal. Leider fing sie hier an zu weinen, sodass ich ihr wieder die Tropfen geben musste. Eigentlich wollten wir schwimmen gehen, aber die Tropfen machten sie sehr müde. Wir verbrachten den ganzen Nachmittag im Bett und sahen dabei fern. Wir schmusten viel, Edda machte nach langer Zeit mal wieder einen Kussmund und konnte mich sogar mit ihrem linken Arm umarmen. Ich war sehr überrascht. An diesem Nachmittag vergaß ich fast ihre Krankheit, wir blödelten viel herum, lachten und sahen uns dabei sehr intensiv in die Augen. Ich glaube, dass sie in diesem Moment auch sehr glücklich war. Ich hätte mir gewünscht, dass die Zeit stehen bliebe. Aber ich bin sehr dankbar, dass wir diese wunderschönen Momente hatten. Es war viel besser als Schwimmen.

Am Abend ließen wir das Essen aufs Zimmer bringen. Ich gab Edda das Essen im Bett ein. Sie aß viel, auch ein Glas Wein durfte nicht fehlen. Danach sahen wir gemeinsam – natürlich immer noch im Bett – den Film „Liebe auf Umwegen“. Danach noch einen mit Jack Nicholson. Den Titel habe ich vergessen.

Sonntag früh richtete ich Edda wieder her, wir frühstückten lang und ausgiebig und gingen erst um 11 Uhr. Wie üblich, brachte ich sie ins Zimmer, bevor ich den Koffer ins Auto trug und die Rechnung beglich. Natürlich buchte ich auch das nächste Wochenende, denn ich will ihr noch so gut es geht etwas bieten. Die Hotelchefin meinte dann, dass wir sonntags auch länger bleiben könnten. Das wäre natürlich toll, vielleicht könnten wir doch noch mal schwimmen gehen. Die Schwimmbäder sind sonntags bis zum Nachmittag menschenleer. Für heute jedenfalls sind wir gegen 11.45 Uhr nach Hause gestartet. Edda war sehr müde und hing nur noch in ihrem Gurt, ich hatte Angst er würde sie erdrücken. Ich musste sie immer wieder wecken. Zu Hause angekommen war nur Fabian da, Jasmin war bei einer Freundin und würde am späten Nachmittag zurück sein. Edda war immer noch sehr müde, nahm aber Fabian sowie ihren heiß geliebten Kater Timmy wahr. Ein Lächeln huschte kurz über ihr Gesicht. Ich machte ein paar Nudeln, für Nachmittag war ein Spaziergang am Kalterer See geplant. Kurz bevor wir starteten, fing Edda an, fürchterlich zu weinen. So schlimm, dass ihr fast die Luft wegblieb. Die Tropfen verfehlten heute nicht ihre Wirkung, denn sie beruhigte sich zusehends. Ich hasse diese Tropfen, aber sie tun ihr gut. Der Nachteil ist, dass Edda danach sehr müde wird. Wir sind dennoch an den See gefahren, gingen die Promenade entlang und weiter zum Campingplatz. Ich glaube, das tat ihr gut, sie ist sehr selten an der frischen Luft. Wieder lächelte sie jedem zu, der uns entgegenkam. Gegen 17 Uhr waren wir zu Hause. Jasmin trudelte ebenfalls ein. Sie war glücklich, als Edda auch ihr ein Lächeln schenkte. Abends holte ich Pizza, leider aß Edda nicht viel, sie war zu müde. Ich richtete ihr Bett – wir schlafen immer noch im Wohnzimmer. Bis zur „Tatort"-Anfangsmelodie hielt Edda durch, danach ist sie eingeschlafen. Ich hielt ihr den gesamten Krimi über die Hand und das genoss ich. Auch ihren leisen Atem neben mir zu hören, war wunderschön. Ich genieße jeden Augenblick mit ihr.

Montagmorgen: Die Kinder waren schon zur Schule unterwegs, als ich mich um Edda kümmern konnte. Morgenwäsche, anziehen und Wohnzimmer aufräumen. Frühstücken zu zweit. Die Zeit vergeht so wahnsinnig schnell, wir sollten eigentlich um 8 Uhr im Krankenhaus sein, es wurde aber jedes Mal 8.45 oder 9 Uhr. Aber niemand reklamiert, also werden wir so weitermachen.

Edda war heute Morgen wieder gut aufgelegt und sehr entspannt. Die Verkrampfung hat ziemlich nachgelassen. Leider konnte ich sie nur kurz ins Krankenhaus bringen, ich musste arbeiten gehen. Heute Vormittag ist Sabine bei ihr, kurzfristig musste ich ihr auch die Essenseingabe übertragen, da ich im Verzug war. 12.45 Uhr kam ich endlich im Krankenhaus an. Edda hat viel gegessen, war aber wieder sehr müde. Ich suchte ein kurzes Gespräch mit der Ärztin. Sie teilte mir mit, dass das letzte EEG vom Freitag nicht mehr so gut ausfiel. Ich hatte, gerade nach diesem Wochenende, die Hoffnung, dass das EEG doch wieder positiver ausfiel. Leider irrte ich mich. Sie zeigte mir die Gehirnstrommessungen der letzten drei Messungen. Ich als Laie konnte damit nichts anfangen. Sie hat mir dann die Ausschläge gezeigt, die die Verschlechterung bedeuteten. Heute traute ich mich auch zu fragen, um welche Variante des CJK es sich bei Edda handeln könnte. Die Spezialisten in Verona vermuten, dass es sich um die neue Variante handeln könnte, leider ist dies aber wohl nicht der Fall. Sie hat anscheinend die Variante, die normalerweise ältere Menschen bekommen, und hat somit ein noch selteneres Krankheitsbild. Das Schlimmste für heute kam aber noch, die Ärztin sagte mir, dass bei Edda eine Autopsie gemacht werden müsse nach ihrem Ableben. Das sei gesetzlich in solchen Fällen so geregelt. Ich war geschockt und weiß noch nicht, ob ich das den Kindern sagen soll oder nicht. Ich denke, sie sollten das nicht unbedingt wissen und bitte euch (*meine Eltern*) darum, ihnen auch nichts zu sagen.

Ich ging äußerst bedrückt wieder zu Edda zurück, die mich anlächelte und nach meiner Hand verlangte. Ich saß bei ihr und machte gute Miene zum bösen Spiel. Verena, die ebenfalls zu Besuch war, fragte mich nach den Ergebnissen des EEG vom Freitag. Vor Edda sagte ich ihr, dass sie wieder etwas besser geworden wären. Ich hasse mich, wenn ich lüge. Aber für Edda ist es das Beste. Sabine und Verena gingen und Marisa kam, während ich zur Arbeit ging. Zurück im Krankenhaus gab Irene Edda das Abendessen. Es war auch Besuch bei ihr, die Freundinnen Brigitte, Michaela und Margit schauten vorbei. Edda aß gut, ich habe ihr als Nachspeise noch einen Apfelstrudel gebracht. Sie liebt momentan Apfelstrudel. Trotz ihrer Müdigkeit versuchte sie, viel zu lächeln und ich hielt ihre Hand, bis sie einschlief. Ich liebe sie so sehr.

Dienstag, 17. November 2009

Edda hat heute sehr wenig gelacht und war den ganzen Tag über ernst und müde. Am Vormittag blieb Angie bei Edda. Ab 12 Uhr war ich bei ihr, ich gab ihr das Mittagessen und es gelang mir, sie aufzumuntern. Sie lächelte wenigstens ein wenig. Ich hatte gedacht, dass sie wohl einschlafen würde, stattdessen schlief ich kurz neben ihr ein. Jedenfalls weckte mich eine unserer Arbeitskolleginnen, die zu Besuch kam. Das war keine gute Idee, die Kollegin war überfordert und weinte vor Edda. Noch schlimmer, sie redete schon in Vergangenheitsform. Ich war geschockt und dirigierte die Kollegin aus dem Zimmer. Edda weinte nun natürlich auch wieder, zum Glück konnte ich sie aufheitern – ohne Tropfen. Um sie noch mehr abzulenken, begann ich Bewegungsübungen mit ihren Beinen zu machen. Erst massierte ich sie mit einer Salbe ein, die erst kühlt und dann wärmt. Währenddessen kam schon der nächste Besuch, die Freundin versprühte aber gute Laune und schmiedete mit Edda Zukunftspläne. Edda war ziemlich überfordert, konnte nicht mehr lachen und starrte uns nur noch an.

Marisa kam gegen 16 Uhr und löste mich ab. Ich war dann in der Firma, nachdem ich heute früh schon gearbeitet hatte. Gegen 18.30 Uhr war ich zurück, Marisa sagte mir, dass Edda wieder geweint hatte und dass sie heute außerordentlich müde war. Viel gegessen hatte sie auch nicht. Nach dem Zähneputzen brachte ich sie ins Bett und blieb bis circa 20.15 Uhr Händchen haltend bei ihr. Bevor ich ging, konnte ich ihr noch ein kleines Lächeln abringen.

Auf der Arbeit habe ich heute für eine junge Frau (geboren 1971) eine Todesanzeige setzen müssen. Es stand darin: „(...) nach kurzer schwerer Krankheit (...) es blieben zurück ein Mann und zwei Kinder". Muss ich wirklich auch mal eine solche Anzeige gestalten? Dieser Gedanke erschreckt mich sehr. Edda ist doch noch so jung. Wir brauchen sie, die Kinder brauchen sie – ich brauche sie!

Mittwoch, 18. November 2009

Als ich heute gegen 10 Uhr bei Edda war, lag sie im Bett. Die Krankenpflegerinnen hatten sie zwar gewaschen und angezogen sowie das Bett gemacht, aber eine Pflegerin meinte dann, dass es wohl besser wäre, wenn sie mehr liegt, da sie im Rollstuhl schnell ermüdet. Ich nahm den Rat an und ließ Edda bis circa 10.30 Uhr liegen, ehe ich sie in den Rollstuhl setzte. Sie weinte viel, sie merkt wohl, dass ihr alles immer schwerer fällt. Ohne Tropfen gelang es mir, ihre Laune etwas zu heben. Bei unserem morgendlichen Bar-Besuch ging es ihr besser. Sie hatte Appetit und verdrückte eine Riesenbrioche, den Cappuccino genoss sie in vollen Zügen. Im Zimmer angekommen wartete schon Besuch. Da Edda wieder müde war, legte ich sie zurück ins Bett, bis das Mittagessen kam – dann ging es in den Rollstuhl. Sie aß gut, danach hob ich sie zurück ins Bett. Sie ist zwar wahnsinnig müde, schläft aber nicht. Um 13 Uhr löste mich heute Katrin ab, die mir berichtete, dass Edda fast den ganzen Nachmittag geweint hätte. Die Krankenschwestern gaben ihr diesmal die Tropfen. Zum Abendessen war ich zurück, Irene fütterte sie gerade. Während des Essens schenkte Edda mir ein kleines Lächeln.

Donnerstag, 19. November 2009

Edda war nicht auf ihrem Zimmer, denn sie hatte eine Untersuchung. Ich ging ihr entgegen und traf sie auf halben Weg, als sie vom EEG kam. Sie weinte. Anfangs konnte ich sie beruhigen, aber als wir in der Bar waren, ging es von Neuem los. Sie war sehr unruhig und nervös. Wir gingen gleich zurück ins Zimmer, wo ich sie beruhigen konnte – ohne Tropfen. Den von der Bar mitgebrachten Krapfen aß sie nun. Als Sabine zu Besuch kam, bat ich sie, Kaffee zu holen. Daraufhin musste Edda lachen – endlich. Sie lachte noch mehr, als ich sagte, ich hätte noch einen Apfelstrudel vom Bäcker X für sie. Edda musste schon früher immer lachen, wenn ich ausdrücklich die Bäckerei mit Namen erwähnte, wo ich das Brot gekauft hatte. Daran schien sie sich in diesem Moment zu erinnern. Sie hatte so ein gewinnendes Lachen, sodass ich mitlachen musste. Schön, dass sie wohl doch noch ein paar Erinnerungen hat. Sabine kam mit dem Kaffee, den Edda mit Genuss trank.

Heute arbeitete ich in drei Etappen, um irgendwie auf meine Stunden zu kommen. Zu Mittag hatte Sabine schon begonnen, Edda das Mittagessen zu geben, ich löste sie dann ab. Edda aß zwar, aber ihr fielen immer wieder die Augen zu. Nachdem sie gegessen hatte, legte ich sie ins Bett. Seit ein paar Tagen knirscht sie fürchterlich mit den Zähnen. Ich sagte ihr, dass das für die Zähne nicht unbedingt gut ist. Daraufhin musste sie lachen und knirschte noch mehr und noch lauter … nur um mich zu ärgern? Dabei hatte sie sehr viel Spaß, wenn ich jedes Mal zusammenzuckte, als sie dies tat.

Um 13.30 Uhr kam Katrin und löste mich ab. Als ich zurückkam, gab Marisa Edda das Abendessen. Sie war sehr verkrampft und „hing" in ihrem Rollstuhl, aber lächelte, als ich zur Tür hereinkam. Marisa kommt mit ihrer ruhigen Art besonders gut bei Edda an und erreicht damit, dass sie gut isst. Marisa war heute glücklich, weil Edda ihren Namen gesagt hatte. Im Bett entspannte sich Edda zusehends, allerdings ist sie in ihrer eigenen Welt. Keine Gesichtsregung mehr und den Mund weit offen. Die Augen sind auch weit aufgerissen. Trotz Müdigkeit schläft sie nicht ein, obwohl ich eine ganze Stunde ihren Kopf gestreichelt hatte.

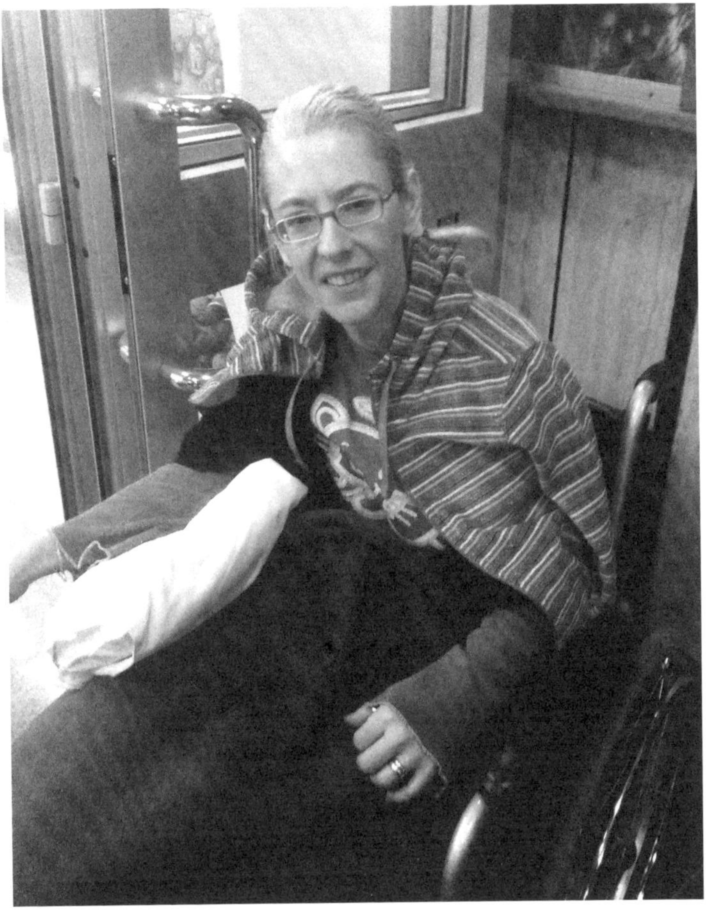

Große körperliche Probleme, Fortbewegung fast nur noch im Rollstuhl, versteifter Arm

Freitag, 20. November 2009

Irgendwie bin ich heute positiver eingestellt. Edda empfing mich gegen 9.30 Uhr schon mit einem Lächeln. Was mich allerdings traurig machte, war die Tatsache, dass sie ganz alleine in ihrem Zimmer im Rollstuhl „hing". Dennoch lächelte sie mich an. Sie war sehr hübsch, denn es war Friseurtag, und sie hatte schöne Zöpfe. Edda ist bei den Pflegerinnen sehr beliebt.

Wir warteten auf Verena, die sich spontan bereit erklärt hatte, die Zeit von 10 bis 12 Uhr mit Edda zu verbringen. Sie machten dann das, was ich normalerweise mit Edda mache: In die Bar gehen, um das zweite Frühstück zu nehmen. Edda war gut aufgelegt und lächelte sehr viel.

Um 12.15 Uhr war ich dann wieder zurück. Verena hatte schon angefangen, Edda das Mittagessen zu geben. Sie war zwar im Rollstuhl, aber sie konnte ihren Kopf nicht heben. So war es schwierig, sie zu füttern. Mit hoher Rückenlehne im Bett ging es dann wesentlich leichter und Edda strahlte dabei. Da ihr Essen nicht besonders aufregend war, gab ich ihr meines. Sie bekommt passiertes Essen, dabei kann sie noch so gut alleine kauen. Um 13.30 Uhr kam Marisa und löste mich ab, sie ist wirklich eine gute Seele und kann mit Edda besonders gut umgehen.

Samstag, 21. November – Montag, 23. November 2009

Am Samstag war ich um 9.30 Uhr bei ihr. Sie war ganz allein in ihrem Zimmer und „hing" in ihrem Rollstuhl, wieder ohne Brille. Gott war sie hilflos und allein, sie tat mir so leid. Sie freute sich mich, zu sehen. Sie war hübsch zurechtgemacht, geduscht, Haare gewaschen und neu eingezopft. Wie üblich gingen wir hinunter in die Bar zum zweiten Frühstück. Edda bekam jetzt sehr gute Laune. Ich denke, sie wusste, dass sie heute das Krankenhaus verlassen darf. Zurück im Zimmer, kullerten für einen kurzen Moment die Tränen aus ihren Augen und auch das Wort „Mama" fiel. Sie beruhigte sich aber sofort wieder – ohne Tropfen. Mittags aß sie nicht so viel wie üblich.

Eine Krankenpflegerin hatte, uns eine Papiertasche voll mit Utensilien (Windeln, Katheter, Bettauflage, Handschuhe und nicht zuletzt die Medizin) ausgestattet. Edda war wie immer müde nach dem Essen, dennoch fuhren wir los. Es war herrlichstes Wetter, die Sonne schien und es war recht warm – für diese Jahreszeit viel zu warm. Ich beschloss, mit Edda durch Meran zu spazieren. Wir gingen die Promenade hinunter und die Lauben wieder hinauf. Edda war sehr interessiert an allem, was um sie herum passierte. Der Christkindlmarkt wurde aufgebaut. Sie genoss das lebhafte Treiben um sich herum. Wir machten auf dem Rückweg auf der Promenade eine kurze Pause und tranken dabei Latte macchiato. Edda sah sehr glücklich aus, sie strahlte mit mir um die Wette. Ich wünschte, man hätte diesen Augenblick einfrieren können, er sollte nie enden.

Nachdem die Sonne hinter dem Berg verschwunden war, machten wir uns auf den Weg ins Passeiertal. Dort machte man sich schon Sorgen, da wir nicht wie üblich gegen 14 Uhr ankamen, sondern diesmal erst gegen 16 Uhr. Edda war von der frischen Luft sehr müde. Ich legte sie ins Bett und wir schauten wieder gemeinsam – Händchen haltend – fern. Um 18 Uhr bestellte ich das Essen auf das Zimmer. Leider aß sie sehr wenig, nur das Dessert verspeiste sie vollständig. Wir schauten, bzw. ich schaute wieder zwei Filme an diesem Abend an, denn Edda schlief dann doch noch ein. Sie zuckt neuerdings während des Schlafens – teilweise ganz schlimm. Danach starrt sie mit weit geöffneten Augen an die Zimmerdecke, dabei die Arme unnatürlich versteift. Das legt sich dann, aber beim nächsten Anfall beginnt alles von Neuem. Ich denke, dass ihr Körper sie heute Nacht kaum schliefen ließ.

Am Sonntagmorgen richtete ich Edda wieder her, und wir wechselten die Windel, die voll war. Einerseits war ich froh, dass sie endlich mal wieder Stuhlgang hatte, andererseits ... naja. Ich brauche immer ungefähr eine gute Stunde, um Edda zu waschen und anzulegen und ihr sämtliche Medikamente zu geben. Sie war an diesem Morgen sehr lethargisch. Wir gingen in die Stube zum Frühstück, aber sie aß nicht viel. Sie macht den Mund nicht richtig auf. Im Zimmer zurück, ließ ich sie auf dem Balkon in der Sonne sitzen, denn es war sehr warm. Ich ging derweilen das Gepäck verstauen und bezahlen, dabei buchte ich natürlich auch das nächste Wochenende wieder. Alles in allem ist Edda an diesen – unseren – Wochenenden immer sehr entspannt, lächelt viel und genießt – so hoffe ich – unsere Zweisamkeit. Sie braucht mich, dabei bin ich mir nicht sicher, ob ich sie nicht mehr brauche, wie sie mich. Ich kann mir ein Leben ohne sie nicht vorstellen. Gegen 12 Uhr verließen wir das Hotel und fuhren in Richtung St. Leonhard in Passeier zum „Sandwirt". Dort parkten wir und ich beschloss in der warmen Sonne, wieder einen kleinen Spaziergang mit ihr zu machen. Auf dem Rückweg zogen Schleierwolken auf und es wurde plötzlich recht ungemütlich kalt. Edda war jetzt sehr müde und ein ums andere Mal fielen ihr die Augen zu.

In Meran-Obermais passierte es dann. Edda übergab sich im Auto. Das war meine Schuld, gegen das Zähneknirschen gab ich ihr ein Kaugummi, das sie nun, während sie einschlief, verschluckte. Manchmal bin ich so ein Trottel, das hätte ich mir doch denken

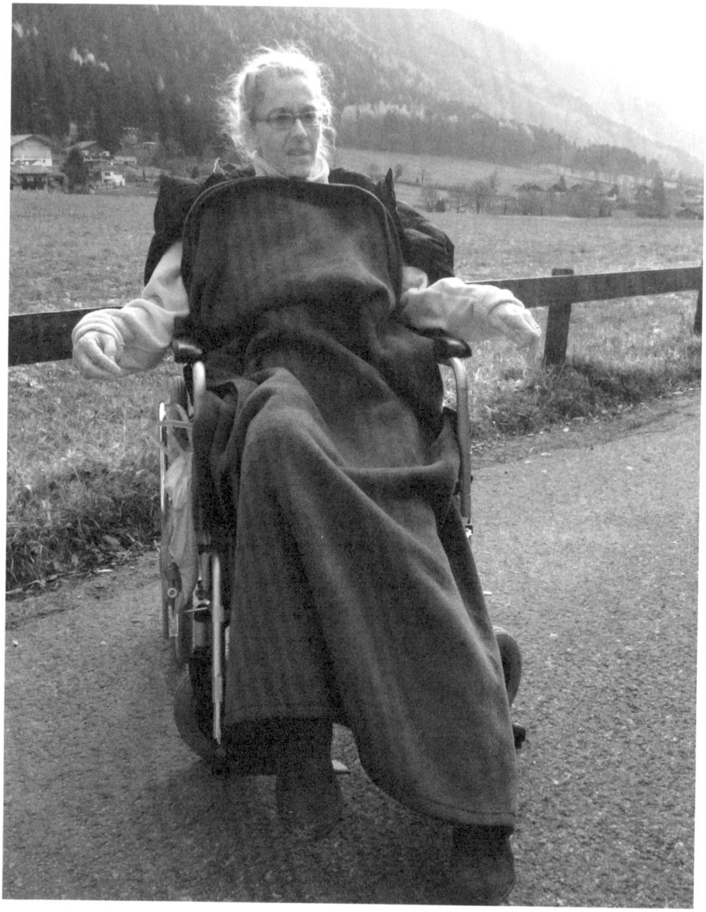

Ausflug nach St. Leonhard in Passeier – Versteifung der Arme hat zugenommen.

können. Dabei schmeckte ihr der Kaugummi und sie biss auf ihm herum – wie früher.

Zuhause angekommen machte ich uns noch schnell Spaghetti Carbonara: Sie hat ganz gut gegessen. Nun war sie richtig müde und ich legte sie gegen 16 Uhr in die provisorische Schlafstätte im Wohnzimmer. Dort schlief sie auch sofort ein. Ich sah immer wieder nach ihr. Gegen 20 Uhr wachte sie nur für einen Moment auf, als ich ihr die Medizin gab. Die Nacht selbst war wieder etwas unruhig.

Am Morgen machte ich sie wieder sauber, wohl etwas zu fest. Ich verletzte sie wahrscheinlich, denn der Kathetersack färbte sich rot. Später war aber alles normal. Nach dem Frühstück starteten wir ins Krankenhaus zurück. Das Wochenende war schon wieder vorbei. Ich blieb noch, bis Verena kam, die nun bei Edda blieb. Ich begleitete die beiden noch in die Bar. Edda war sehr müde, aber hatte gute Laune. Sie hatte eine schöne Hautfarbe, das war mir noch aufgefallen. Um 12.15 Uhr war ich dann mit euch *(meine Eltern)* in der Bar im Krankenhaus verabredet. Ihr ward schon da, als ich kam. Schön, dass ihr hier seid. Zusammen gingen wir dann zu 0Edda, die gerade beim Essen war, das Sabine ihr gab. Edda war müde, aber interessiert an ihrer Umgebung. Ich glaube, sie hat euch erkannt. Sie lachte jetzt sehr viel. Ich denke, ihr habt ihr gutgetan. Gesprochen hat sie seit Freitag leider nichts mehr. Ich wünschte, ich könnte wieder ihre Stimme hören. Ich habe Angst, ich könnte ihre Stimme vergessen. Nachdem Irene um 13.30 Uhr mit Katrin kam, gingen wir drei.

Um 18 Uhr war ich dann im Krankenhaus, inzwischen hatte Marisa Irene abgelöst und gab Edda das Abendessen. Edda war wieder sehr müde, sie hat den ganzen Nachmittag nicht geschlafen und aß natürlich dementsprechend wenig. Um 18.30 Uhr legte ich Edda schon ins Bett und sie schlief auch gleich ein. Ich hielt ihre Hand. Ab 19.30 Uhr fing wieder dieses unsägliche Zucken an, die weit geöffneten Augen und die versteiften Arme. Gleich darauf entspannte sie sich und versuchte weiter zu schlafen. Das wiederholte sich auch noch, als ich um 20 Uhr ging. Herrgott, lass sie wenigstens beim Schlafen in Ruhe! Zu allem Überfluss wurde gerade die Patientin aus Zimmer 4 im Sarg abtransportiert, als ich ging – auch eine junge Frau! Ich weiß nicht, was momentan los ist.

Dienstag, 24. November 2009

Heute war ich schon um 9.20 Uhr bei Edda. Sie „hing“ mal wieder in ihrem Rollstuhl – ohne Brille – im Aufenthaltsraum vor dem Fernseher. Sie tut mir so unendlich leid, wenn ich sie so sehe. Sie sieht nichts ohne Brille. Es brauchte eine Weile, ehe ich ihr ein Lächeln abringen konnte. Wir gingen im Gang etwas spazieren. Im Warteraum am Ende des Ganges setzte ich mich und platzierte sie direkt vor mich. Ich fragte sie nach einem Bussi, sie spitzte die Lippen und gab mir einen wunderschönen Kuss. Ich war sehr glücklich in diesem Moment. Ich weinte innerlich und auch äußerlich lief eine Träne aus meinem Auge, die ich aber schnell kaschierte, damit sie nichts mitbekam. Dann sahen wir uns die „Dolomiten“ an. Sie war sehr interessiert und erkannte auf einem Foto einige Kollegen, dabei musste sie lachen. Leider dauerte dieser Zustand nicht lange und sie ließ sich im Rollstuhl hängen, der Speichel lief aus ihrem offenen Mund. Immer wieder musste ich sie aufwecken. Obwohl sie die Augen offen hatte, kam es mir vor, als ob sie schlief. Wir gingen wieder im Gang spazieren und warteten auf Angie, die sich anbot, heute von 10.30 bis 12 Uhr auf Edda zu schauen. Sie war pünktlich und ich begleitete die beiden in die Bar. Edda war sehr ernst und hatte ihre mir nur allzu gut bekannten „Stirnrunzeln“. Wenn sie nachdachte, bekam sie Falten auf der Stirn. Dies hatte ich schon lange nicht mehr bei ihr gesehen.

Leider musste ich wieder arbeiten gehen. Gegen 12 Uhr war ich zurück, Angie hatte schon mit dem Essen angefangen. Eddas Appetit hielt sich in Grenzen, sie aß dreiviertel vom Spinatknödel, dafür meine ganzen Karotten und die Nachspeise (Creme Caramel). Wie üblich wurde Edda während des Essens sehr müde. Ich legte sie ins Bett und hoffte, dass sie einschlafen würde. Irene kam und löste mich ab. Edda hat am Nachmittag nicht geschlafen, geschuldet wohl auch dem vielen Besuch, der kam. Auch als Marisa Irene ablöste, wollte der Besucherstrom nicht abklingen. Ich glaube, ich werde ab sofort einen Besuchstop von 12 bis 15.30 Uhr verhängen. Edda muss sich einfach ausruhen, wenn möglich sogar schlafen. Abends, als ich um 18.15 Uhr wieder im Krankenhaus war, gab Marisa ihr zu essen. Karin war auch da. Die beiden haben eine sehr ruhige Art, die bei Edda gut ankommt, denn sie war sehr entspannt, aber natürlich maßlos müde und dementsprechend aß sie wenig.

Als beide gegangen waren, brachte ich Edda zu Bett. Aber sie schlief nicht, die Augen waren weit offen und der Mund ist es neuerdings auch. Ihr Kopf machte ruckartige Bewegungen, sie erschreckte dabei selbst. Gegen 20.15 Uhr schaltete ich das Licht aus und verabschiedete mich von meinem Schatz, der immer noch wach war. Seit Freitag letzter Woche weint Edda kaum noch oder gar nicht mehr. Das einzige Wort, das sie seit Freitag sagte, war heute Abend „Mama“. Mehr nicht.

Ihre sehr eingeschränkten Bewegungen sind noch versteifter. Sie versteht überhaupt nicht, was mit ihr passiert. Wenn ihr Körper von Zuckungen gequält wird, reißt sie die Augen und den Mund auf. In diesen Momenten könnte ich jedes Mal losheulen. Will der Herrgott wirklich, dass ein Mensch so dahinvegetiert? Sie ist so hilflos, ich bin so hilflos.

Mittwoch, 25. November 2009

Ich hasse den November. Schon von Kindes Tagen an habe ich diesen Monat gehasst. Er war für mich schon immer ein Todesmonat. Ich hatte heute wieder von zwei Todesfällen bei uns in Südtirol gehört, beides junge Menschen (32 und 45 Jahre alt). Um 9.20 Uhr war ich bei Edda im Krankenhaus. Sie „hing" im Rollstuhl im Aufenthaltsraum über einer Illustrierten. Sie war in ihrer eigenen Welt und nahm mich nicht gleich wahr. In der Bar wurde sie etwas munterer und lächelte ab und zu. Das Schlucken fällt ihr immer schwerer. Überhaupt ist ihr Gesamtzustand noch schlechter geworden. Als wir gegen 11.15 Uhr wieder im Zimmer waren, legte ich sie ins Bett. Ich erhoffte mir dadurch, dass sie mehr zur Ruhe käme und vielleicht etwas mehr zu Mittag essen würde. Sie bekam eine kurze Weinphase, die ich aber überspielte und sie damit gut ablenken konnte. Ich bin immer froh, wenn ich ihr keine Tropfen geben muss.

Das Mittagessen gab ich Edda im Bett, ich wollte sie nicht noch zusätzlich stressen, indem ich sie wieder aus dem Bett in den Rollstuhl setzte. Sie aß zu Mittag wirklich sehr gut. Auch die Ablenkung von euch *(Meine Eltern kamen zu Besuch.)*, tat ihr sichtlich gut. Sie hat so herzlich aus dem Bauch heraus gelacht. Überhaupt hatte sie heute einen guten Tag. Als Marisa gegen 13.30 Uhr kam, blieben die beiden allein zurück. Am Nachmittag weinte Edda noch einmal – aber nur kurz.

Ab 18 Uhr gab ich Edda das Abendessen, Katrin hatte gerade erst damit angefangen. Alles in allem hat Edda auch abends relativ gut gegessen. Ich machte Edda bettfertig und wir schauten noch einen Film auf dem Laptop. Edda schaute den Film sehr intensiv, allerdings mit offenem Mund, sodass der Speichel aus ihrem Mund lief. Als ich merkte, dass ihr die Augen zufielen, schaltete ich den Film aus und versprach ihr, dass wir ihn morgen fertig schauen würden. Von Schlaf wollte sie jetzt wohl wieder nichts wissen, denn mit weit geöffneten Augen lag sie da und machte keine Anstalten zu schlafen. Dennoch gab ich ihr um 20.15 Uhr einen Gutenachtkuss und verabschiedete mich. Ich liebe sie so sehr, es ist noch intensiver geworden. Ich gehe immer sehr bedrückt nach Hause, an die Stelle von tiefer Traurigkeit ist inzwischen Wut und Zorn getreten.

Donnerstag, 26. November 2009
Auch heute war ich wieder um 9.20 Uhr bei Edda. Sie war in ihrem Rollstuhl im Aufenthaltsraum und schlief. Ich versuchte sie zu wecken, aber sie schlief sehr tief. Ich fragte eine Krankenschwester, ob sie die Nacht nicht geschlafen hat. Aber sie bestätigte mir, dass Edda die Nacht gut geschlafen hatte. Nach etwa einer halben Stunde wachte sie auf. Sie war sehr ernst, kein Lächeln konnte ich ihr entlocken. Ich weiß auch nicht, ob sie mich überhaupt erkannt hat.

Um 10 Uhr kam Sabine und ich verabschiedete mich von meinem Liebling. Gegen 11.40 Uhr war ich wieder bei ihr. Edda und Sabine waren noch im Aufenthaltsraum, Edda war immer noch sehr ernst. Wenigstens aß sie dreiviertel vom Apfelstrudel, den ich ihr heute Morgen gebracht hatte. Momentan trinkt Sie sehr viel. Beim Mittagessen blieb sie weiter ganz ernst. Es sah so aus, als ob sie nachdachte. Es dauerte eine Weile, ehe Edda ihre Umgebung wahrnahm. Als dies der Fall war, lachte sie sehr viel und hatte gute Laune. Das Mittagessen hat sie fast vollständig aufgegessen und, das war wirklich viel. Es sah so aus, als amüsiere sie sich über uns. Sie schien ganz traurig, als wir uns gegen 13.30 Uhr von ihr verabschiedeten. Am liebsten wäre ich bei ihr geblieben. Aber ich weiß, bei Marisa ist sie sehr gut aufgehoben.

Nach der Arbeit war ich kurz vor 18 Uhr zurück. Katrin gab ihr inzwischen das Essen. Edda war sehr müde, ernst und abwesend. Aber sie nahm mich gleich wahr und fing auch sofort an zu lächeln. Als Katrin ging, hatten Edda und ich sehr viel Spaß beim Essen, sie aß wieder sehr gut. Nachdem ich sie bettfertig hatte, schauten wir noch den Film von gestern weiter, aber sie schlief schon nach zehn Minuten ein. Sie schlief tief und fest. Einige Zeit streichelte ich ihren Kopf, um dann ganz leise gegen 20 Uhr zu gehen. Ich freue mich schon wieder auf das Wochenende mit ihr, auch wenn es sehr anstrengend werden wird. Aber ich genieße jede Sekunde mit ihr.

Freitag, 27. November 2009

Als ich heute früh ins Krankenhaus kam, lachte Edda mir entgegen – das war wunderbar. Sie sah wunderschön aus, die Friseurin hatte ihr die Haare gewaschen, die Spitzen geschnitten, und ihr eine schöne Frisur gemacht. Ich glaube, Edda war stolz, mir dies zu zeigen. Deswegen lachte sie mir wohl so gewinnend entgegen. Sie ist so süß, wenn sie lacht. Wir warteten gemeinsam auf Verena, die heute von 10 bis 12 Uhr bei Edda blieb. Da Edda einen großen Rollstuhl bekommen hat, der nicht mehr in den Aufzug passt, sind wir gezwungen, Kaffee zu holen. Wir machen dann das zweite Frühstück auf dem Zimmer, bzw. diesmal Verena. Nach der Hausarbeit war ich gegen 12 Uhr im Krankenhaus, ihr ward schon da (*meine Eltern*) und Verena hatte begonnen, Edda das Mittagessen zu geben. Edda war bis zu diesem Zeitpunkt gut aufgelegt, aber jetzt kippte ihre Laune. Sie wurde lethargisch und war dem Weinen sehr nahe. Dennoch aß sie ganz gut.

Gleich nach dem Mittagessen legte ich sie ins Bett, in der Hoffnung, dass sie vielleicht doch mal ein wenig schlafen würde. Durch das Baden und Haarewaschen am Morgen war sie sicherlich müde. Um 13.30 Uhr löste uns Marisa ab. Am späten Nachmittag war Katrin bei Edda und fing auch schon an, ihr das Abendessen zu geben. Den ganzen Nachmittag war Edda ernst und ruhig, jetzt endlich schenkte sie mir ein Lächeln. Wieder versuchten wir den Film weiter zu schauen, diesmal hielt Edda eine halbe Stunde durch, dann fielen ihr die Augen zu. Ich hielt ihr noch die verkrampfte Hand. Es tut sehr weh, wenn ich mit ansehen muss, wie ihr Körper anfängt zu zucken und sie mit weit aufgerissenen Augen ins Leere starrt.

Samstag, 28. November – Montag, 30. November 2009

Samstag war ich erst um 10 Uhr bei Edda. Sie war schon gewaschen und angezogen. Sie schlief in ihrem großen Rollstuhl, der nun auch eine Kopfstütze hat. Ich ließ sie schlafen, sie wachte dann auch von alleine gegen 11 Uhr auf. Ich hatte inzwischen unser zweites Frühstück aus der Bar geholt. Edda war gut gelaunt und lachte viel. Sie wurde erst müde, als das Mittagessen kam, daher aß sie nicht viel.

Gegen 13 Uhr verließen wir das Krankenhaus und fuhren nach Meran, wo wir uns mit euch (*meinen Eltern*) auf dem Christkindlmarkt verabredet hatten. Es war herrliches Wetter, die Sonne schien und es waren recht angenehme Temperaturen. Wir gingen alle zusammen Glühwein trinken, Edda trank ihn sehr gern und konnte kaum genug davon kriegen. Es war wohl doch etwas viel Alkohol darin, dass sie wieder sehr müde wurde. Mit den Medikamenten war das wohl auch keine gute Idee. Wir gingen zum Auto und verabschiedeten uns von euch. Auf dem Weg ins Passeiertal – eine sehr kurvenreiche Strecke – musste Edda sich übergeben.

Im Hotel angekommen, der nächste Schreck, man hatte vergessen, uns auf unserem Stammzimmer zu buchen. Es wurde aber sofort eine Lösung gefunden und wir bekamen die Panoramasuite. Noch ein bisschen größer und mit wirklich tollem Panoramablick: Vom Bett aus schaut man ins Passeiertal. Ich legte Edda ins Bett und bald darauf schlief sie ein. Das Abendessen bestellte ich für 19 Uhr, doch sie schlief immer noch, erst gegen 20 Uhr wachte sie auf, in dieser Zeit gab ich ihr etwas zu essen. Leider aß sie nicht viel und schlief bald wieder ein.

Am Sonntagmorgen war sie hellwach. Der Schlaf hatte ihr sichtlich gut getan. Sie lächelte mich beim Gutenmorgenkuss lieb an. Ich richtete sie her, dann bestellte ich auch das Frühstück auf das Zimmer. Edda isst momentan nicht viel und so hatte sie auch das Frühstück schon bald beendet. Wir machten es uns im Zimmer noch ein wenig gemütlich, kuschelten und hielten Händchen. Dann war es Zeit, das Gepäck ins Auto zu bringen und zu bezahlen. Ich buchte dasselbe Zimmer noch einmal für nächste Woche, diesmal mit unseren Zwillingen. Sie haben in diesem Zimmer leicht Platz, sogar einen eigenen Raum haben sie mit Fernseher.

Dann ging es zurück nach Kaltern.

Es regnete, als wir nach Hause kamen. Zu Mittag aß Edda endlich etwas mehr, danach legte ich sie wieder im Wohnzimmer zum Ausruhen hin. Sie knirscht momentan ganz stark mit den Zähnen. Ich glaube, ich werde mich an das Geräusch nicht gewöhnen. Nachmittags gab es Apfelstrudel und abends Pizza. Edda aß nicht viel und war sehr müde. Sie schlief ein wenig, war dann aber die ganze Nacht wach. Sie lachte, weinte und knirschte mit den Zähnen, sodass ich auch kein Auge zugemacht hatte.

Trotz wenig Schlafes war Edda gut gelaunt am Montagmorgen. Nachdem ich die Kinder zur Bushaltestelle gefahren hatte, da es sehr stark regnete, war Edda an der Reihe. Nach dem Frühstück ging es zurück ins Krankenhaus. Gegen 9 Uhr kamen wir an, das zweite Frühstück in der Bar fand keinen großen Anklang bei Edda. Die vielen Menschen machten sie nervös. In der Abteilung angekommen übergab ich sie der Obhut der Krankenpflegerinnen, die sich auf Edda freuten.

Ich musste Fabian von der Schule abholen, da er über Übelkeit, Bauch- und Kopfschmerzen klagte. Ich brachte ihn gleich nach Hause und kochte noch schnell etwas. Dann wieder schnell ins Krankenhaus, wo Verena und Arbeitskollegin Brigitte angefangen hatten, Edda das Mittagessen zu geben. Sie versuchten dies im Rollstuhl, in welchem sie aber nur noch „hing". Im Bett mit ganz nach oben gezogenen Kopfteil ging es dann wesentlich besser, auch wenn sie wieder nicht viel aß. Während des Essens musste Edda dauernd lachen, das war sehr ansteckend.

Nach der Arbeit war ich zurück in der Neurologie. Irene, Katrin und Brigitte waren dort. Alle waren nervös, weil Edda gegen 17 Uhr ganz starke Zuckungen bekam und danach nur noch schlief. Sie benachrichtigten den Arzt, der meinte, es könnten epileptische Anfälle sein. Jedenfalls gingen die Drei, und Edda schlief immer noch tief und ganz ruhig. Gegen 19.30 Uhr nahm das Krankenhauspersonal Blutproben und holte das EEG. Für das EEG wurde Edda unsanft aus ihrem Schlaf gerissen. Die Arme wusste gar nicht, wie ihr geschah, mit den ganzen Elektroden auf ihrem Kopf. Dann aber Entwarnung, das EEG war in Ordnung – keine epileptischen Anfälle. Ich war sehr beruhigt und gab Edda dann doch noch etwas zu essen, sie aß wieder nicht viel. Um 21 Uhr verließ ich Edda, die immer noch mit offenen Augen in ihrem Bett lag. Ich hoffe sehr, dass sie wieder einschlafen konnte.

Dienstag, 1. Dezember 2009

Heute früh konnte ich leider nicht zu Edda gehen, da ich erst arbeiten war und anschließend bei Jasmin Elternsprechtag hatte. Danach bin ich gleich gegen 12 Uhr ins Krankenhaus gefahren. Ihr Cousin Rupert war den Vormittag bei ihr. Edda war sehr müde und „hing" mal wieder in ihrem Rollstuhl. Zum Essen legte ich sie ins Bett, sie aß recht gut. Dann machte ich einen dummen Fehler, weil ich sie mit dem Kopfteil des Bettes gleich herunterließ. Zum Verdauen hätte ich sie noch oben lassen sollen, jedenfalls übergab sie sich gegen 15.30 Uhr als Marisa ihr noch Apfelmus gab.

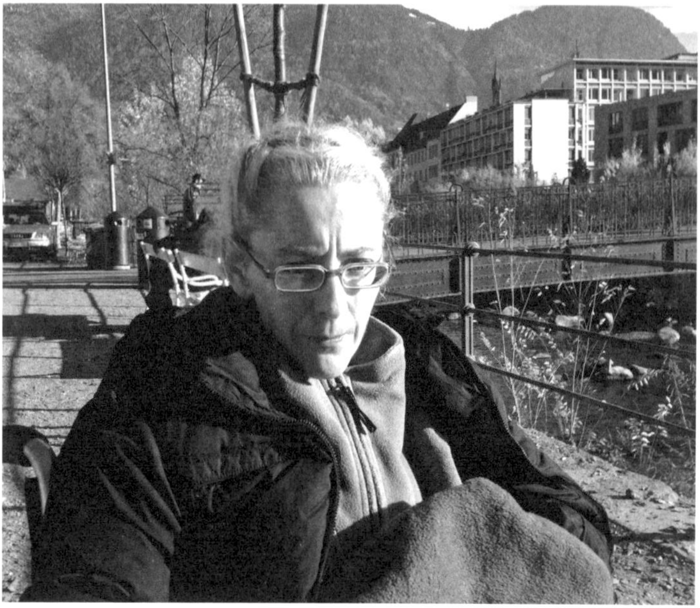

Ausflug nach Meran mit anschließender Weiterfahrt ins Hotel

Manchmal bin ich so ein Trottel, nur weil ich nicht nachgedacht hatte, ist das passiert.

Als ich um 18 Uhr wieder bei ihr war, gaben Karin und Katrin ihr das Abendessen im Bett. Sie aß natürlich nicht viel, ich übernahm und diesmal machte ich es richtig, denn ich ließ sie noch eine Weile oben zum Verdauen. Dann richtete ich ihr Bett, sie schlief sofort ein, und zwar sehr tief und fest. Sie war sehr entspannt, ihr Körper zuckte aber wieder. Diese Krankheit ist wirklich das Schlimmste, was es auf dieser Welt gibt. Morgen bin ich den ganzen Vormittag bei ihr, dann muss ich sie unbedingt so gegen 11 Uhr ins Bett legen, um sie dann zum Mittagessen wieder herauszuholen.

Mittwoch, 2. Dezember 2009

Ich war froh, den ganzen Vormittag bis 13.30 Uhr bei Edda sein zu können. Sie war gut aufgelegt und lächelte mir gleich entgegen, als ich bei ihr eintraf. Ich räumte erst mal ihren Krankenhaustisch auf, da sammelte sich so viel an. Dabei beobachtete sie mich.

Ich erzählte ihr viel und mir kam vor, dass sie alles verstand. Danach machten wir uns auf den Weg in die Bar, jetzt war sie allerdings schon etwas müde und „hing“ wieder in ihrem Rollstuhl. Dennoch trank sie ihren Cappuccino und aß fast die ganze Brioche. Danach legte ich sie ins Bett, und als sie nicht schlafen wollte, machten wir Bewegungsübungen. Dann cremte ich ihre Füße und Beine ein, die sehr trocken waren, die Schuppen lösten sich schon. Die Hände und das Gesicht folgten. Wir sahen uns ein paar Fotobücher an, sie war sehr interessiert und musste bei einigen Fotos lächeln und teilweise fest lachen. Irgendwie war sie voll da. Nachdem wir alle Bücher angeschaut hatten, musste sie ein paar Tränen vergießen. Ich denke, dass sie die Zeit wohl gerne zurückdrehen würde, wenn sie könnte. Ich konnte sie gut verstehen, dass sie weinte. Ich tröstete sie und sagte ihr, dass sie wieder gesund werden würde. Wenn sie nur den Schalter in ihrem Gehirn wieder einschalten könnte. Sie beruhigte sich sofort wieder.

Dann war schon wieder Essenszeit. Gerade als wir anfangen wollten, stand ein Krankenpfleger mit dem Auftrag in der Tür, Edda zur Magnetresonanz zu bringen. Als wir vor dem Raum mit den technischen Geräten warteten, sagte Edda etwas, für mich hörte es sich an wie „Hunger“. Es war schön, ihre Stimme zu hören. Ich versprach ihr, dass sie gleich nach der Untersuchung weiteressen könne. Sie war an der Reihe, ich wartete vor der Tür. Nach einer guten Viertelstunde kam sie heraus. Der Krankenpfleger meinte, sie müsse die Untersuchung noch einmal machen. Sie war nicht ruhig genug dafür, man wolle es nächstes Mal mit Anästhesie machen.

Zurück im Zimmer hatte sie wirklich Hunger und aß sehr gut. Als ich sie im Bett hatte, kam Marisa pünktlich zur Ablösung. Der Nachmittag verlief ruhig, Edda war sehr entspannt, vielleicht lag es auch daran, dass heute niemand zu Besuch kam. Edda aß nicht viel, aber genug. Nachdem ich sie bettfertig hatte, schauten wir noch einen Film, aber nach einer halben Stunde verschlief sie ihn. Sie knirscht sogar schon im Schlaf mit den Zähnen. Ich schimpfe mit ihr, wenn sie zu knirschen beginnt. Ich weiß, dass es nichts bringt. Im Augenblick beschäftige ich mich viel mit dem Leben nach dem Tod, inzwischen glaube ich sogar daran. Das gibt mir viel Kraft und ich gehe – zumindest heute – ziemlich offensiv mit Eddas Krankheit um. Aber es tut trotzdem unendlich weh.

Donnerstag, 3. Dezember 2009

Ich war schon um 9.15 Uhr im Krankenhaus. Die Krankenpflegerinnen waren gerade dabei, Edda zu duschen und die Haare zu waschen. Als sie alles hinter sich gebracht hatte, empfing sie mich mit einem Lächeln. Aber sie war schon wieder müde – die Morgenwäsche strengt sie ziemlich an. Jedenfalls warteten wir auf Sabine, die auch pünktlich um 10 Uhr kam. Ich musste dann leider gehen, da ich zum Elternsprechtag von Fabian musste.

Aber gegen 12 Uhr war ich zurück. Edda lag im Bett und war immer noch sehr müde. Zum Essen holte ich sie aus dem Bett und setzte sie in den Rollstuhl. Sie aß nicht viel, aber mit dem, was sie gegessen hatte, war ich zufrieden. Die Ablöse in Person von Marisa kam pünktlich um 13.30 Uhr. Sie hatte die tolle Idee, ein Eis mitzubringen. Edda war begeistert, das sah man in ihren Augen, die ganz groß wurden.

Um 18 Uhr war ich dann wieder im Krankenhaus. Robert und Margit waren bei ihr. Edda lag im Bett und wie die beiden mir berichteten hat sie den ganzen Nachmittag nicht eine Sekunde geschlafen. Ich setzte Edda in den Rollstuhl, dabei lächelte sie. Ich glaube, sie hat sich gefreut, dass ich jetzt wieder bei ihr war. Edda aß ein bisschen Suppe und ein paar Erbsen, aber die Augen fielen ihr andauernd zu. Es hatte so keinen Sinn, ihr das Essen zu geben. Ich legte sie zurück ins Bett und sie schlief sofort ein. Auch Nebengeräusche konnten sie aus ihrem Schlaf nicht wecken. Morgen bin ich den ganzen Vormittag bei ihr, ich werde von 7 bis 9 Uhr arbeiten und dann gleich ins Krankenhaus starten.

Freitag, 4. Dezember 2009

Um mich nicht immer zu wiederholen (*zweites Frühstück, ins Bett legen usw.*), versuche ich mich in Zukunft kürzer zu fassen. Wie schon gestern gesagt, war ich den ganzen Vormittag bei Edda. Als ich kam, lag sie in ihrem Bett und musste lachen. Sie war hellwach, die Augen erwartungsvoll und weit offen. Offensichtlich hatte sie sehr gut geschlafen. Wir schauten, nachdem wir in der Bar waren, einen Film zu Ende. Edda war sehr interessiert und schaute intensiv. Der Film war fertig, als das Mittagessen kam. Das war Timing. Edda aß gut, leider nicht alles, aber von allem etwas. Marisa löste mich dann wie immer ab. Edda hatte heute leicht erhöhte Temperatur, der Höchstwert war bei 37,8 Grad.

Am Nachmittag sollten die Lungen untersucht werden. Es war zum Glück alles in Ordnung. Sie war den ganzen Nachmittag sehr interessiert an ihrer Umgebung. Sie hatte heute sehr viel Besuch. Das merke ich dann daran, dass sie so müde ist und kaum etwas isst. Es tut so weh, wenn sie in ihrem Bett liegt und mich mit ihren großen Augen ansieht. Sie schlief heute gegen 19.30 Uhr ein, tief und fest – und hoffentlich wieder die ganze Nacht.

Samstag, 5. Dezember – Sonntag, 6. Dezember 2009

Am Samstag war ich um 10 Uhr bei Edda. Sie lag in ihrem Bett. Ich machte mir noch ein paar unberechtigte Sorgen, denn am Vortag hatte sie etwas Fieber. Ich holte eine lächelnde Edda aus dem Bett, die mir sogar kurz zunickte, als ich sie fragte, ob wir nun in die Bar runtergehen sollten. Zumindest kam es mir so vor, dass sie nickte. Sie war guter Dinge, lächelte viel und ich denke auch, dass sie wusste, dass es heute wieder ins Passeiertal ging. Nach der Bar schauten wir mal unser Fotoalbum vom Urlaub auf Sardinien an. Bei einigen Fotos musste sie lächeln und bei einigen sogar herzhaft lachen. Mir kam vor, dass sie sich erinnerte. Oder ich wollte das glauben. Zu Mittag aß sie zufriedenstellend. Wir nahmen die vom Personal hergerichteten Behelfsutensilien und fuhren los. Übrigens ohne Kinder, die beiden hatten das Wochenende schon verplant.

Edda ging es gut, sie konnte die ganze Fahrt über den Kopf gerade halten und sie lächelte. Im Hotel angekommen lachte sie endlich mal wieder aus dem Bauch heraus. Das machte mich sehr glücklich, es gibt mir Kraft und Vertrauen, das Richtige zu tun. Leider war es uns nicht möglich schwimmen zu gehen, das Schwimmbad war zu voll. So blieben wir im Bett und schauten zusammen gemütlich Fernsehen. Edda musste ein paar Mal lachen, wenn etwas Lustiges passierte. Für einen kurzen Augenblick vergaß ich diese Horrorkrankheit.

Im Laufe des Nachmittags wurde sie immer schläfriger, beim Abendessen ging dann nichts mehr. Für einen Moment verlor ich die Geduld und schrie sie an, was mir im Nachhinein fürchterlich leidtat. Ihr Körper macht, was er will und nicht mehr das, was sie will. Sie verstand meinen Wutausbruch auch nicht und musste lächeln, als ich sie anschrie. Das tat mir noch mehr leid. Dieser Ausrutscher von mir ist unverzeihlich. Vielleicht war es auch der wochenlang aufgestaute Frust, nichts tun zu können. Aber musste ich es an ihr auslassen?

Ich ging auf den Balkon in die Kälte, schnaufte tief durch und probierte es nochmals. Aber sie wollte nichts mehr essen. Ich brachte sie ins Bett und wir schauten wieder Fernsehen. Unerträglich ist ihr Zähneknirschen. Wir versuchten zu schlafen, aber sie knirschte die ganze Nacht mit den Zähnen. Gegen 2 Uhr früh zog ich ins Kinderzimmer um, denn das Geräusch raubte mir den letzten Nerv. Wenigstens jetzt konnte ich ein paar Stunden schlafen. Während Edda wohl gar nicht geschlafen hat.

Als ich gegen 7 Uhr früh bei ihr war, knirschte sie immer noch oder schon wieder. Keine Ahnung. Sie war gut gelaunt und lächelte mich an. Wie schon am Vorabend bestellte ich das Frühstück aufs Zimmer und machte sie nach dem Frühstück abreisefertig. Wir blieben bis 12 Uhr im Hotel, genossen das Zimmer und schauten noch etwas Fernsehen. Es gab die Komikersendung „Die dreisten Drei". Edda musste bei einigen Sketchen herzhaft lachen. Es überraschte mich, dass sie so viel verstand. Während wir nach Hause fuhren, schlief sie ein. Aber immer nur ganz kurz, dann war sie wieder hellwach, schlief ein und wachte wieder auf. Sie lächelte dabei öfter.

Gegen 13 Uhr waren wir zu Hause und ich machte schnell ein Gemüserisotto. Sie aß nur wenig. Nach dem Essen legte ich sie ins provisorische Bett im Wohnzimmer. Es war dasselbe Spiel, sie schlief und im nächsten Moment war sie wach. Um 16 Uhr setzte ich sie in den Rollstuhl, gab ihr ein Stück Apfelkuchen, sie machte weit den Mund auf und aß sehr gut. Danach schlief sie fast im Sitzen ein. Ich legte sie zurück auf die Matratze im Wohnzimmer. Bis jetzt – es ist 20 Uhr – schläft sie. Ganz entspannt ohne Zucken und Knirschen.

Montag, 7. Dezember 2009

Edda hat die Nacht gut verbracht, denn sie schlief ruhig und durchgehend bis circa 4 Uhr früh, dann fing sie leider mit dem Zähneknirschen an. Wir machten ab 8 Uhr die Morgenwäsche und frühstückten. Ich musste dann leider arbeiten gehen, Edda wird sich mit ihrer Schwester Irene sicher gut unterhalten haben. Ich war nach der Arbeit einkaufen, darunter war auch ein Beißring für Babys. Ich dachte mir, was für Babys gut geht, könnte für Edda vielleicht auch gut sein.

Edda war vom vormittäglichen Besuch ziemlich erschöpft. Sie schlummerte in ihrem Bett vor sich hin und knirschte mit den Zähnen. Ich gab ihr den Beißring und siehe da, er half. Edda kaute darauf herum und es gab kein Zahnknirschen mehr. War das eine Wohltat, ihren Zähnen wird das wohl vielleicht auch gut tun.

Nach dem Essen fuhren wir im Auto etwas spazieren, dabei schlief sie ein. Zu Hause angekommen gab ich ihr einen Joghurt und legte sie daraufhin in ihr Bett. Sie schlief immer nur kurz ein. Am Abend aß sie ihren Speckknödel fast ganz auf, jetzt war sie richtig müde. Während des Essens fielen ihr schon die Augen zu. Sie schlief dann auch bald ein, nachdem ich sie wieder in ihr Bett gelegt hatte. Der Beißring ist Gold wert.

Dienstag, 8. Dezember 2009

Sie schlief die ganze Nacht sehr gut bis etwa 6 Uhr. Der Beißring sorgte dafür, dass bis um 8 Uhr alles ruhig blieb. Nach dem Aufstehen gab es Frühstück. Sie war gut gelaunt und lachte dauernd. Da sie heute wieder ins Krankenhaus zurück musste, wollte ich sie erst, kurz bevor wir starten, waschen und herrichten. Nach dem Frühstück legte ich sie wieder hin, denn sie hatte Schwierigkeiten ihren Kopf hochzuhalten. Zu Mittag aß sie recht gut, danach richtete ich sie her. Gegen 14 Uhr starteten wir ins Krankenhaus. Alles in allem waren diese Tage für sie recht entspannend und erholsam. Nächstes Wochenende ist das Hotel im Passeiertal geschlossen, daher werden wir dann nach Hause fahren und dort bleiben. Das darauffolgende Wochenende habe ich aber wieder im Hotel gebucht. Im Krankenhaus angekommen war Edda sehr müde. Es war aber dasselbe Spiel, wie die letzten Tage, sie schlief und war gleich darauf wach. Trotzdem starteten wir einen neuen Film auf dem Laptop. Abends aß sie sehr wenig, die Augen fielen ihr dauernd zu.

Mittwoch, 9. Dezember 2009

Kurzbeschreibung des heutigen Tages: 6.30 Uhr aus dem Haus, Kinder zur Schule gefahren. Pünktlich um 7 Uhr in der Firma eingestempelt. Bis 8.30 Uhr gearbeitet. 9 Uhr im Krankenhaus bei meinem Schatz. Sie lag in ihrem Bett und war ganz ernst. Ich setzte sie in den Rollstuhl und richtete sie für den Gang in die Bar. Den musste diesmal Irene machen, da ich um 10.30 Uhr wieder bei der Arbeit sein musste. Bis 11.30 Uhr gearbeitet und dann schnell zurück zu Edda. Irene traf ich am Parkplatzeingang, sie musste jetzt arbeiten gehen. Edda war die ganze Zeit im Rollstuhl und „hing“ in diesem. Dennoch gab ich ihr das Mittagessen im Rollstuhl, dabei hielt ich mit meiner Hand die ganze Zeit ihren Kopf an der Stirn. Das ging ganz gut, war aber sehr anstrengend. Edda aß sehr gut, denn sie hat fast alles aufgegessen. Nach kurzer Verdauungsphase legte ich sie ins Bett und blieb bis 16 Uhr. Diesmal löste mich Brigitte ab.

Wieder für eine Stunde in die Firma, um dann gegen 18 Uhr das Abendessen geben zu können. Brigitte hatte schon begonnen, ihr das Essen einzugeben. Edda aß hervorragend für diese Abendzeit, die ganze Suppe, fast das ganze Omelett, die Bohnen und einen ganzen Vanillepudding.

Heute hatte sie einen guten Tag, sie war kaum müde und aß viel. Am Vormittag sagte sie ein paar Mal ganz laut: „Piep, piep, piep, piep ...“. Was auch immer sie damit sagen wollte, es war so schön, wieder mal ihre Stimme zu hören. In einem kurzen Gespräch bestätigte mir die Ärztin, dass Eddas Krankheit im Augenblick stagniert. Es gab keine Verschlechterung – allerdings auch keine Verbesserung. Das ist mehr, als ich hoffen konnte. Ich war sehr froh, auch wenn ihr Zustand insgesamt eine Katastrophe ist.

Donnerstag, 10. Dezember 2009

Es war für Edda heute, denke ich, ein guter Tag. Als ich ins Krankenhaus kam, war sie ganz allein im Aufenthaltsraum und starrte den leeren Tisch an. Die Arme. Sie war abwesend und das dauerte auch eine Zeit lang an, ehe sie bemerkte, dass ich da war. Ich bin mir auch nicht sicher, ob sie mich dann erkannt hatte. Später dann schon, da hat sie dann auch wieder gelächelt. Um 10 Uhr kam Angie, ich begleitete die beiden noch in die Bar. Pünktlich zum Mittagessen war ich zurück. Edda lag in ihrem Bett und war sehr müde, aber entspannt. Keine Verkrampfung. Zum Essen holte ich sie wieder aus dem Bett. Auch heute aß sie sehr gut. Nur lachen wollte sie heute nicht, sie war sehr ernst, was ich auch verstehen kann: Sie hat ja nichts zu lachen. Nach dem Essen legte ich sie wieder ins Bett und wir schauten einen lustigen Film. Sie war sehr interessiert und musste bei lustigen Szenen lachen. Irgendwas bekommt sie wohl doch noch mit.

Katrin löste mich ab, dieses Etappenarbeiten ist sehr stressig. Um 18 Uhr war ich dann wieder pünktlich zum Abendessen im Krankenhaus. Inzwischen war Michaela da, die schon begonnen hatte, Edda das Essen zu geben. Edda war noch im Bett. Ich setzte sie in den Rollstuhl und sie hielt zu unserer Überraschung den Kopf ganz gerade und aß gut. Sie ist so süß, wenn sie lächelt. Und gleichzeitig auch so hilflos. Wie ein kleines Kind. Was würde sie bloß ohne uns machen? Nachdem ich sie zurück ins Bett gelegt hatte, schauten wir den Film von heute Mittag weiter. Doch Edda war so müde, denn sie schlief schon nach zehn Minuten ein. Ein wenig blieb ich noch bei ihr und streichelte sie, ehe ich um 19.40 Uhr in die Firma startete.

Freitag, 11. Dezember 2009

Heute bin ich guter Dinge, denn Edda ging es heute so gut, wie lange nicht mehr. Sie war voll da. Heute Morgen hatte sie einen richtig genervten Gesichtsausdruck, wie ich ihn nur zu gut kannte. Ich glaube, die Morgenwäsche ist ihr heute auf die Nerven gegangen. Aber sie taute schon bald auf und lächelte. Verena schrieb mir eine SMS, dass Edda am Vormittag das EEG gemacht hatte und, das es nicht so gut ging, weil sie dazu wohl keine Lust hatte.

Zu Mittag war ich zurück, Edda war sehr relaxt, kaum eine Verkrampfung war zu erkennen. Edda aß das Mittagessen fast ganz auf, danach schauten wir den Film von gestern zu Ende. Wieder schaute sie sehr intensiv, vielleicht muss sie sich voll konzentrieren, um alles mitzubekommen? Es war fast so, als ob es diese Krankheit gar nicht gäbe, so normal war der Augenblick. Danach schauten wir noch Urlaubsfotos an, auch hier war sie sehr interessiert und musste immer wieder lächeln, wenn die Kinder auf dem Bildschirm erschienen. Es war ein liebevolles Lächeln, ich beobachtete mehr meinen Liebling, als den Bildschirm. Irene und Karin waren am Nachmittag bei Edda, beide berichteten mir, dass Edda sehr beweglich war und versucht hatte, zu greifen und zu fühlen. Das war mir auch schon aufgefallen. Sollte es wirklich aufwärtsgehen? Ich glaube immer noch an ein Wunder.

Als ich ihr ab 18 Uhr das Abendessen gab, war sie gut aufgelegt, lachte viel und versuchte zu reden. In ihrer Sprache, es kamen viele verschiedene Laute aus ihrem Mund. Ein Wort konnte ich deutlich in Dialekt verstehen: „Kloanes – Kleines“. Den größten Spaß hatten wir dann aber beim Zubettgehen. Ich richtete sie und sie gab andauernd Laute von sich, als ob sie mir sagen wollte, „Was machst du da?“, und „Ja, so ist es gut!“ Wir mussten dauernd lachen – alle beide. Später dann war sie allerdings wieder in ihrer eigenen Welt, sie hob dauernd den Kopf und mit der linken Hand strich sie sich über das Gesicht und wollte wieder fühlen. An Schlaf war nicht zu denken, sie war einfach zu wach. Ich streichelte sie noch ein wenig, dann musste ich noch einmal zur Arbeit. Der heutige Tag tat mir auch gut, denn es war ein Fortschritt zu erkennen. Sollte wirklich ein Wunder geschehen? Ich wäre der glücklichste Mensch auf diesem Planeten. Ich bin jetzt schon ganz gespannt auf morgen.

Samstag, 12. Dezember – Montag, 14. Dezember 2009

Ich werde mich diesmal kurzfassen, da ich verdammt müde und auch ziemlich niedergeschlagen und desillusioniert bin. Am Samstag holte ich Edda nach dem Mittagessen nach Hause und der Vormittag ohne Zwischenfälle. Wir fuhren aber erst nach Meran, ich musste das Weihnachtsgeschenk für Jasmin holen. Für Edda war alles zu viel, normalerweise schaute sie während der Fahrt gern aus dem Fenster. Heute nicht, sie „hing“ in ihrem Gurt. Wir fuhren gleich danach in unser Haus. Sie war sehr müde und ich denke, sie war froh, dass sie sich zu Hause gleich hinlegen konnte. Ansonsten war es wie immer. Sie aß auch nicht viel, trotzdem war ich zufrieden.

Edda war die Nacht auf Sonntag sehr unruhig und ab 2 Uhr nachts musste ich in unser Schlafzimmer umsiedeln, sie hat fast nur noch mit den Zähnen geknirscht. Den Beißring verlor sie leider andauernd. Apropos, ihren ersten Beißring biss sie am Samstag glatt durch. Da muss eine Wahnsinnskraft dahinter stecken, schließlich sind die Beißringe aus Hartgummi.

Sonntag früh sah Edda sehr müde aus und hatte rote Augen. Wir machten uns einen gemütlichen Tag zu Hause: Immer wieder liegen und rasten, dann wieder im Rollstuhl, was sie wohl sehr anstrengt. Sie war am Sonntag sehr steif. Dennoch lächelte und lachte sie eigentlich recht viel. Mittags und abends aß sie nicht besonders viel, aber so, dass sie wohl genug gehabt hatte. Edda schlief abends dann sehr früh ein, um aber immer wieder aufzuwachen. Gegen 22 Uhr legte ich mich dann zu ihr, in der Hoffnung, diese Nacht bei ihr bleiben zu können. Die Nacht verlief sehr ruhig, Edda schlief durch, das tat ihr sichtlich gut.

Dennoch hatte sie am heutigen Montag keinen guten Tag. Durch die Steifheit von gestern hatte sie Schmerzen: Der rechte Arm und beide Beine in der Kniegegend taten ihr weh. Das merkte ich, als ich sie ins Auto setzte. Sie schrie vor Schmerz laut auf. Im Krankenhaus bemerkte ich, dass ihre rechte Hand ziemlich angeschwollen war. Verena, die vormittags bei ihr war, ging in die Bar mit ihr. Danach hatten die Krankenpflegerinnen keine Zeit, um Edda ins Bett zu legen und ich war arbeiten. Also war sie den ganzen Vormittag im Rollstuhl, so fand ich sie dann um 11.45 Uhr vor. Sie „hing" nur noch darin. Essen wollte sie auch nicht viel, danach legte ich sie gleich ins Bett. Jetzt begann es, qualvoll zu werden. Edda überdehnte den Kopf, dabei riss sie die Augen auf und stöhnte vor Anstrengung immer wieder laut auf. Ich wollte sie mit der Hand auf der Stirn zurückhalten, aber sie entwickelte eine Wahnsinnskraft. Ich hatte alle Mühe dagegen zu kämpfen und resignierte irgendwann, als ich sah, dass ihr die Tränen aus den Augen traten.

Als Irene und Katrin mich ablösten, hatte Edda sich etwas beruhigt. Der Nachmittag verlief dann wohl wie immer, zumindest hat Marisa mir nichts anderes mitgeteilt. Edda war beim Abendessen sehr müde und aß nicht viel. Kaum habe ich sie ins Bett gelegt, schlief sie sofort ein. Immer wieder zuckte ihr Körper. Dabei erschrak sie sich fürchterlich und riss jedes Mal die Augen auf, gleich darauf gingen sie wieder zu. Sie schlief dann weiter, bis die nächste Zuckung ihren Körper durchlief. Um 20 Uhr ging ich, sie hatte schon eine Weile nicht mehr gezuckt. Ich flehte Gott an, dass er sie in der heutigen Nacht gut schlafen lassen sollte, wenn er ihr schon eine so schwere Prüfung auferlegt.

Zu diesem Zeitpunkt glaubte ich noch oder wollte glauben, dass er Erbarmen hat und sie nicht mehr so zucken lässt.

Dienstag, 15. Dezember 2009

Heute ging es Edda wieder gut – zum Glück! Als ich gegen 9.30 Uhr bei ihr war, war sie schon geduscht und hatte die Haare gewaschen. Von der Anstrengung war sie müde und „hing" in ihrem Rollstuhl. Sie erkannte mich nicht gleich, das brauchte eine Weile. Angie blieb bei ihr, ich war pünktlich zum Mittagessen zurück. Edda lag in ihrem Bett, zum Essen setzte ich sie in den Rollstuhl. Sie aß endlich wieder sehr gut. Man muss sie immer wieder kurz aufwecken, damit sie weiter isst. Danach legte ich sie zurück ins Bett. Die Schwellung an ihrer rechten Hand von gestern ist weg. Wir schauten wieder einen Film: „Evan allmächtig". Sie musste sehr viel lachen, und ich glaube, sie hat fast alles verstanden. Nach dem Film gab ich ihr etwas Apfelstrudel und einen Latte macchiato, den ich aus der Bar holte. Danach schnitt ich ihre Fingernägel, die sehr lang waren – so lang waren sie noch nie.

Als ich am Abend zurück war, waren gerade Michaela und Margit zu Besuch da. Beim Abendessen musste ich die beiden verschicken, da Edda viel zu abgelenkt war. Danach ging es wesentlich besser und sie aß fast alles auf. Wir brauchen zwar immer eine volle Stunde zum Essen, aber wir haben ja Zeit. Nach der Abendwäsche legte sie ins Bett, sie lächelte viel. Wir begannen mit dem nächsten Film, diesmal gab es „Santa Claus 3", doch schon nach 20 Minuten schlief sie ein. Ich blieb noch ein bisschen und streichelte sie. Ich bin sehr froh, dass sie heute wieder einen guten Tag hatte.

Mittwoch, 16. Dezember 2009

Edda hatte gute Laune, aber wir kamen nicht zu unserem Bar-Ausflug, da sie einen Termin beim Zahnarzt hatte. Ich holte den Kaffee aus der Bar, dann mussten wir ins Erdgeschoss zur Zahnabteilung. Bei der Visite war der Primar dabei und meinte, dass es wohl doch gut wäre, wenn Edda gegen das Zähneknirschen eine Schiene bekäme. Deswegen machten sie auch noch einen Abdruck. Positiv war, dass das EEG diesmal besser war, ruhiger und gleichmäßiger. Das hat die Ärzte überrascht und mich stimmte es froh. Die letzten zwei Tage war Edda wieder etwas verkrampfter, deswegen wurde die Dosierung einer Tablette erhöht. Ich glaube, das war keine gute Idee, denn seit dies der Fall ist, ist sie viel müder. Ich werde das morgen noch beobachten und dann wieder mit der Ärztin sprechen.

Mittags aß Edda sehr gut, die ganze Suppe, das halbe Hühnerfleisch, etwas Maissalat und den ganzen Pudding. Nachmittags gab es Kastanienroulade, die Edda sehr gerne hat. Gegen 17 Uhr schlief Edda ein und wachte kurz bevor ich zurück war wieder auf. Beim Essen ist es jetzt aber immer besser, wenn wir alleine sind. Als alle Besucher gegangen waren, aß Edda fast die ganze Lauchsuppe auf und ein wenig vom Spinatstrudel. Dabei schlief sie immer kurz ein. Nach dem Zähneputzen legte ich sie gleich ins Bett. Kaum hatte ich sie hingelegt, schlief sie auch gleich ein. Sie ist sehr entspannt und die Zuckungen haben ziemlich nachgelassen. Sie liegt jetzt hier vor mir, wie ein Engel, ihre Gesichtszüge sind ebenfalls ganz entspannt. Trotz zweieinhalb Monaten Krankenhaus ist sie immer noch wunderschön.

Donnerstag, 17. Dezember 2009
Heute ging es Edda sehr gut. Sie empfing mich schon mit einem strahlenden Lächeln. Sie hat wohl endlich mal wieder eine ganze Nacht durchgeschlafen, denn sie war hellwach. In der Bar war sie ganz gelöst und lächelte jeden an, der ihren Blick kreuzte. Brigitte blieb vormittags bei ihr, gegen 12 Uhr war ich dann wieder da. Edda war immer noch ganz wach und aß zu Mittag sehr gut. Irene war inzwischen bei uns, sie ist im Geschäft – sie ist Verkäuferin – umgefallen und wurde in die Erste Hilfe eingeliefert. Nachdem sie versorgt wurde, kam sie zu Besuch in die Neurologie. Sie war immer noch sehr nervös und blieb, bis Roland sie abholte. Edda war ganz unbeeindruckt davon und lächelte weiterhin jeden an. Als alle weg waren, konnte Edda zu Ende essen, danach legte ich sie ins Bett. Wie so oft löste Marisa mich ab. Als ich zurück war, hatte Karin begonnen, Edda das Abendessen einzugeben. Edda war sehr müde, lächelte aber immer noch jeden an. Danach im Bett schauten wir den Film „Santa Claus 3“ zu Ende. Obwohl Edda um 20 Uhr immer noch wach war, verabschiedete ich mich für heute von ihr. Sie hatte einen wirklich guten Tag, ich glaube immer noch an ein Wunder. Vielleicht wird sie doch wieder ganz gesund, jedenfalls träume ich das immer öfter.

Freitag, 18. Dezember – Montag, 21. Dezember 2009
Ich werde versuchen die letzten Tage so kurz es geht zusammenzufassen. Edda hatte eigentlich ein sehr gutes Wochenende. Wir sind nicht in das Passeiertal gefahren, sondern sind zu Hause geblieben. Das tat Edda gut und zu Hause ist es auch schön.

Am Freitag hatte Edda sehr viel Besuch, dementsprechend müde war sie dann am Abend. Außerdem hatte sie zwei Tage hintereinander Physiotherapie gemacht, das hat sie ganz schön angestrengt. Edda hat alle Tage mittags und abends immer recht gut gegessen. Freitag war sie wieder beim Friseur.

Samstag nach dem Essen hatte ich sie dann nach Hause geholt, schon in der Früh beim Anlegen ihrer Hose bemerkte ich, dass sie

Schmerzen hat. Über dem linken Knie fiel mir eine Schwellung auf, die die Schmerzen wohl verursachte. Trotz aller Rücksichtnahme schrie sie dennoch immer wieder auf, wenn man an ihr linkes Bein kam. Zu Hause hatte ich die Schwellung immer wieder eingeschmiert. Leider ist sie auch wund gelegen und muss immer noch an dieser Stelle therapiert werden, es verheilt aber ganz gut. Die Wunde ist täglich auszuwaschen, einzucremen und mit einem gepolsterten Pflaster abzudecken. Mir kommt vor, dass Edda sich zu Hause wohlfühlt und es ihr hier besser geht. Sie lachte wieder viel. Samstag schlief sie gegen 17.30 Uhr ein und bis zum Morgen durch. Überhaupt waren die Nächte sehr bemerkenswert ruhig und entspannt.

Sonntagvormittag hatte ich mal wieder probiert, Edda auf die Toilette zu setzen – mit Erfolg. Ich hätte nie gedacht, dass ich mich mal so über Stuhlgang freuen würde. Auch Edda hatte ihren Spaß, denn dies gab ihr wohl etwas Würde zurück. Das merkte man ihr an. Am Nachmittag war Edda immer noch sehr gut aufgelegt und lachte viel. Am Abend blieb sie länger wach und aß mit uns Pizza. Wie schon erwähnt, schlief sie auch diese Nacht sehr gut.

Am heutigen Montag hatte sie auch wieder gute Laune, allerdings kam mir vor, als ob ihr linkes Knie mehr schmerzte. Sie schrie nun fast bei jeder Bewegung auf. Im Krankenhaus angekommen wartete schon Verena auf unsere tapfere Edda, und die beiden gingen dann in die Bar hinunter. Langsam kippte die Stimmung und Edda wurde trauriger, nachdenklicher und apathischer. Als ich zu Mittag wieder bei ihr war, ging es noch einigermaßen. Sie aß auch gut, aber kaum im Bett, schien sie in ihrer eigenen Welt zu sein. Als Marisa kam, sah Edda sehr traurig aus.

Michaela, die Marisa um 16 Uhr Marisa ablöste, bestätigte mir meinen Eindruck. Ich war dann schon um 17.30 Uhr im Krankenhaus, ihre Traurigkeit ließ mir keine Ruhe. Edda lag in ihrem Bett und war abwesend und Michaela ziemlich ratlos. Mir gelang es Edda ein Lächeln abzuringen, doch mir blieb nicht verborgen, dass es ihr nun nicht mehr so gut ging, wie in den letzten Tagen. Dennoch aß sie auch abends noch gut. Ich hatte gedacht, dass sie wohl gleich einschlafen würde, wenn ich sie ins Bett legte. Doch weit gefehlt, denn immer wenn sie einschlief, kam der Kopf plötzlich nach oben und sie starrte mit weit geöffneten Augen ins Leere. Dies wiederholte sich alle Viertelstunde. Ich ging um 20 Uhr und hoffte, dass es bald aufhören würde. Morgen früh habe ich einen Termin mit der Ergotherapeutin wegen des neuen Rollstuhls. Es gibt so einen Rollstuhl, wie Edda ihn benötigte, nicht im Krankenhaus.

Dienstag, 22. Dezember 2009

Weihnachten naht, aber es kommt keine Weihnachtsstimmung auf. Nur den Kindern zuliebe werde ich das Weihnachtsfest so feiern, wie sie es gewohnt sind. Meine Gebete sind erhört worden, Edda ging es heute wieder gut. Zwar hatte sie immer noch Schmerzen oberhalb des linken Knies, doch ihr Allgemeinzustand war recht zufriedenstellend. Sie lächelte mir heute um 9 Uhr schon entgegen. Die Ergotherapeutin war auch pünktlich.

Es gibt drei Möglichkeiten einen Rollstuhl zu bekommen:

- Ich nehme einen direkt aus dem Magazin, auch wenn er nicht optimal für Edda ist.
- Antrag auf Invalidität und einem gleichzeitigen Antrag auf Pflegegeld – dazu muss Edda entmündigt werden und das kann dauern.
- Ich kaufe einen.

Morgen früh werde ich erst einmal im Magazin des Gesundheitsbezirks vorstellig und reiche die Formulare ein. Für weitere Informationen wurde ich zum Sozialassistenten geschickt, der im Erdgeschoss des Krankenhauses sein Büro hat. Als ich zurück war, schlief Edda und ich war nicht der Einzige, der auf sie wartete. Sie hatte heute sehr viel Stress, gleich am Morgen wurde ihr Blut abgenommen, dann arbeitete sie mit der Physiotherapeutin zusammen. Anschließend stand noch das EEG und um 16 Uhr ein Röntgen-Termin wegen ihres linken Knies auf dem Programm. Als ich gegen 16 Uhr ging, war sie bis dahin gut aufgelegt. Ihre Cousine Gerti löste mich ab und nun schien Edda sehr traurig. Sie ist wohl sehr auf mich fixiert, Gerti sagte mir, dass sie die Zeit ohne mich sehr ruhig war. Um 18 Uhr war ich zurück und jetzt lachte sie wieder, sie ließ mich kaum aus den Augen. Sie hat auch heute gut gegessen, abends wollte sie nicht gerne einschlafen. Ich bin trotzdem gegen 20 Uhr gegangen.

Mittwoch, 23. Dezember 2009

Wie ihr ja wisst, war ich heute in der Amba-Alagi-Straße, um die Zivilinvalidität von Edda sowie einen Rollstuhl zu beantragen. Das alles hatte Zeit gekostet, sodass ich erst gegen 11 Uhr bei ihr sein konnte. Edda schlief anscheinend schon ab 10 Uhr, nachdem die Physiotherapeutin mit ihr fertig war. Ihr habt sie ja gesehen, als ihr sie besuchen wolltet, aber leider schlief sie die ganze Zeit. Ich hatte zu der Zeit ein Gespräch mit der Ärztin, die mir mitteilte, dass sich Eddas Zustand seit ein paar Wochen nicht verschlechtert hatte. Das EEG von vorgestern ist ein bisschen besser ausgefallen.

Die Ärztin meinte, dass man nun im Krankenhaus nicht mehr viel machen kann und ob ich sie eventuell wieder nach Hause mitnehmen möchte. Natürlich nicht von heute auf morgen, Edda muss schließlich 24 Stunden rund um die Uhr betreut werden. Ich habe schon länger mit dem Gedanken gespielt, unbezahlten Urlaub zu nehmen, um Edda nach Hause zu holen und für sie da zu sein. Nun scheint der Moment gekommen zu sein. Ich muss nach den Feiertagen mit dem Sozialdienst sprechen, welche Möglichkeiten es gibt. Wir brauchen ein Krankenbett sowie eine Krankenpflegerin, die täglich oder zumindest alle zwei bis drei Tage nach Edda schaut. Das sind nun die nächsten Schritte für mich.

Währenddessen schlief mein Schatz bis 13.30 Uhr, dann konnte ich ihr endlich das Mittagessen und die Medikamente geben. Sie hatte gute Laune und lächelte mich an, als sie aufwachte. Gleich darauf kam schon Marisa, sie gab Edda weiter zu essen. Um 16 Uhr war ich wieder im Krankenhaus. Marisa bestätigte mir, dass Edda gut gegessen hatte. Ich sah eine entspannte und leicht lächelnde Edda vor mir. Als Marisa ging, sahen wir uns den nächsten Film an. „Der Ja-Sager“ stand auf dem Programm. Edda musste viel lachen. Gegen 17 Uhr kam Brigitte zu Besuch. Edda war nun sehr müde, dennoch aß sie auch zu Abend recht gut. Als ich um 20 Uhr ging, war mein Liebling sehr, sehr müde, schlief aber noch nicht. Morgen am Heiligen Abend nehme ich sie endlich wieder mit nach Hause. Mit euch werden wir diese Weihnachten feiern und es Edda so schön wie möglich machen.

Donnerstag, 24. Dezember – Sonntag, 27. Dezember 2009 – Weihnachten

Ich bin sehr froh, dass ihr das Weihnachtsfest mit uns zusammen gefeiert habt. Alleine wäre es sicherlich trostloser, auch für die Kinder war das sehr wichtig.

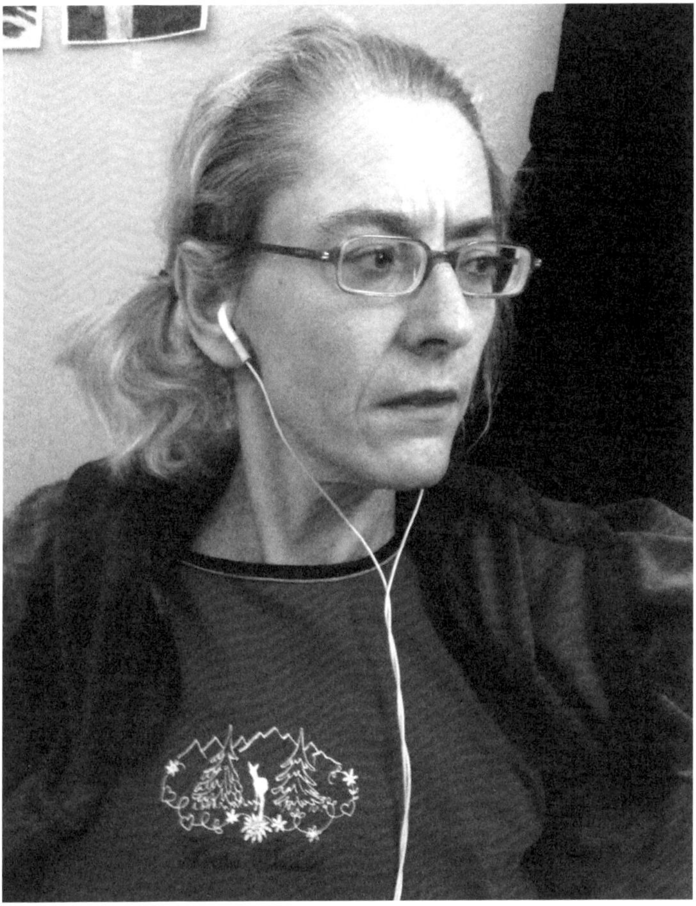

Sehr eingeschränkte Kommunikation. Lustige Hörbücher sollen unterhalten.

Am Heiligen Abend hatte ich mal wieder Stress am frühen Morgen. Mit Eddas Fiat Panda hatte ich den Rollstuhl aus dem Magazin geholt, nachdem er am Vortag nicht in mein Auto gepasst hatte. Zu Hause baute ich den Rollstuhl wieder zusammen und startete ins Krankenhaus. Edda lag im Bett mit weit aufgerissenen Augen. Es dauerte eine Weile, ehe ich ihr ein Lächeln ins Gesicht zaubern konnte. Wie üblich machten wir unseren Gang zur Bar. Eddas Bewegungen sind stark eingeschränkt, nicht nur wegen der allgemeinen Steifheit, sondern auch durch Schmerzen, die sie ganz besonders im linken Bein hat. Sie schreit jedes Mal auf, wenn man sie bewegt. Zu Mittag aß sie gut, gleich danach machten wir uns auf den Weg nach Hause. Ich bin sehr dankbar, dass sie die Feiertage zu Hause im Kreise der Familie verbringen darf. Wir richteten alles für Edda und legten sie gleich hin. Sie blieb den ganzen Vormittag im Rollstuhl und war nun dementsprechend müde. Den Heiligen Abend verschlief Edda ziemlich, sie wachte zwar immer wieder auf, aber nur ganz kurz. Das ging die ganze Nacht so.

Am nächsten Morgen war Edda dementsprechend gerädert und immer noch müde. Sie frühstückte dennoch gut und wir verbrachten einen entspannten Vormittag. Zu Mittag waren wir mit Irene, ihrer Familie und euch in Schenna zum Weihnachtsessen verabredet. Im Restaurant schlief Edda immer wieder kurz ein, war aber sonst überraschenderweise recht fit. Das Essen zog sich bis in den Nachmittag hin. Man konnte Edda ansehen, dass sie es genoss, inmitten ihrer Familie zu sein. Danach kamen Irene, Roland, Katrin und Alexander noch auf einen Kaffee zu uns nach Hause. Edda war immer mittendrin, auch wenn sie viel schlief. Nachdem alle gegangen waren, legte ich Edda in ihr Bett. Nun war sie wieder sehr unruhig. Dauernd wollte sie mit dem Kopf nach oben kommen und wachte dabei immer wieder auf. Gegen 22 Uhr schlief sie dann wohl doch vollständig ein, aber ab 4 Uhr früh ging dann das Zähneknirschen los.

Edda war am Samstag früh sehr gut aufgelegt und ich glaube, sie fühlte sich auch recht gut. Den Vormittag verbrachten wir dann ganz entspannt. Beim Mittagessen – sie aß ihren ganzen Teller leer – fragte ich sie, ob wir ein bisschen herumfahren wollen? Vielleicht an den Gardasee? Sie sah mich mit großen Augen an und nickte bejahend. Jasmin war total überrascht und rief: „Hast du das gesehen?" Natürlich hatte ich das gesehen. Sofort packten wir alles zusammen und starteten nach Lazise. Dort angekommen parkte ich direkt am See. Ihr lief eine Träne über das Gesicht. Ich denke, das war eine Freudenträne. Wir fuhren dann die Seestraße wieder herauf bis Torbole und dann leider Landstraße bis Kaltern. Die Autobahn war nämlich vollständig verstopft und es staute überall. Zu Hause angekommen war Edda natürlich fix und fertig und aß nicht viel. Danach legte ich sie ins Bett und sie schlief auch gleich ein. Etwas unruhig zwar, aber sie schlief.

Heute Morgen war sie dann total gerädert und hatte ganz kleine, rote Augen. Sie hat wohl wenig geschlafen. Ich ließ sie den ganzen Vormittag in ihrem neuen Rollstuhl. Der ist wirklich toll, vormittags hatte ich ihn so gestellt, dass er mehr ein Liegestuhl ist. Beim Essen richtete ich den Rollstuhl auf, damit wurde er zu einem ganz normalen Rollstuhl. Edda nickte zwar kurz ein, wachte aber wieder gleich auf. Nach dem Mittagessen richtete ich alles für die Rückkehr ins Krankenhaus. Gegen 14 Uhr waren wir da und ich legte sie gleich ins Bett. Sie war müde, das sah man ihr an, aber richtig tief schlief sie erst gegen 16.30 Uhr ein. Und wachte nur einmal kurz auf. Während dieser Zeit versuchte ich, ihr das Abendessen zu geben. Es reichte allerdings nur für die Medizin, etwas zu trinken und drei Löffel Suppe, dann schlief sie wieder ein. Jetzt ist es 19.25 Uhr und sie schläft immer noch tief und fest und sehr entspannt. Das tut ihr sicher gut.

Montag, 28. Dezember 2009

Vorweggenommen: Edda hatte heute einen sehr guten Tag. Ich glaube auch, dass sie nicht mehr so viel Schmerzen hatte, wie sonst.

Als ich heute Morgen gegen 9 Uhr bei ihr war, lag sie im Bett. Heute Morgen wurde sie wieder geduscht und die Haare gewaschen. Die Krankenpflegerin meinte, Edda würde dies sehr genießen, sie sei ganz ruhig und habe die Augen entspannt geschlossen. Ich habe ihr heute die Fingernägel geschnitten, auch das ging sehr entspannt. Es dauerte eine Weile, ehe sie mich wohl erkannte, dann lächelte sie endlich. Von 10 bis 12 Uhr war Verena bei ihr, die beiden machten den Bar-Besuch. Um 12 Uhr war ich zurück, Edda isst momentan nicht sehr viel. Dennoch glaube ich, dass sie genug hat. Sie war den ganzen Vormittag wieder im Rollstuhl und hält den Kopf eigenständig hoch – ohne Halskrause. Ich hatte vor einigen Tagen eine Halskrause besorgt, um ihren Kopf im Rollstuhl zu stabilisieren. Komischerweise hält sie seitdem ihren Kopf eigenständig gerade – kaum zu glauben. Nach dem Essen legte ich sie ins Bett und wir schauten mal wieder einen Film: „All inclusive“. Es ist eine Komödie. Edda lachte zwar nie, aber sah trotzdem sehr interessiert den Film an. Danach holte ich Latte macchiato und einen Apfelstrudel. Gegen 17 Uhr besuchten sie ihre Cousinen. Ich ging derweilen etwas einkaufen, um um 18 Uhr wieder zurück zu sein. Inzwischen war Eddas Zimmer voll mit Besuch. Vor dem

Abendessen leerte sich zum Glück das Zimmer. Gerti blieb, um Edda das Essen einzugeben. Edda lächelte heute wieder viel und war sehr entspannt und ruhig. Auch ihre Hände waren entspannt, als ich sie circa 19.30 Uhr ins Bett legte. Als ich um 20 Uhr ging, lag sie immer noch hellwach da.

Dienstag, 29. Dezember 2009

Auch heute hatte Edda einen guten Tag. Ich denke sogar, dass sie heute alles – wirklich alles – mitgekriegt hat. Man hat genau gesehen, wenn ihr etwas auf die Nerven ging. Dann bekommt sie immer den Gesichtsausdruck, den sie auch schon früher bekam. Heute Morgen war ich schon wieder um 9.30 Uhr bei ihr. Als ich kam, wurde sie gerade in ihrem Bett zum Ultraschall geschoben. Ich begleitete sie. Es ging wieder um ihr linkes Bein. Beim Ultraschall konnte die Ärztin allerdings nichts feststellen, nachdem auch schon das Röntgenbild keine Resultate gebracht hatte. Allerdings glaube ich, dass die Geschichte mit ihrem linken Bein besser geworden ist. Sie schreit kaum noch auf, wenn ich sie bewege und das Bein ist ziemlich entspannt. Überhaupt ist sie sehr entspannt, im Augenblick ist keine Versteifung festzustellen.

Mir kommt vor, dass die Ärzte Eddas Entlassung jetzt forcieren wollen. Es kam eine Krankenpflegerin vom Sozialdienst und gab mir einige Telefonnummern, die ich nun kontaktieren muss, um die Behelfsmittel nach Hause zu bekommen. Sie war es auch, die mir mitteilte, dass Patienten nur drei Monate im Krankenhaus bleiben könnten. Diese drei Monate laufen morgen aus. So, wie es ausschaut, könnte ich Edda wohl Anfang Januar nach Hause holen. Vom Gesundheitsbezirk wird alles, was wir brauchen, zur Verfügung gestellt. Das Einzige, was zu zahlen ist, ist die Körperpflege, die täglich vorbeikommen sollte. Alle Freundinnen von Edda bieten mir ihre Hilfe an, wir könnten somit einen Nachmittagsdienst zu Hause einrichten. In der Zeit könnte ich dann arbeiten gehen – oder ich lasse mich wirklich unbezahlt beurlauben.

Zu Mittag aß Edda recht gut und war sehr gut gelaunt, denn sie lächelte viel. Michaela war nachmittags bei ihr. Als ich zurück war, gab ich Edda ihren iPod zum Musikhören. Das hat sie sehr entspannt. Ja, mir kam sogar fast vor, dass sie mit der Musik mitsummte. Beim Abendessen war sie dann wieder völlig erschöpft und müde. Die Augen fielen ihr dauernd zu. Sie aß wieder nicht viel. Ich legte sie ins Bett. Dort schlief sie auch gleich ein. Ein Zucken ihres Körpers unterbrach aber leider ihren Schlaf und sie lag mit großen Augen vor mir, bis sie wieder einschlief. Das nächste Zucken ließ aber nicht lange auf sich warten, das wiederholte sich dann, bis ich Edda gegen 20 Uhr verließ.

Ein bisschen Angst habe ich schon vor der nahen Zukunft mit Edda zu Hause, hoffentlich mache ich alles richtig. Die Ärzte sagen aber, dass ich sie dann ohne Weiteres bei Bedarf ins Krankenhaus bringen kann. Morgen habe ich einen Termin mit der Koordinatorin des Sozialsprengels in Eppan. Wir werden die häusliche Situation erörtern und Schritte einleiten.

Mittwoch, 30. Dezember 2009
Heute bin ich ganzes Stück weitergekommen mit der Organisation, Edda nach Hause zu holen. Sollte alles klappen, könnte sie schon Mitte Januar zu Hause sein. Ich war heute schon um 9.15 Uhr im Krankenhaus und Edda lag in ihrem Bett und lächelte gleich. Für mich ein Zeichen, dass sie mich erkannt hat. Dann wurde wieder das EEG gemacht und gleichzeitig suchte mich die Frau vom Pflegedienst auf. Wir besprachen schon einige Details und sie sagte mir, dass ich das Bett in etwa zehn Tagen bekäme. Ich müsste jetzt noch den Papierkram erledigen und die Leiterin des Pflegedienstes kontaktieren. Die Krankenschwester, die das EEG machte, sagte mir schon vorab, dass es wieder gut aussähe, aber die Auswertung obliege natürlich den Ärzten. Danach machte ich mit Edda unseren obligatorischen Bar-Gang, wo uns Sabine besuchte. Um 11 Uhr kam dann ihre Arbeitskollegin und Freundin Brigitte, die nun bei Edda blieb.

Ich machte derweilen den Anruf bei der Leiterin des Pflegedienstes. Um das Ganze zu forcieren, fuhr ich gleich darauf in ihr Büro. Sie bot mir Hilfe für alles an. Wir bekommen das Bett, Pflegegeld ab Februar sowie die ganzen Materialien (Windeln, Unterlagen, Katheter, Verbände usw.). Zwei Krankenpflegerinnen werden mir hauptsächlich nachmittags zur Seite gestellt. Monika und Elisabeth wurden mir gleich vorgestellt. Dann musste ich beim Sanitätsdienst vorsprechen, um jemanden für die morgendliche Körperpflege zu bekommen. Dieser Dienst ist kostenpflichtig. Ich bin sehr zufrieden, mit dem was ich heute alles geschafft habe.

Ich bin überrascht über die gute soziale Struktur hier in Südtirol und alle sind unwahrscheinlich nett und freundlich.

Mit der guten Nachricht war ich dann um 12.45 Uhr wieder im Krankenhaus. Edda aß gut und freute sich sichtlich, dass ich wieder da war. Als ich ihr sagte, dass sie bald nach Hause kommt, lächelte sie. Brigitte ging und ich blieb bis um 16 Uhr bei Edda. Wir sahen wieder einen Film: „Coyote Ugly". Edda war wieder sehr interessiert. Karin löste mich dann um 16 Uhr ab und gegen 18 Uhr war ich zurück. Edda war den ganzen Nachmittag im Rollstuhl und war sehr müde. Sie aß auch nicht so gut wie zu Mittag. Ich freue mich schon, sie morgen nach Hause zu holen. Ich bin auch froh, wenn sie ein richtiges Bett hat, das mit den Matratzen ist einfach nur provisorisch gewesen. Feiern werden wir morgen nichts, es gibt nichts zu feiern. Es war ein Sch ...-Jahr. Edda war laut ihren Horoskopen immer der Meinung, dass sie 2009 ein Super-Jahr hat. Auf Horoskope kann man wirklich pfeifen.

Donnerstag, 31. Dezember 2009 – Sonntag, 3. Januar 2010

Wie geplant habe ich Edda am Silvestertag aus dem Krankenhaus abgeholt. Gleich nach dem Mittagessen ging es nach Hause. Der Vormittag verlief wie am Heiligen Abend, der Gang zur Bar normal. Edda war gut aufgelegt und lächelte viel, als ob sie genau weiß, dass es heute nach Hause geht – vielleicht weiß sie es auch. Das Mittagessen war eine Katastrophe, Edda aß so gut wie gar nichts und knirschte fürchterlich mit den Zähnen. Nach dem Mittagessen wurde sie richtig nervös und das Knirschen wurde noch schlimmer, was mich wiederum nervös machte.

Als wir zum Auto gingen, hatte Edda keinen Beißring im Mund, deswegen knirschte sie unentwegt. Immer wieder massierte ich ihre Wangen, doch das brachte nichts, denn sie knirschte unaufhörlich weiter. Am Auto angekommen war ich schon total zermürbt und wurde etwas grober an ihrer Wange, dabei kratzte ich sie mit meinem Fingernagel – unabsichtlich. Sie blutete schlimm und es wollte fast gar nicht mehr aufhören. Im Auto konnte ich ihr dann endlich den nun schon fast unabdinglichen Beißring geben, das war für uns beide eine Erholung.

Den Nachmittag verlebten wir dann wieder ziemlich entspannt zu Hause. Wir schauten dabei viel Fernsehen und wurden immer müder. Dennoch gab es zum Abendessen Carpaccio und

Toast mit Lachs. Wir schliefen früh ein: Gegen 22 Uhr war für uns Zapfenstreich. Edda schlief gut bis 3 Uhr früh, dann musste ich aber ins Schlafzimmer umsiedeln, da sie von nun an alle 10 Minuten den Beißring verlor und dauernd knirschte.

Am nächsten Morgen war sie dann natürlich müde, die Augen fielen ihr dauernd zu und sie frühstückte auch nicht sonderlich viel. Ich brachte sie in die Liegeposition im Rollstuhl, schob sie ins Wohnzimmer und ließ sie ein wenig Fernsehen, nun schlief sie aber ein. Derweilen erledigte ich einige Hausarbeiten. Heute gab es Rindsfilet. Als Edda den ersten Bissen im Mund hatte, schaute sie mich zufrieden an und kaute genüsslich. Sie merkte also, dass es etwas Besonderes gab. So hatte ich zumindest den Eindruck. Sie aß wirklich gut, sogar das ganze Fleisch hat sie aufgegessen, viel Salat, etwas Brokkoli und ein paar kleine Kartoffeln. Am Nachmittag gegen 14 Uhr kam Angie und blieb bei Edda. Ab 15.30 Uhr war dann Irene bei ihr. Ich ging bis 17.30 Uhr arbeiten und war dann um 18 Uhr zu Hause. Edda ging es ganz gut, sie war aber sehr müde. Abends aß sie auch die ganze Suppe auf, obwohl ihr andauern die Augen zufielen. Danach legte ich sie nach einer kurzen Verdauungszeit in ihr Bett, wo sie schon bald fest und entspannt einschlief. Bis circa 2 Uhr nachts, dann ging es weiter mit dem nervenaufreibenden Zähneknirschen.

Am Morgen schlief Edda noch. Jede Viertelstunde sah ich nach ihr, aber sie schlief tief und fest bis 11.30 Uhr. Ich denke, der Schlaf tat ihr gut. Ich hatte in der Zeit eine ganze Menge geschafft. Zu Mittag gab es Nudeln. Edda aß wieder ganz gut. Den Nachmittag verbrachten wir ganz entspannt im Wohnzimmer und sahen zusammen fern. Edda war wieder sehr müde und gegen 18 Uhr konnte sie sich kaum noch wach halten. Sie aß nicht viel. Ich legte sie schon um 18.30 Uhr ins Bett, wo sie auch gleich wieder ganz entspannt einschlief. Sie lag sogar seitlich, zu meiner Überraschung hat sie sich ganz allein auf die Seite gelegt. Diesmal beschloss ich, gleich oben im Schlafzimmer zu schlafen. Allerdings war ich ziemlich unruhig und ging bis Mitternacht ein paar Mal herunter, um nach ihr zu sehen. Aber sie war ganz entspannt und schlief.

Am Sonntagmorgen war sie natürlich schon wach, als ich um 8 Uhr morgens zu ihr kam. Sie war ganz entspannt, erkannte mich sofort und lächelte. Das war schön. Wir frühstückten zusammen, dann folgte Wickeln und Körperpflege. Während sie wieder im Wohnzimmer Fernsehen schaute, räumte ich sämtliche Weihnachtsdekoration ab und schmiss den Weihnachtsbaum weg. Zu Mittag machte ich Spaghetti Carbonara mit Salat und als Nachspeise gab es Schokoladenmousse. Edda aß sehr gut und es schmeckte ihr sichtlich. Gegen 14.30 Uhr verließen wir dann unser Zuhause und ich brachte Edda wieder in das Krankenhaus. Heute hatte sie wieder mehr Schmerzen im linken Bein. Sie schrie wieder auf, als ich sie ins Auto trug. Im Auto selbst ging es ihr dann wieder gut. Die genoss Autofahrt sie und schaute sich interessiert um, dabei musste sie immer wieder für sich lachen. Ich beschloss nicht auf direktem Wege ins Krankenhaus, sondern noch ein wenig durch Bozen zu fahren. Edda war sehr interessiert und schaute sich alles genau an.

Gegen 15.30 Uhr waren wir dann wieder in ihrem Zimmer. Jetzt war sie wieder sehr müde. Irene war um 16 Uhr bei Edda und ich konnte arbeiten gehen. Um 18 Uhr war ich dann wieder im Krankenhaus. Edda schlief, während Irene und Roland noch bei ihr waren. Obwohl wir recht laut redeten und auch versuchten Edda zu wecken, schlief sie wiederum sehr entspannt tief und fest. Leider konnte sie dann aber auch nichts mehr essen. Als wir allein waren, wachte sie zwar auf, nahm aber ihre Umwelt nicht wahr. Sie riss ganz weit die Augen auf und ihr Gesicht verzog sich erschreckend. Sie richtete ihren Oberkörper auf, dann entspannte sie sich und schlief weiter. Dies wiederholte sich viermal, dann lag sie mit offenen Augen im Bett. Sie beachtete mich überhaupt nicht, ihr Blick ging durch mich durch.

Als ich um 20 Uhr ging, lag sie immer noch mit weit geöffneten Augen da und nahm mich immer noch nicht wahr. Es tut sehr weh, Edda so zu sehen und nichts tun zu können.

Mit den drei Tagen mit ihr daheim war ich sehr zufrieden. Auch wenn wir nichts unternommen haben, so waren wir doch sehr intensiv beisammen. Ich denke, sie genoss es, auch zu Hause zu sein.

Montag, 4. Januar 2010

Heute hat Edda den ganzen Tag verschlafen. Die Krankenschwester sagte mir, dass Edda die Nacht ganz schlecht geschlafen hätte. In der Früh wurde sie geduscht und die Haare gewaschen, da war sie natürlich wach. Aber kaum, als ich das Zimmer um 9.30 Uhr betrat, war sie schon eingeschlafen. Verena blieb am Vormittag bei ihr. Sie sagte mir, Edda wäre nur kurz wach gewesen. Diese Zeit wurde genutzt, um ihr die Medizin zu verabreichen. Sogar während der Physiotherapie schlief mein Liebling einfach weiter. Ich wartete, bis Edda ein bisschen aufwachte: Um 12.30 Uhr war es dann soweit. Ich nutzte gleich die Gelegenheit, um ihr etwas Gulaschsuppe zu geben. Zuvor hatte ich sie aus dem Bett in den Rollstuhl gehoben. Sie aß zwar die ganze Suppe, schlief aber während des Essens oft kurz ein. Nach kurzer Verdauungsphase legte ich sie zurück ins Bett. Da Edda so tief und fest schlief, beschloss ich schon um 15 Uhr zu gehen, obwohl Michaela erst um 16 Uhr kam. Per SMS erklärte Michaela mir, dass Edda nun wach sei und dass man ihr nun einen neuen Katheter setzen würde. Edda schien beim Katheterwechsel Schmerzen zu haben. Am Nachmittag bekam sie Tiramisu, gleichzeitig trank sie sehr viel. Gleich darauf schlief sie wieder ein. Als sie gegen 18.30 Uhr kurz aufwachte, setzte ich sie gleich in den Rollstuhl, um ihr wenigstens ein bisschen Suppe und die Medizin zu geben. Sie aß lediglich vier Löffel Suppe und die Medizin, die ich ihr mit einem Löffel Suppe unterschob. Dann schlief sie wieder ein, ich legte sie daraufhin wieder ins Bett.

Ab heute bekommt Edda eine neue Tablette, die Morphin enthält. Das erschreckte mich sehr. Wohl, weil es den nächsten Schritt bedeutet. Man nahm mir aber den Schrecken. Edda sollte dadurch lockerer werden und schmerzfrei – was mir natürlich recht ist. Nun schlief sie tief und fest. Ja, sie schnarchte sogar kurz. Ich glaube, sie hat mich heute überhaupt nicht erkannt.

Dienstag, 5. Januar 2010

Edda schlief noch – oder schon wieder – als ich um 9.30 Uhr bei ihr im Zimmer stand. Die Krankenschwester sagte mir, dass sie nachts gut geschlafen hätte und heute früh wach war. Doch gleich nach der Körperpflege schlief sie wieder ein. Sie schlief bis circa 11 Uhr, genau rechtzeitig um ihre Medizin einzunehmen. Gleich darauf schlief sie schon wieder. Nun kam der Primar mit seinem Ärzteteam zur Visite. Er meinte, dass es Edda guttut, wenn sie viel schläft. Dennoch erwägen sie, die Dosierung einer Tablette herabzusetzen. Während die Tablette, die das Morphin enthält, äußerst wichtig ist. Seit Edda diese bekommt, ist sie schmerzfrei und auch die Verkrampfung hat nachgelassen. Es stimmt, sie ist viel lockerer, denn der rechte Arm und die rechte Hand sind normalerweise steif und verkrampft. Der Primar teilte mir auch mit, dass die letzten drei EEGs – zu aller Verwunderung – mit gesunden Menschen vergleichbar sind.

Das baut mich auf. Ich hoffe immer noch, dass Edda gesund wird. Ich träume öfter, dass sie einfach aus dem Rollstuhl aufsteht und – wenn auch etwas wackelig – geht.

Kurz vor dem Mittagessen wachte sie auf. Ich nutzte die Gelegenheit, sie gleich in den Rollstuhl zu setzen. Sie ist wirklich viel lockerer, sie stützte sich sogar ein wenig mit ihren eigenen Beinen etwas ab, was mir sehr entgegenkam. Ich musste nicht meine volle Kraft in das Heben von ihrem Körper investieren. Sie aß dafür sehr schlecht, weil sie andauernd einschlief. Es kostete sehr viel Kraft, sie dauernd während des Essens wach zu halten. Irgendwann gab ich auf und legte sie nach dem Zähneputzen zurück ins Bett. Sie schlief sofort ganz entspannt ein, dabei schnarchte sie, was mich etwas erheiterte. Gegen 14 Uhr kamen die beiden Krankenschwestern vom Sprengel, die uns zu Hause zur Hand gehen werden. Sie sprachen mit den Ärzten und ließen sich die ganze Krankengeschichte beschreiben. Sie besuchten uns und lernten Edda kennen, die zu diesem Zeitpunkt kurz wach war. Sie nahm ihre Umgebung aber nicht wahr. Gegen 15.30 Uhr löste mich Roland ab und um 18 Uhr war ich wieder im Krankenhaus. Roland berichtete mir, dass sie den ganzen Nachmittag verschlief und immer nur kurz aufwachte. Zum Abendessen setzte ich sie trotz ihrer Müdigkeit in den Rollstuhl und gab ihr das Abendessen. Sie schaffte nur die Suppe und das Creme Caramel zum Nachtisch, denn sie schlief immer wieder ein. Gleich nach der Abendwäsche legte ich sie ins Bett, wo sie sofort ganz entspannt schlief. Es ist schön zu sehen, wie locker sie jetzt ist.

Mittwoch, 6. Januar 2010

Endlich war Edda mal wach, als ich gegen 9.30 Uhr bei ihr war. Sie erkannte mich sogar sofort und lächelte mir entgegen. Das war so schön. Sie sah sehr gut aus, gesunde Gesichtsfarbe, weiße Augen, denn sie hatte auch die ganze Nacht durchgeschlafen. Sofort setzte ich sie in den Rollstuhl. Leider war sie etwas steifer, schien aber schmerzfrei zu sein. Unser Bar-Besuch verlief ganz normal. Trotzdem legte ich sie gleich danach ins Bett, weil sie der Spaziergang wohl ermüdet hatte. Schlafen wollte sie aber wohl nicht. Der Vormittag verlief sehr entspannt, wir starteten den nächsten Film auf meinem Laptop. Edda war sehr interessiert an der Komödie, nur lachen wollte sie nicht. Zum Mittagessen schaltete ich den Film ab und setzte sie erneut in den Rollstuhl. Die Halskrause kam zum Einsatz, denn ihr Kopf hing auf der rechten Seite. Aber das ging nicht so gut, trotzdem aß sie wohl ausreichend. Zurück im Bett wollte sie trotz Müdigkeit nicht schlafen, also schauten wir den Film weiter. Gegen 15.20 Uhr kam Eddas Schwester mit ihrem Mann, sie lösten mich ab. Bevor ich ging, setzte ich Edda noch in den Rollstuhl, damit die Drei in die Bar gehen konnten.

Um 18 Uhr war ich zurück. Edda ging es sehr gut, sie saß in ihrem Bett ganz gerade und lächelte mich an. Ihre Augen folgten mir, als ich mich im Zimmer bewegte. Das Abendessen ging sehr gut, denn Edda aß mit großem Appetit fast alles auf. Kauen und schlucken fiel ihr leicht. Nachmittags wurde sie von einer Krankenschwester eine gute halbe Stunde lang an den Händen und Füßen massiert. Irene meinte, dass Edda das sehr genossen hätte. Nachdem sie verdaut hatte und wir wieder allein im Zimmer waren, legte ich sie zurück ins Bett. Edda schlief gleich ein, wachte aber beim kleinsten Geräusch auf.

Donnerstag, 7. Januar 2010

Edda schlief wieder fast den ganzen Tag. Sie war schon geduscht und die Haare gewaschen. Gegen 11 Uhr wachte sie kurz auf, die Zeit reichte gerade für die Eingabe der Medizin, etwas zu trinken und einen Biss in die mitgebrachte Brioche. Sie schlief wieder ein. Zum Mittagessen richtete ich sie in ihrem Bett auf, dabei wachte sie ein wenig auf. Ich nutzte die Gelegenheit, ihr etwas Garnelen-Risotto zu geben. Aber sie schlief schon bald wieder. Roland und Michaela wechselten sich nachmittags ab, bis ich pünktlich um 18 Uhr zurück war. Michaela hatte schon angefangen, Edda das Abendessen zu geben. Edda war immer noch im Bett, aber aufgerichtet. Ich setzte sie in den Rollstuhl und hoffte, sie würde etwas mehr essen. Wenigstens aß sie die Suppe, das war es dann auch schon wieder, sie war eingeschlafen. Zurück im Bett schlief sie unbeirrt ganz ruhig und schnarchend weiter. Das war der

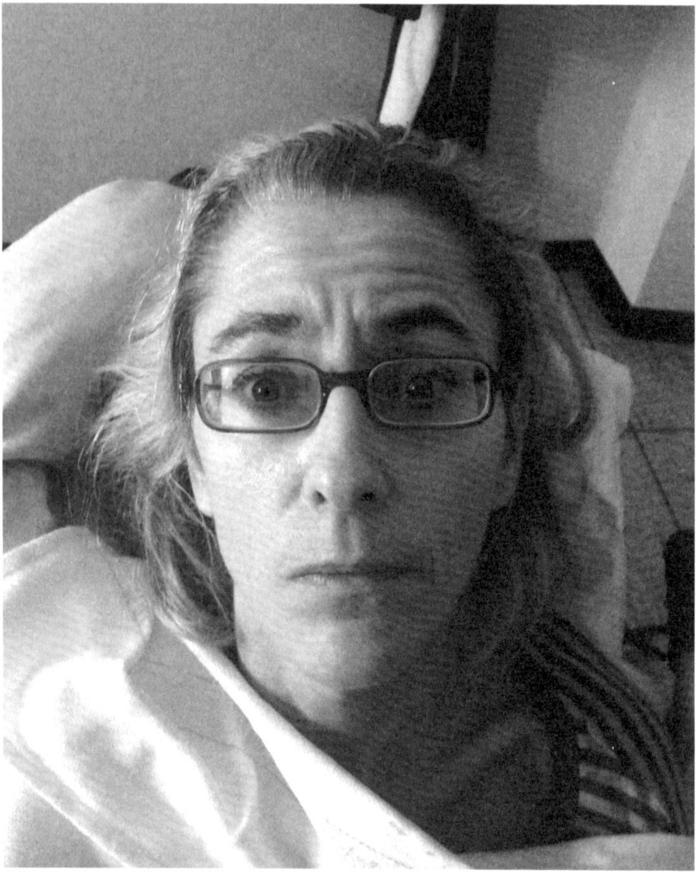
Erschreckend schnelles Fortschreiten der Krankheit

Tag heute. Eine Freundin hat mich auf ein Gesetz aufmerksam gemacht, wonach ich einen Sonderurlaub bezahlt bekommen würde. Ich werde mich erkundigen.

Freitag, 8. Januar 2010

Als ich kam, saß Edda im Rollstuhl und starrte an die Decke. Sie war wach und lächelte. Ich denke, sie hat mich erkannt. In letzter Zeit spitzt sie ihren Mund, aber ich habe noch nicht verstanden, was das bedeutet. Da Edda seit zwei Tagen Probleme beim Kauen und Schlucken hat, wird ihr ab heute passiertes oder flüssiges Essen gegeben. Die nächste Verschlechterung. Edda blieb den ganzen Vormittag im Rollstuhl, zu Mittag gab ihr dann das passierte Essen. Sie aß fast alles auf. Jetzt fielen ihr die Augen dauernd zu. Ich legte sie nach dem Essen zurück ins Bett. Sie schlief zwar gleich ein, war aber bei jedem Geräusch wach. Wir probierten einen Film anzusehen, aber kaum lief er, war sie weg. Am Nachmittag trank Edda sehr viel und hatte viel Besuch. Gegen 18 Uhr war ich zurück, zwei Krankenschwestern gaben Edda gerade den Brei. Sie schlief am Nachmittag gar nicht und war nun total übermüdet, dementsprechend schwierig war es, sie zu füttern. Ich versuchte auch noch mein Glück und mit viel Geduld hatte Edda dann doch noch recht viel gegessen. Nach dem Zähneputzen legte ich sie ins Bett. Kaum hatte ich den Film gestartet, schlief sie auch schon tief und fest. Auch noch, als ich um 20 Uhr ging und selbst Geräusche vermochten es nicht, sie zu wecken.

Morgen nach dem Mittagessen nehme ich sie wieder nach Hause, ich hoffe, dass ihr Bett bald kommt. Das mit der Matratze im Wohnzimmer ist keine gute Lösung. Ich bin immer hin- und hergerissen. Einerseits ist die Umstellung ihrer Nahrung eine große Hilfe, andererseits sind es auch wieder ein weiterer Rückschritt und eine Verschlechterung ihres Zustandes. So verließ ich das Krankenhaus mal wieder mit gemischten Gefühlen.

Letzte Nacht hatte ich einen sehr intensiven Traum von Edda. Ich wollte sie im Krankenhaus besuchen, sie kam mir recht wackelig auf den Beinen entgegen und konnte sogar etwas sprechen. Was sie aber sagte, war sehr komisch: „Sie müsse die Schimpansen einfangen, die draußen herumlaufen." Als ich aufwachte, fand ich den Traum aber schön und hatte sogar gute Laune.

Samstag, 9. Januar 2010

Ich war erst gegen 10.15 Uhr im Krankenhaus, nachdem ich wegen des Antrages zur Zivilinvalidität noch unterwegs war. Edda lag in ihrem Bett und war wach. Sie roch sehr gut, nachdem sie heute früh geduscht wurde. Ich setzte sie gleich in den Rollstuhl und wir gingen in die Bar. Sie lächelte viel und suchte meinen Blick – das war wunderschön. Sie musterte mich eindringlich, das hatte ich schon lange nicht mehr bei ihr gesehen. Mir kam vor, dass sie etwas sagen wollte, denn ihre Lippen bewegten sich. Leider kam aber kein Ton heraus. Ich tat so, als würde ich sie verstehen, das machte sie fröhlich. Im Zimmer angekommen, ließ ich sie im Rollstuhl sitzen und wir schauten einen Film. Sie war wieder sehr interessiert am Film, während des Mittagessens ließ ich ihn weiterlaufen. Das war eine gute Idee, denn sie war abgelenkt und aß fast alles auf und hatte dabei kaum Probleme. Das werde ich nun in Zukunft öfter probieren.

Gleich nach dem Essen verließen wir das Krankenhaus, dabei fiel mir auf, dass ihr das Autofahren sichtlich Spaß machte. Wir fuhren über den Brenner nach Steinach, um im dortigen Supermarkt einiges einzukaufen. Edda blieb aber im Auto. Kurz nach Sterzing kamen wir in heftiges Schneetreiben. Edda fand das lustig und lachte. Als wir gegen 16.30 Uhr zu Hause ankamen, war Edda zu meiner Überraschung immer noch sehr entspannt. Die Fahrt hat sie sehr amüsiert.

Zum Abendessen wurde sie müde, aß aber die Gulaschsuppe fast auf. Nach dem Zähneputzen legte ich sie in ihr provisorisches Bett, dort schlief sie gleich ein. Heute war ihr Allgemeinzustand etwas besser, es ging ihr auch anscheinend recht gut. Sie hatte einen frischen Gesichtsausdruck. Ich versuchte, ihr Lächeln fotografisch einzufangen. Immer, wenn ich mit dem Fotoapparat soweit bin, ist der Moment leider schon vorbei.

Sonntag, 10. Januar 2010

Ich wurde heute von Edda geweckt. Obwohl ich im Schlafzimmer im ersten Stock schlief, hörte ich sie unten im Wohnzimmer laut sprechen, unverständlich in ihrer eigenen Sprache. Jedenfalls war ich so überrascht, dass ich gleich aufgesprungen bin und zu ihr nach unten gerannt bin. Ich vernahm sogar ein leises und kaum verständliches „Naaah Markus". Es war schön, ihre Stimme nach so langer Zeit zu hören. Sie lächelte mich an, es schien ihr gut zu gehen. Sie versuchte zu reden, doch nun bewegten sich nur noch ihre Lippen. Ich versuchte Lippen zu lesen, was aber leider nicht möglich war. Beim Frühstück war sie gut aufgelegt und lachte viel. Sie aß gut, ein ganzes Schwarzbrot mit Butter und Honig, danach sogar noch eine halbe Brioche. Nun war sie wieder müde, ich ließ sie in liegender Position im Rollstuhl im Wohnzimmer allein. Sie schlief immer nur kurz ein, im nächsten Moment war sie wach. Ich richtete mich derweilen für das Mittagessen mit allen Eventualitäten. Gulasch mit Kartoffeln und als zweite Version alles püriert.

Sie aß aber die feste Mahlzeit und kaute gut, auch wenn sie dabei öfter einschlief. Nach dem Essen schlief sie im Bett. Am späten Nachmittag wickelte ich sie, dabei wachte sie auf. Die Gelegenheit nutzend setzte ich sie daraufhin in den Rollstuhl. Sie hatte wohl wieder Schmerzen. Jedenfalls machte das den Eindruck, wenn ich in ihr Gesicht sah. Zum Abendessen war sie kurz wach, sie aß die ganze Nudelsuppe auf. Gleich darauf im Bett schlief sie sofort tief und fest.

Sie ist immer noch sehr entspannt, ich stelle kaum eine Verkrampfung oder Versteifung fest. Sie lächelte viel, jedes Lächeln gibt mir Motivation und Kraft, ich hoffe, dass ich ihr alles so recht mache, wie es geht. Während ich diese Zeilen schreibe, höre ich das Lied von Herbert Grönemeyer: „Der Weg". Ich erkenne uns in den Zeilen und muss weinen.

Montag, 11. Januar 2010

Die Kinder und ich waren schon um 6 Uhr auf. Edda schlief weiter, obwohl wir ziemlich laut waren. Sie wachte erst gegen 8.15 Uhr auf. Sie hatte gute Laune. Wir frühstückten zusammen und nach einiger Zeit fielen ihr die Augen wieder zu. In Liegeposition brachte ich sie in ihrem Rollstuhl ins Wohnzimmer und ließ sie allein. Während der Hausarbeit schaute ich immer wieder nach ihr. Mal schlief sie, dann war sie kurz wach. So ging der Vormittag vorüber. Vor dem Mittagessen wechselte ich noch die Windel. Sie hatte schon seit vier Tagen keinen Stuhlgang mehr, was mich etwas beunruhigt. Mir fiel auf, dass sie wieder Schmerzen im linken Bein hatte. Das Mittagessen lief wie üblich ab, sie war sehr schläfrig, aß aber dennoch gut. Als Nachspeise gab es heute Eis – Pistazie. Es hat ihr so gut geschmeckt, dass sie einen Nachschlag bekam. Danach brachte ich sie wieder in das Wohnzimmer, wo sie kurz einnickte.

Gegen 14.30 Uhr waren wir zurück im Krankenhaus. Verena und Michaela blieben am Nachmittag bei Edda. Beim Abendessen schlief mein Schatz oft ein, wachte auf und lächelte mich an. Mir wurde ganz warm ums Herz, es ist ein so ehrliches Lächeln. Was wohl in ihrem Kopf vorging? Als sie kurz vor dem Einschlafen war, entnahm ihr eine Krankenschwester eine Urinprobe. Es sind Ablagerungen im Kathetersack und somit auch im Schlauch, die den Katheter verstopfen könnten. Auch jetzt musste der Katheter gewechselt werden, das ging relativ schnell. Ich hoffe, dass Edda dabei keine Schmerzen hat. Das Bett soll nächste Woche nach

Hause geliefert werden, dann kann ich Edda endlich daheim behalten.

Dienstag, 12. Januar 2010

Heute früh war Edda sehr müde, aber sie strahlte mich an, als sie mich erkannte. Man konnte ihre Freude richtig greifen, das machte mich glücklich. Ich ließ sie aber im Bett, während Angie bei ihr blieb. Als ich zurück war, bekam Edda Infusionen (Flebo). Der Urin ist sehr dunkel und die Ablagerungen nahmen zu. Sie müsste etwas mehr trinken. Beim Mittagessen ließ ich sie im Bett, nur richtete sie in eine fast sitzende Position. Es gab passiertes Essen und Edda aß fast alles auf. Man musste sie dauernd wecken, weil sie immer wieder einschlief. Nach der Verdauung brachte ich sie in die liegende Position. Nun schlief sie ein, war aber bei jedem noch so kleinsten Geräusch wach. Gegen 15 Uhr brachte ich ihr ein Eis aus der Bar und richtete sie wieder in die fast sitzende Position. Das Eis schmeckte ihr so gut, dass sie viel zu hastig schluckte. Dabei verschluckte sie sich und in mir kam Panik auf. Es war das erste Mal, dass ich in den Krankenhausgang rannte und nach einer Krankenschwester rief. Edda rang nach Luft – es war schrecklich. Zwei Krankenschwestern kamen angerannt, mit einem Schlauch saugten sie die Reste im Mund ab. Sie bekam immer noch kaum Luft, mit einem weiteren Schlauch, der diesmal durch die Nase eingelassen wurde, saugten sie tiefer alles ab. Edda sah mich mit verschreckten großen Augen an – hätte ich ihr bloß kein Eis geholt. Ich machte mir große Vorwürfe und fragte eine Schwester, was ich machen soll, wenn das zu Hause passiert. Sie meinte, dass mit den Ärzten nun entschieden werden müsse, ob Edda eine Magensonde bekommen soll. Einschneidende Veränderungen gehen mir manchmal einfach zu schnell, vorgestern hat sie noch Gulasch gegessen und nun soll sie eine Magensonde bekommen? Nach einer halben Stunde jedenfalls hat sich alles beruhigt, Edda hustete zwar noch, aber das Schlimmste war vorbei. Inzwischen ist Irene gekommen, um mich abzulösen. Edda ging es schon wieder gut, sie konnte sogar schon wieder lächeln. Als ich gegen 18 Uhr ins Krankenhaus kam, leuchtete die rote Lampe vor Eddas Zimmer. Ich bekam einen Riesenschreck und rannte ins Zimmer. Die Schwestern waren gerade dabei, mit dem Schlauch Essensreste aus Eddas Mund und Nase abzusaugen. Nicht schon wieder! Irene hatte mit dem Abendessen angefangen und mein Liebling hat sich schon wieder verschluckt. Diesmal war es aber nicht ganz so schlimm, wie heute Nachmittag. Edda hatte Hunger und schluckte das Essen, bzw. wir gaben ihr das Essen viel zu schnell. Ab jetzt werden wir zwischen jedem Löffel bzw. Gabel eine kleine Pause machen, das ging jetzt schon ganz gut und sie hat alles aufgegessen. Danach legte ich sie zurück ins Bett. Edda ist, seit sie die Anti-Dekubitus-Matratze (*regulierende Luftmatratze zur Vorbeugung gegen Wundliegen*) hat, ziemlich durchgeschwitzt. Wir müssen häufiger die Pyjamas wechseln. Am Abend bekam sie noch die dritte Flebo-Flasche, um dennoch bald einzuschlafen. Wie immer wachte sie bei jedem Geräusch auf.

Mittwoch, 13. Januar 2010

Edda träumte geduscht und mit gewaschenen Haaren in ihrem Bett vor sich hin, als ich gegen 10 Uhr bei ihr war. Sie bemerkte mich zwar, nahm aber von meiner Anwesenheit keine Notiz. Bei der heutigen Visite machte man mich auf die verschiedenen Arten von Magensonden aufmerksam. Eine Möglichkeit ist ein Schlauch durch die Nase in den Magen und die andere mit einem Einlass direkt im Bauch. Bei der zweiten Art wäre ein kleiner chirurgischer Eingriff nötig. Nun liegt es an mir zu entscheiden, welche Möglichkeit wir nehmen werden. Ich möchte Edda keine Operation zumuten, deswegen tendiere ich zur Magensonde durch die Nase. Heute hatte ich beim Mittagessen etwas Angst, dass sie sich wieder verschlucken würde, aber es ging gut. Sie aß sehr gut, sogar ohne Schluckprobleme. Beim Essen brauchen wir nun gut eineinhalb Stunden, da sie immer wieder kurz einnickt. Ich gebe ihr die Zeit: Wir haben so viel davon – oder auch nicht. Ich legte sie nach dem Zähneputzen in ihr Bett zurück. Bevor sie einschlief, musste sie aber auch noch gewickelt werden. Sie hatte heute Morgen einen Einlauf bekommen, seit sechs Tagen ist sie ohne Stuhlgang. Ein bisschen war in der Windel. Gegen 18 Uhr gab ich Edda das Abendessen im Rollstuhl ein. Das ging wieder ohne Schluckbeschwerden. Gegen 19.45 Uhr legte ich sie ins Bett, wo sie sofort einschlief. Sie bekam heute wieder drei Flebo-Flaschen, der Urin ist nun hellgelb und ohne Rückstände. So sehr ich es verdränge, muss ich mir eingestehen, dass wieder eine kleine Verschlechterung ihres Zustandes eingetreten ist. Nach Hause kann ich sie nun erst nächste Woche holen, erst dann ist das Bett lieferbar. Morgen wird eine Krankenschwester vom Sprengel nach Hause kommen. Wir werden vor Ort klären, wie wir alles organisieren und aufstellen.

Donnerstag, 14. Januar 2010

Heute war ich um 9.45 Uhr bei Edda, sie lag ganz entspannt in ihrem Bett. Sie war wach und starrte auf den Flebo, den sie wieder bekam. Es brauchte einige Zeit, bis sie mich endlich wahrnahm. Gerade als dies geschah, kam die Physiotherapeutin und bat mich draußen zu warten. Edda lächelte. Nach einer halben Stunde konnte ich zurück in das Zimmer. Sie war ruhig, hatte aber Tränen in den Augen. Ich glaube, dass sie bei einigen Bewegungen Schmerzen hatte. Um sie abzulenken, schauten wir einen Film. Natürlich schlief sie nun wieder ein. Ich ließ den Film dennoch weiterlaufen, sie wachte ja immer wieder auf – wenn auch nur kurz. Mit dem Flebo ist es schwieriger Edda in den Rollstuhl zu setzen, aber es gelingt uns immer recht gut. Sie aß fast das ganze Mittagessen auf, dabei lächelte sie mich bewusst oft an. Sie ist so zufrieden und weiß nicht, was mit ihr geschieht. Oder vielleicht weiß sie es? Ich bin immer hin- und hergerissen, und ich umarme sie, so oft es geht. Ich hatte sie schon früher oft in die Arme genommen, manchmal ging es ihr auf die Nerven. Heute kann sie sich dagegen nicht wehren, aber ich glaube an ihrem Gesichtsausdruck feststellen zu können, ob es ihr gefällt oder nicht. Und im Moment scheint es ihr zu gefallen. Im Bett schlief sie gleich ein.

Marisa war zum ersten Mal nach den Feiertagen wieder da. Gleichzeitig kamen zwei Mitarbeiterinnen des Gesundheitssprengels Eppan, um die Pflegeeinstufung zu bestimmen. Ohne Probleme gaben sie Edda die vierte Stufe und somit den Höchstbetrag. Während Michaela bei Edda blieb, traf ich mich gegen 16.30 Uhr zu Hause mit den Krankenschwestern des Sprengels: Monika und Elisabeth. Wir beschlossen, dass es wohl am besten wäre, wenn Eddas Bett im Wohnzimmer stünde. So ist sie mitten im Familienleben und kann Fernsehen oder in den Garten hinausschauen. Ein bisschen Lebensqualität.

Edda schlief noch, als ich um 18 Uhr im Krankenhaus war. Sie brauchte eine Weile, ehe sie wach wurde, dann setzte ich sie in den Rollstuhl. Sie bekommt immer noch drei Flaschen Flebo. Das Abendessen verlief ohne Zwischenfälle.

Es kam jemand von der Kommission, der die Invalidität feststellt. Wenn ich das Schreiben der Zivilinvalidität in den Händen halte, kann ich das Gesuch für den Sonderurlaub bei der Versicherungsanstalt (INPS) einreichen. Dann wird es höchstwahrscheinlich wieder etwas dauern, aber ich denke, dass ich ab dem 1. März zu Hause bleiben kann. Zurück im Bett schlief Edda gleich wieder ein, diesmal ganz tief und fest. Ich blieb noch ein wenig, küsste ihr die Stirn und verabschiedete mich für heute. Es tut sehr weh, sie immer allein zurückzulassen, deswegen freue ich mich, wenn sie zu Hause ist, bei uns, ihrer Familie.

Freitag, 15. Januar 2010
Edda bekommt immer noch Flebo. Die erste Flasche war schon in Arbeit, als ich um 9.30 Uhr eintraf. Wie immer beachtete sie mich anfangs gar nicht. Sie war sehr müde und schlief andauernd ein. Obwohl Edda den Beißring – es ist schon der Dritte – im Mund hatte, lächelte sie mich strahlend an, als ich gegen 12 Uhr zurück war. Seit drei Tagen knirscht sie wieder richtig heftig mit den Zähnen. Der Beißring war die beste Hilfe, die ich finden konnte.

Das Mittagessen verlief ohne Schluckprobleme und sie aß sehr gut. Es war wie immer, sie schlief während des Essens oft ein, und wir brauchten eineinhalb Stunden, ehe ich sie zurück ins Bett legen konnte. Der Nachmittag verlief ohne große Zwischenfälle, Edda hatte wieder viel Besuch und endlich Stuhlgang. Während des Abendessens hatte sie schon wieder Stuhlgang. Nach dem Wickeln setzte ich sie in den Rollstuhl. Sie war vollkommen durchgeschwitzt und zitterte am ganzen Körper. Es kam mir so vor, als ob sie fürchterlich nervös wäre. Das Essen war schwierig. Sie war zwar wach, aber sehr nervös. Der Kopf fiel nach hinten, dann wieder von links nach rechts. Das wiederholte sich oft. Und mittendrin sehr heftiges Zähneknirschen. Mir gelang es nicht, sie zu beruhigen. Sie aß trotz allem sehr gut und ohne sich zu verschlucken. Ich wurde selber nervös und war froh, als ich ihr danach den Beißring geben konnte. Danach legte ich sie ins Bett und wartete auf die Krankenpfleger, die Edda umziehen mussten. Sie hatte gerade ihre dritte Flebo-Flasche in Arbeit. Sie hatte schon wieder Stuhlgang und musste erneut gewickelt werden. Als alles erledigt war, schlief sie vor Erschöpfung gleich ein. Morgen nehme ich sie wieder mit nach Hause.

Samstag, 16. Januar – Sonntag, 17. Januar 2010

Edda schlief im Bett, sie war geduscht und ihre Haare waren gewaschen. Sie sah so süß aus, denn sie schlief ganz entspannt und ruhig. Ich ließ sie schlafen und wartete darauf, dass sie von allein aufwachte. Gegen 11 Uhr – genau richtig für die Medizin – war es dann soweit. Sie hat mich nicht gleich erkannt, und es dauerte bis zum Mittagessen, bis ich das erste Lächeln von ihr erobern konnte. Wir hatten jetzt schon ziemlich lange nicht mehr unseren vormittäglichen Gang in die Bar gemacht bzw. machen können, da sie immer noch Flebo bekam. Zum Mittagessen holte ich sie aus dem Bett. Sie aß nicht gut, weil sie dauernd einschlief. Immer wenn sie aufwachte, lächelte sie mich an.

Gegen 14 Uhr verließen wir das Krankenhaus, ausgestattet mit allem, was wir für das Wochenende brauchten. Jetzt wurde Edda richtig wach, als wir die vorerst letzte Kraftanstrengung – den Einstieg in das Auto – vollbracht hatten. Die Autofahrt genoss sie sichtlich, deswegen beschloss ich, wieder weiter zu fahren. Diesmal sollte es direkt Innsbruck sein, aber ich musste noch vorher etwas einkaufen. Edda hatte nämlich ihren dritten Beißring durchgebissen. Und ohne Beißring geht momentan gar nichts. Die Fahrt war schön, sie musste dauernd lachen und sah mit neugierigen Augen die verschneiten Berge an – fast wie ein kleines Kind, das zum ersten Mal Schnee sah.

In Innsbruck ließ ich sie im Auto, wenn ich etwas einkaufen ging. Sie blieb aber nie länger als zehn Minuten alleine. Ich habe Angst, dass sie sich einen Virus einfängt, außerdem ist es für sie eine Strapaze, wenn ich sie in den Rollstuhl bewege und wieder raus. Gegen 16 Uhr fuhren wir zurück, sie war die ganze Fahrt über wach. Dafür war sie dann zu Hause völlig übermüdet, sodass sie kaum noch etwas aß. Nach dem Zähneputzen schlief sie sofort ein.

Sie schlief sehr gut und ruhig. Gegen 8.30 Uhr wachte sie auf. Sie frühstückte ein ganzes Schwarzbrot mit Butter und Honig, etwas Kaffee und die obligatorischen Tabletten. Zuvor hatten wir die Körperpflege und das Wickeln gemeistert. Dann schaute sie mir beim Kochen zu. Es gab Hackbraten, Zucchini, Karotten und Püree. Für Edda passierte ich alles und sie aß fast alles auf. Danach putzte ich ihr die Zähne, ließ sie in einer gemütlichen Stellung, fast liegend, im Rollstuhl vor dem Fernseher, wo sie einschlief. Sie wachte immer nur kurz auf, so verlief der ganze Nachmittag.

Beim Abendessen schlief sie auch wieder ein, aß aber trotzdem alles auf. Danach legte ich sie in ihr Bett, wo sie gleich einschlief.

Montag, 18. Januar 2010

Ich bin gerade durch unser Haus gegangen und überall fehlt Edda mir. Zu jedem Raum fiel mir etwas ein. In der Küche war immer Hochbetrieb, sie hatte oft die weinrote Schürze an, um keine Fettspritzer auf die Kleidung zu bekommen. Heute fehlt sie mir wahnsinnig. Zu dieser Zeit *(Es war 21.58 Uhr, als ich diese E-Mail schrieb.)* war Edda vor dem laufenden Fernseher eingeschlafen. Fest eingewickelt in ihre Lieblingsdecke.

Die Nacht verbrachte sie gut, wachte gegen 8 Uhr auf und knirschte gleich mit den Zähnen. Beim Frühstück fiel mir auf, dass ihre rechte Hand sowie beide Füße angeschwollen waren. Nach einer Massage hoffte ich auf Besserung, leider war dem nicht so. Den ganzen Vormittag über war sie hellwach, was den Verdacht nahe legte, dass sie beim Mittagessen einschlafen würde. Ich vermutete richtig, kurz vor dem Essen schlief sie ein. Jetzt war es sehr schwierig, sie zu füttern. Dabei verlor ich leider etwas die Nerven und schimpfte viel. Ja, ich weiß, sie kann es nicht besser und es tut mir im nächsten Moment auch so leid. Ich bin auch nur ein Mensch. Weil ich lauter wurde, war sie etwas wacher und aß dann doch noch gut. Und sie hat sich wieder nicht verschluckt.

Während ich die Küche aufräumte, ließ ich Edda im Wohnzimmer noch eine gute halbe Stunde in ihrem Bett schlafen. Sie schlief tief und fest, denn es kostete einige Zeit sie zu wecken, damit wir ins Krankenhaus zurückfahren konnten. Im Auto wachte sie auf und schien sehr interessiert an ihrer Umgebung. Im Augenblick gefällt ihr das Autofahren sehr gut. Deswegen machten wir noch eine kleine Stadtrunde, ehe es zurück in die Neurologie ging. Gegen 14.45 Uhr waren wir in ihrem Zimmer, inzwischen war auch Verena gekommen, die bis 16 Uhr bei ihr bleiben wollte. Ich legte Edda ins Bett und die Krankenschwester brachte gleich eine Flasche Flebo, die sie anschloss. Der Urin hatte sich leider wieder dunkel gefärbt und die Ablagerungen traten wieder vermehrt auf. Edda war das egal, sie schlief wieder. Sie hatte am Nachmittag viel Besuch, aber trotz des hohen Geräuschpegels schlief sie weiter. Gegen 18.45 Uhr wachte sie endlich ein wenig auf. Schnell nutzte ich die Gelegenheit, um ihr wenigstens ein wenig zu essen und trinken zu geben. Als ich um 20 Uhr ging, schlief Edda tief, fest, ruhig und sehr entspannt. Das ist schön zu sehen, hoffentlich träumte sie was Schönes. Seit einer Woche nimmt Edda die doppelte Dosis an Morphin. Sie muss zwei Tabellen nehmen. Vielleicht machen die sie so müde.

Dienstag, 19. Januar 2010

Ich hatte heute hinter vorgehaltener Hand erfahren, dass noch zwei Verdachtsfälle sowie ein bestätigter Fall auf Creutzfeldt-Jakob in der Neurologie liegen: alles eher jüngere Patienten. Der bestätigte Fall ist eine Frau, die noch etwas jünger ist wie Edda. Einerseits bin ich geschockt, andererseits fühle ich etwas Erleichterung, dass wir nicht die Einzigen sind, die da durchmüssen. Auch, wenn es uns nicht hilft.

Ich bin erst um 11.45 Uhr im Krankenhaus gewesen, denn ich hatte neben der Arbeit noch einiges an Organisatorischem zu erledigen. Ich habe die ganzen Behelfsmittel (Windeln, Windelhöschen, Katheter, Unterlagen usw.) in der Apotheke bestellt und mich mit unserem Hausarzt Dr. Toniutti abgesprochen. Währenddessen war Angie bei Edda, die wieder viel schlief, unterbrochen von nur kurzen wachen Momenten. Als ich bei Edda war, schlief sie entspannt bis circa 13 Uhr. Ich setzte sich gleich in ihren Rollstuhl und gab ihr das Mittagessen. Sie war so müde, dass es nur für ein paar Bisse von der Vorspeise reichte. Ich legte sie zurück ins Bett und ließ sie weiter schlafen. Irene gab ihr nachmittags Apfelmus und viel zu trinken. Ich vermisse Eddas Lächeln, das ich seit Samstag nicht mehr sah. Das Abendessen ging gut, im Rollstuhl aß Edda viel und war ziemlich wach. Der Urin sieht nun auch wieder besser aus und die Ablagerungen sind fast weg. Nach dem Zähneputzen und der Abendwäsche schlief sie im Bett sehr schnell ein. Sie war sehr entspannt und ruhig, und schnarchte sogar ein bisschen. Heute hatte ich den Eindruck, dass Edda mich gar nicht erkannt hat. Ihre Schwellungen an Hand und Füßen sind ganz leicht zurückgegangen.

Mittwoch, 20. Januar 2010

Heute konnte ich die gestern bestellten Behelfsmittel aus der Apotheke abholen. Ich musste zweimal zum Auto gehen. Es ist so viel, was wir brauchen. Dennoch war ich schon um 9.45 Uhr im

Krankenhaus. Edda war wach. Nicht nur, weil sie geduscht wurde. Nein, sie hatte wache, sehr neugierige Augen. Mir kam vor, sie würde gerne etwas sagen, denn es kamen ein paar undefinierbare Laute aus ihrem Mund. Sie war den ganzen Vormittag wach und beim Mittagessen hatten wir überhaupt keine Probleme. Sie war wach und aß fast alles auf. Danach im Bett war sie zwar sehr müde, schlief aber nur kurz ein. Am Nachmittag war Edda ebenfalls wach, hatte Appetit und trank viel.

Irene sagte, dass sie „Mama" gesagt hätte. Jedenfalls fiel mir auch auf, als ich um 18 Uhr zurück war, dass es Edda sehr gut ging. Beim Abendessen hatten wir die Zimmertür einen Spalt auf. Sie war so neugierig, andauernd schaute sie auf den Gang. So schnell wie heute hat sie schon lang nicht mehr gegessen, nach einer halben Stunde waren wir fertig. Sie hat alles aufgegessen und mit dem Schlucken gab es überhaupt keine Probleme.

Brigitte war bis 19 Uhr zu Besuch und war so überwältigt von Eddas Zustand, dass ihr fast die Tränen gekommen sind. Ich bin selber sehr überrascht und wieder positiv gestimmt. Heute war kein Rückschritt – nein, für mich war es ein riesengroßer Fortschritt. Ab 19.30 Uhr war Edda im Bett und schlief dort bald ein. Sie hat heute auch endlich mal wieder ihr Lachen wiedergewonnen. Leider wurde die Bettanlieferung auf nächste Woche verschoben, aber auch diese schlechte Nachricht konnte meine gute Laune nicht trüben.

Donnerstag, 21. Januar 2010

Zum Glück ging es Edda auch heute sehr gut. Sie döste vor sich hin, als ich gegen 9.30 Uhr bei ihr war. Gleich darauf kam die Physiotherapeutin und massierte sie. Anscheinend wirkte das so beruhigend auf Edda, dass sie vollends einschlief. Kaum war die Massage beendet, war sie auch schon wieder wach. Ich fragte sie, ob sie einen Kaffee möchte. Wenn ja, solle sie mit den Augen zwinkern. Sie zwinkerte, zweimal machte sie die Augen schnell auf und zu. Sie hat mich verstanden, ich war baff. Sollte sie etwa alles verstehen, was um sie herum passierte? Den Kaffee jedenfalls trank sie mit. Edda lächelte sehr viel und war sehr stark an ihrer Umgebung interessiert. Am liebsten schaut sie momentan aus dem Fenster.

Kurz vor dem Mittagessen rief mich Monika, die Krankenpflegerin vom Sprengel, an, und sagte mir, dass das Bett nächste

Woche geliefert und aufgebaut wird. Nur genau wann, konnte sie mir nicht sagen. In nächster Zeit sollte uns eine Diätistin aufsuchen, um mit uns über das Essen zu Hause zu sprechen. Es gibt Essen in Pulverform, welches nur noch mit Wasser verrührt werden müsste, somit hätte man eine vollwertige Mahlzeit. Apropos Essen, jetzt war Essenszeit, ich setzte sie in den Rollstuhl. Das Mittagessen ging auch jetzt wieder schnell und gut.

Das Einzige was wirklich stört ist, dass sie momentan wieder fürchterlich mit den Zähnen knirscht. Inzwischen hat sie schon fünf Beißringe durchgebissen – ich habe mir ein Lager zugelegt. So gut das Essen augenblicklich geht, so müde ist sie danach. Sie schlief, nachdem ich sie ins Bett gelegt hatte, gleich ein. Der Nachmittag verlief sehr ruhig, Edda war zwar müde, schlief aber nur kurz. Als ich um 18 Uhr zurück war, hatte Irene schon angefangen, ihr das Abendessen zu geben. Ich übernahm das und es ging gut. Edda war hellwach, knirschte aber unaufhörlich, sogar während des Essens, mit den Zähnen. Ich putzte ihr danach schnell die Zähne, um ihr den Beißring gleich geben zu können. Ich glaube, ihr tat das Zähneputzen heute weh, ein paar Tränen liefen über ihr Gesicht und sie sagte „Mama". Dabei verzog sich ihr Gesicht, als ob sie jeden Moment richtig losweinen würde. Ich konnte sie beruhigen und legte sie ins Bett. Sie war immer noch sehr wach, aber entspannt. Sogar den rechten Arm, der schon sehr steif ist, konnte ich ohne größere Probleme an ihren Körper anlegen. Der Gedanke ist schrecklich, dass diese Situation jetzt alltäglich ist und dass ich mich schon an diesen neuen Lebensabschnitt gewöhnt habe. Es ist inzwischen Alltag.

Freitag, 22. Januar 2010

Heute war ich erst um 11.30 Uhr im Krankenhaus. Verena blieb bei Edda, die schon volles Programm hatte. Duschen, Physiotherapie, dementsprechend müde war sie und schlief viel. Auch das Mittagessen ging nicht leicht. Ich hatte sie in den Rollstuhl gesetzt und dort schlief sie auch ein. Zum Glück aß sie aber wenigstens die ganze Vorspeise. Danach legte ich sie ins Bett zurück.

Die Diätassistentin kam noch vor dem Mittagessen, um mit mir die weitere Vorgehensweise mit dem Essen zu besprechen. Da Edda die letzten drei Tage so gut gegessen hatte, beschlossen wir bis nächsten Mittwoch abzuwarten, um die Entwicklung weiter zu beobachten. Ich muss jetzt nach jedem Essen ein Formular ausfüllen, wie viel Edda zu sich genommen hat.

Sie verschlief fast den ganzen Nachmittag und bekam von den vielen Besuchern kaum etwas mit. In wachen Momenten bekam Edda zu trinken, einen Joghurt und etwas Apfelmus. Zum Abendessen ließ ich Edda diesmal entgegen unserer Gepflogenheit im Bett, denn sie war immer noch so müde. Sie lächelte ein paar Mal und aß die ganze Vorspeise sowie etwas vom Hauptgericht. Das war zufriedenstellend. Sie ist wie ein kleines Kind, immer wenn sie aufwachte und mich sah, lächelte sie mir entgegen. Nachdem wir fertig waren, schlief sie gleich wieder ein. Es war ein ruhiger Tag und für Edda wohl ein guter. Dennoch bekam ich einen Schreck, als die Krankenschwester mir noch eine Antibiotika-Tablette brachte. Edda hat eine Blasenentzündung, was aber durch den Katheter wohl normal wäre.

Samstag, 23. Januar – Montag, 25. Januar 2010

Samstag war es mal wieder soweit, ich konnte Edda nach Hause holen. Da sie ausnahmsweise nicht am Flebo hing, konnten wir in die Bar gehen und einen Cappuccino trinken. Brioche darf sie zurzeit nicht essen. Das Mittagessen aß Edda ganz hervorragend, ohne Verschlucken waren wir in gut einer Stunde fertig. So konnten wir sogar schon um 13.30 Uhr das Krankenhaus verlassen. Diesmal gab es allerdings viel mehr Tabletten als sonst. Edda hat immer noch die Blasenentzündung und zusätzlich bekommt sie nun noch eine Vitamintablette. Da sie ein bisschen hustet, wurden wir auch mit Hustensirup versorgt. Das Autofahren genoss sie wieder in vollen Zügen. Wir fuhren nach Trient, Levico, dem Caldonazzosee und zurück. Das Wetter war perfekt, strahlender Sonnenschein.

Danach machten wir es uns zu Hause gemütlich. Während Edda ein wenig vor dem Fernseher war, kochte ich uns etwas. Sie hatte großen Appetit und aß zwei Teller Suppe. Nach dem Zähneputzen legte ich sie in das immer noch vorhandene provisorische Bett im Wohnzimmer. Dort schlief sie gleich ein.

Sonntag früh war ich um 8 Uhr wach und schaute gleich nach Edda, die aber immer noch tief und fest schlief. Ich ließ sie ausschlafen und bereitete derweil das Frühstück vor. Gegen 9 Uhr wachte sie langsam auf, ich wusch und wickelte sie, dann ging es in die Küche zum Frühstück. Die Tabletten nimmt sie momentan am besten mit Joghurt ein. Ich verlor leider etwas die Fassung, als sie wieder mit den Zähnen knirschte. Ich schrie sie an, ertappte mich dabei und hätte mich am liebsten selbst geohrfeigt. Sie kann doch nichts dafür. Danach schaute sie im Wohnzimmer Fernsehen, während ich die Hausarbeiten erledigte. Mit dem Beißring ging es wieder gut, allerdings verliert sie ihn oft. Beim Mittagessen knirschte sie wieder wie wahnsinnig mit den Zähnen, aß aber dennoch sehr gut. Danach schnell Zähne putzen und den Beißring in den Mund. Ich hatte gedacht, dass sie jetzt etwas schlafen würde, weil sie sehr müde wirkte. Doch weit gefehlt, sie blieb den ganzen Nachmittag wach. Wir schauten Fernsehen, hörten Musik und schauten Zeitschriften an. So verging der Nachmittag und es war schon wieder Zeit für das Abendessen. Es ist ohne Beißring wirklich eine Tortur, aber sie hat wieder alles aufgegessen. Gegen 19.30 Uhr schlief sie dann ganz entspannt ein – ohne Knirschen.

Während ich die Kinder für die Schule versorgte, schlief Edda um 6 Uhr früh noch tief und fest. Sie wachte um 8 Uhr mit sehr lautem Zähneknirschen auf. Es wurde derselbe Ablauf wie gestern: Körperpflege, Frühstück und fernsehen. Beim Mittagessen unaufhörliches Zähneknirschen. Sie hat trotzdem alles brav aufgegessen. Im Wohnzimmer konnte sie danach vor dem Fernseher noch etwas ausruhen, während ich aufräumte. Gegen 14.30 Uhr waren wir zurück im Krankenhaus. Verena kam zeitgleich und blieb bei ihr. Heute bekam ich endlich den Anruf, dass das Bett morgen um 9 Uhr geliefert wird. Endlich! Edda war den ganzen Nachmittag wach und entspannt, der Beißring scheint zur Beruhigung beizutragen. Sie beobachtete mich mit sehr tiefen Stirnfalten, als ob sie über etwas nachdenken würde. Jedenfalls hat sie wieder fast alles aufgegessen. Zurück im Bett schlief sie bald ein. Ich würde alles dafür geben, um zu erfahren, was in ihrem Kopf vorgeht.

Dienstag, 26. Januar 2010

Pünktlich um 9 Uhr lieferten die Mitarbeiter des Sanitätsbetriebes Bozen das Bett. Es ist sogar wider Erwarten ein elektrisches, mit Luftmatratze und allem Luxus, den Edda aus dem Krankenhaus kennt. Nach Absprache mit den Mitarbeiterinnen des Gesundheitssprengels Eppan beschlossen wir, dass Edda ab Donnerstag nach Hause kommt. Während ich das Organisatorische am Vormittag erledigte, blieb Angie bei Edda. Sie schrieb mir per SMS, dass es Edda gut ginge, sie ruhig und wach wäre.

Gegen 12 Uhr war ich im Krankenhaus, was mir komisch vorkam, da ich sonst immer vormittags schon bei Edda war. Edda lächelte mich an. Ich weiß aber nicht, ob sie sich über mich freute oder über die Mitteilung, dass ihr Bett da wäre. Wie auch immer, ich bin immer sehr glücklich, wenn sie lächelt. Ich gab ihr im Bett das Mittagessen und sie aß fast alles auf.

Während der Nachspeise rief das Sekretariat von Jasmins Schule an, das unsere Tochter Bauchweh hätte und abgeholt werden müsste. Edda bekam das Telefonat mit und es liefen ihr ein paar Tränen über die Wangen, als ob sie verstanden hätte. Sie wollte wohl auch nicht, dass ich gehe. Sie schüttelte kurz den Kopf. Keine Ahnung, ob es bewusst war, oder ob ihr Körper ihr wieder einen Streich spielte. Ich versprach ihr aber, dass ich gleich wieder zu ihr käme. Nachdem ich Jasmin nach Hause gebracht hatte, startete ich gleich ins Krankenhaus und machte mir Vorwürfe, Edda einfach allein gelassen zu haben. Marisa war aber schon da, zum Glück. Edda ging es soweit gut. Sie war wach, beachtete mich aber nicht.

Als ich am frühen Abend zurück war, bemerkte ich, dass Edda ziemlich nervös war. Sie knirschte sehr laut und unaufhörlich mit den Zähnen und auf ihrer Stirn kamen wieder die tiefen Falten zum Vorschein. Trotzdem hatten wir beim Abendessen keinerlei Probleme, sie hat sehr gut gegessen. Ich glaube sie versteht, dass sie essen und trinken muss. Leider hustet sie immer noch ein wenig, er ist aber schon sehr gelöst.

Mittwoch, 27. Januar 2010

Ich stecke immer noch voll in den Vorbereitungen, um Edda nach Hause zu holen. Ich habe ihr noch Bettwäsche und Laken gekauft und diese noch schnell durchgewaschen. Im Krankenhausgang traf ich den Primar der Neurologie, den ich informierte, dass Edda morgen nach Hause kommt. Er wies mich darauf hin, dass Edda nach ihrem Ableben einer Autopsie unterzogen wird und dass ich das noch unterschreiben müsse. Ich war geschockt. Man hatte es zwar schon mal erwähnt, aber ich verdrängte das wohl. Zwanzig Meter weiter lag Edda in ihrem Bett und ich musste über die

Autopsie reden, die vom Gesetz her bei einer derartigen Krankheit vorgesehen ist. Das war für mich sehr merkwürdig.

Edda jedenfalls sah mich mit ernster Miene und ihren so typischen Stirnrunzeln an. Ich glaube, sie erkannte mich nicht. Die Diätassistentin kam und wir besprachen die weitere Vorgehensweise wegen des Essens. Sie war überrascht, dass Edda wieder gut und viel isst. Sie wird mir dennoch das Pulveressen und ein Getränk mit allen wertvollen Vitaminen und Ballaststoffen für einen ganzen Monat mitgeben.

Als Sabine zu Besuch kam, fing Edda endlich an zu lächeln. Das Mittagessen ging wieder sehr gut. Sie aß fast alles auf und das in gut einer dreiviertel Stunde ohne Verschlucken. Der Nachmittag verlief ganz ruhig, Edda hatte viel Besuch, der sie immer noch sehr müde macht. Beim Abendessen lächelte sie mich endlich wieder an, sie war ganz brav beim Essen. Nach dem Zähneputzen und der Körperpflege legte ich sie im Bett in eine gemütliche Stellung. Sie war sehr entspannt. Der rechte Arm, der normalweise total versteift ist, ließ sich locker an ihren Körper anlegen. Dann schlief sie ein.

Morgen wird es ein wenig stressig: Das Krankenhauszimmer ist leerzuräumen, das Essen muss ich aus dem Krankenhausmagazin holen, vormittags für die Kinder vorkochen usw. Natürlich mache ich mir auch Sorgen, ob ich Edda alles recht machen kann, die medizinische Versorgung und so weiter. Aber ich denke mit der Hilfe vom Gesundheitssprengel und dem Hauspflegedienst wird es schon gehen. Die Hauspflege kommt schon am Freitag und auch am Wochenende sollen sie im Einsatz sein.

Donnerstag, 28. Januar 2010

Ich bin so froh, dass ich Edda endlich zu Hause habe und ich denke, sie hat sich auch gefreut. Den ganzen Tag über will sie sprechen, aber es kommen immer nur Laute heraus: „Naa ... mmmmmmmhhhhh, Mam ..., Faba ..., Jas ...“ und noch ein paar unverständliche Töne waren zu hören. Es war sehr schön, wenigstens ein bisschen ihre Stimme zu hören, auch wenn es nicht verständlich ist. Ich glaube, ihr neues Bett hat ihr auch gefallen. Im Augenblick schläft sie darin tief und fest.

Heute war ich erst um 10.20 Uhr im Krankenhaus, weil ich immer noch viel vorzubereiten hatte. Edda war geduscht und ihre

Haare gewaschen. Dadurch war sie sehr müde und schlief fortwährend kurz ein. Im Krankenhaus hatte ich auch jede Menge zu tun, ich packte zunächst ihre Sachen und brachte alles ins Auto. Danach begab ich mich auf die Suche nach dem Lebensmittelmagazin. Das Krankenhaus ist ja noch größer als ich dachte, ich brauchte eine Viertelstunde, ehe ich das Magazin erreicht hatte. Dort gab man mir das schon zusammengestellte Paket und ich brachte auch dies zum Auto.

Als ich zurück bei Edda war, schlief sie gerade wieder. Da gerade Schichtwechsel beim Personal war, kamen sehr viele Krankenschwestern und -Pfleger, um sich zu verabschieden. Trotz ihrer Müdigkeit aß Edda fast das ganze Mittagessen auf. Leider konnten wir nicht gleich nach dem Essen starten, da sie ab 11 Uhr noch einen Flebo bekam. Der lief so langsam, dass er erst nachmittags um 16 Uhr fertig war.

Ich bat Irene bei Edda zu bleiben, weil ich noch einmal unbedingt zur Arbeit musste. So konnte ich um 14.30 Uhr anfangen und war gegen 16.30 Uhr zurück. Irene und ich zogen Edda an und setzten sie in den Rollstuhl. Edda merkte wohl, dass heute etwas anders war. Sie wurde ganz aufgeregt und ihr ganzer Körper zitterte. Ich denke aber vor Freude. Wir durften durch die Erste Hilfe gehen, was eigentlich verboten ist. Aber es war so kalt draußen, dass man eine Ausnahme machte.

Ausgestattet mit haufenweise Medikamenten und dem Entlassungsbrief nach einer längeren Verabschiedungszeremonie ging es dann endlich nach Hause. Jasmin und Fabian schoben sie im Rollstuhl ins Wohnzimmer und zeigten ihr das neue Bett, während ich das Abendessen vorbereitete. Irene kam noch vorbei und gab Edda das Abendessen, da ich noch einmal zur Arbeit musste. Gegen 19.30 Uhr war ich zurück. Die beiden saßen vor dem Fernseher. Edda war müde, lächelte aber zufrieden. Schnell noch Zähneputzen, Pyjama anziehen und ab in das neue Bett. Dort schlief sie sofort ein.

Morgen kommt zum ersten Mal Manfred für die Körperpflege. Man hat uns eine männliche Pflegeperson zugeteilt. Ich bin nicht begeistert und hätte für Edda lieber gerne eine Frau gehabt. Aber die Leiterin des Hauspflegedienstes meinte, dass Manfred ein erstklassiger Pfleger wäre. Gut, dann probieren wir es mal. Bei Bedarf könnte man wechseln. Die Krankenschwestern Monika und Elisabeth wollten morgen Vormittag auch vorbeikommen. Am Nachmittag werden Verena und Irene bei Edda bleiben, da ich noch arbeiten muss. Leider ist das Schreiben der Zivilinvalidität noch immer nicht eingetroffen, ich muss aber unbedingt den Antrag auf Sonderurlaub abschicken.

Freitag, 29. Januar 2010

Um 6 Uhr hatte ich die Kinder wie immer versorgt, bevor sie zur Schule gingen. Ich legte mich noch einmal ins Bett, weil Edda noch schlief. Um 7.30 Uhr war ich bei ihr unten. Sie war wach und knirschte mit den Zähnen. Sie sah noch verwirrter aus als sonst, vielleicht war sie überrascht, nicht im Krankenhaus zu sein? Sie sah erst mich mit Stirnrunzeln an, dann sah sie sich um. Ich ließ Edda im Bett und gab ihr zwei Joghurts mit sämtlichen Medikamenten. Das Bett ist super. Wie im Krankenhaus kann man es elektrisch verstellen, wie man es haben will. Edda war nun in einer fast sitzenden Position.

Manfred vom Hauspflegedienst kam um 8.20 Uhr, ich hatte immer noch Bedenken, dass Edda von einem Mann gewaschen wird. Aber ich muss mich korrigieren, denn Manfred war sehr einfühlsam und hat Edda jeden seiner folgenden Schritte genau erklärt. Ich blieb dabei und half ein wenig. Auch Edda brauchte wohl etwas Zeit, ehe sie ihm vertraute, denn anfangs zitterte sie am ganzen Körper, danach war sie aber ganz ruhig. Leider hatten wir bei der Körperpflege eine neue Wundstelle an Eddas Schulter festgestellt. Zum Schluss zeigte mir Manfred noch, wie man die Spritze gibt, die das Blut flüssig hält. Durch das Liegen wird das Blut dickflüssiger, also braucht Edda täglich eine Spritze gegen Thrombose. Man gibt sie subcutan, also unter die Haut. Jetzt habe ich wieder was gelernt! Früher hätte ich mir nie zugetraut, jemandem eine Spritze zu machen und auch jetzt habe ich noch Respekt davor – oder doch ein wenig Angst?

Gegen 10.30 Uhr kamen die Krankenschwestern Elisabeth und Johanna vorbei. Monika kommt erst am Montag wieder. Die beiden kümmerten sich um Eddas neue Wundstelle und wir besprachen noch einige organisatorische Angelegenheiten.

Als Edda und ich allein waren, setzte ich sie in den Rollstuhl und wir kochten das Mittagessen. Für die Kinder gab es Lachs-Bandnudeln und für Edda Püree, passierten Thunfisch mit

Karotten. Sie hatte viel auf dem Teller und aß alles auf. Zum Ausruhen schob ich sie danach ins Wohnzimmer und brachte sie noch in eine angenehme Position im Rollstuhl. Sie war sehr müde, schlief aber nur für etwa zehn Minuten ein.

Verena kam um 14 Uhr und ab 15.30 Uhr löste Irene sie ab. Währenddessen konnte ich arbeiten gehen. 18.15 Uhr war ich zurück, nachdem ich aus der Apotheke noch einige Medikamente geholt hatte. Irene hatte ihr schon das Abendessen gegeben, Edda hatte zwei Teller der vorbereiteten Gemüsesuppe gegessen. Irene holte mir noch die Krankschreibung vom Hausarzt ab. Edda ist immer noch bei unserer Firma angestellt und muss nun – seit sie aus dem Krankenhaus entlassen wurde – wieder krankgeschrieben werden. Dr. Toniutti und ich einigten uns darauf, Edda immer monatsweise krankzuschreiben. Ich legte Edda gegen 19.30 Uhr in ihr Bett. Während ich vor ihr bügelte, schauten wir noch etwas Fernsehen. Sie schlief schon bald und schaut jetzt ganz friedlich aus. Ihr Körper ist ziemlich entspannt, nur der Kopf ist etwas steif. Es ist viel entspannter, wenn sie jetzt zu Hause ist und ich kann mich mehr um den Haushalt kümmern. Wenn bloß die Zivilinvalidität mit der Post käme, dann könnte ich endlich den Sonderurlaub beantragen.

Samstag, 30. Januar 2010

Bevor ich irgendetwas anderes mache, schaue ich immer zuerst nach Edda. So auch heute um 7.45 Uhr, als ich wach war. Sie war schon wach und knirschte mit den Zähnen. Da Manfred heute erst gegen 10 Uhr kommen wollte, holte ich Edda zum Frühstück aus dem Bett. Wir frühstückten gemütlich bis etwa 9 Uhr. Danach legte ich sie zurück ins Bett und erledigte noch einige Hausarbeiten. Morgens ist Edda sehr nervös und wirr, vielleicht kennt sie sich auch nicht so aus, zu Hause ist es doch anders als im Krankenhaus. Kurz vor 10 Uhr kam Manfred dann und machte mit Edda die Körperpflege und ein paar physiotherapeutische Übungen. Nach einer guten Stunde war er fertig, ich setzte Edda erneut in den Rollstuhl und schob sie in die Küche. Dort schaut sie mir jetzt immer beim Kochen zu. Das Mittagessen verlief sehr entspannt, sie hatte alles aufgegessen. Am Nachmittag beschloss ich, mit ihr auf den Brenner zu fahren und im nächsten Ort in Österreich einzukaufen. Das Autofahren gefiel ihr wieder sehr gut und sie schaute interessiert die Gegend an. Kurz vor 18 Uhr waren wir zurück. Jetzt war sie doch sehr müde. Ich musste mich mit dem Abendessen beeilen, bevor sie einschlief. Sie hat gut gegessen und schlief gleich ein. Ich legte sie um 19.30 Uhr ins Bett, dort schlief sie sofort weiter. Es gab heute keine besonderen Vorkommnisse, sie hat gut gegessen, hatte keine Schmerzen und lächelte ab und zu.

Sonntag, 31. Januar 2010

Ich musste Edda um 8.45 Uhr wecken, denn sie schlief noch, als Marga zur Körperpflege kam. Am Wochenende wechselt das Personal beim Hauspflegedienst. Edda war immer noch sehr müde und brauchte eine Weile, ehe sie begriff, was nun passiert. Marga wusch sie von oben bis unten. Als die beiden fertig waren, setzte ich Edda in den Rollstuhl und wir gingen in die Küche frühstücken. Seit gestern hat sie wieder Probleme beim Schlucken. Sie aß zwar gut, aber das Schlucken ist sehr laut und sie braucht einige Zeit. Zum Ausruhen brachte ich sie in das Wohnzimmer, aber nun war sie hellwach. Sie schaute Fernsehen, während ich die Hausarbeiten erledigte. Für mich ist es richtig angenehm, dass sie zu Hause ist, so kann ich jederzeit bei ihr sein und ihr ein Bussi auf die Nasenspitze drücken. Eddas Mittagessen bestand heute aus Hühnerbrust, Blumenkohl und Püree, alles passiert natürlich. Sie aß zwar gut, hatte aber größere Probleme beim Schlucken, dafür lächelte sie öfter. Wir machten uns einen ganz gemütlichen Nachmittag: Edda schaute viel Fernsehen, ich erledigte den Rest der Hausarbeiten und war dennoch sehr oft bei ihr. Vor dem Abendessen schnitt und feilte ich ihr noch die Finger- und Fußnägel – die waren wieder ziemlich lang. Das Käseomelett schnitt ich ihr sehr klein auf, trotzdem hatte sie große Probleme beim Schlucken.

Montag, 1. Februar 2010

Edda war schon um 7.30 Uhr wach, ich ließ sie aber im Bett. Sie bekam schon einmal einen Joghurt, damit ich ihr die ganzen Tabletten geben konnte. Dabei lächelte sie mich so wunderschön an. Manfred kam gegen 8.30 Uhr und machte erst ein wenig Gymnastik mit Edda, damit sie lockerer würde. Er tut sich danach mit der Körperpflege leichter. Nach der Prozedur setzte ich sie in den Rollstuhl, damit wir in der Küche richtig frühstücken konnten. Der Vormittag verlief ganz ruhig, Edda sah mir wieder beim Kochen zu. Wir brauchen nun wieder gut eineinhalb Stunden beim Mittagessen, sie aß gut, hatte aber akute Schluckprobleme. Am frühen Nachmittag wollten die Krankenschwestern kommen, dazu sollte Edda im Bett sein, weil sie ihr einen Einlauf machen müssen. Edda hatte nun schon seit vier Tagen keinen Stuhlgang. Den ganzen Nachmittag über blieb Edda im Bett, den Nachmittagsdienst versahen diesmal Verena und Michaela. Gegen 18 Uhr war ich von der Arbeit zurück und auch Brigitte besuchte Edda. Sie massierte Edda die Hände und machte ein paar Bewegungsübungen. Beim Abendessen waren wir dann allein. Edda aß zwar gut, hatte aber die üblichen Schluckbeschwerden. Danach ließ ich Edda noch im Rollstuhl, weil Dr. Toniutti vorbei kommen wollte. In ihrem Bauch „blubbert" es unaufhörlich, wohl durch den Einlauf. Der Hausarzt untersuchte Edda, sie hatte etwas Fieber und Husten. Er meinte, ich könnte ihn, wann immer ich ihn bräuchte, anrufen – auch nachts. Zu wissen, dass Hilfe da ist, ist eine große Erleichterung für mich. So war es eine große Beruhigung für mich, als er mir seine private Handynummer gab. Das macht auch nicht jeder Hausarzt. Als er ging, legte ich sie ins Bett, dabei röchelte sie sehr stark. Es hatte sich viel Schleim in ihrem Rachen angesammelt. Sie hustete einmal richtig, dann wurde es besser. Dann schlief sie ein, um wiederholt kurz aufzuwachen. Dabei wandert ihr linker Arm nach oben und sie hat weit aufgerissene Augen.

Dienstag, 2. Februar 2010

Edda ist wieder im Krankenhaus! Heute Nachmittag hatte sich ihr Zustand dramatisch verschlechtert: sehr starke Schleimbildung und Atemnot. Natürlich rief ich sofort die Krankenschwestern, denn ich war ja arbeiten. Sie riefen gleich den Notarzt, nachdem sie bei Edda waren. Mit dem Rettungswagen wurde sie in die Erste Hilfe eingeliefert. Die schlechte Nachricht vorweg, Edda hat eine Lungenentzündung. Man muss jetzt hoffen, dass das Antibiotikum anschlägt, sonst wird sie sterben. Irene bleibt heute Nacht bei Edda.

Am Morgen war noch alles in Ordnung, Edda hatte zwar ein wenig Schleimbildung und hustete ab und zu, aber sonst war alles wie immer. Sie lächelte sogar. Manfred meinte bei der Körperpflege, dass sie sehr entspannt wäre. Er wusch ihr auch die Haare und das genoss sie in vollen Zügen. Beim Mittagessen war Edda schon total verschleimt, nach nur zwei Bissen gab ich ihr nichts mehr. Sie hustete eine ganze Menge Schleim heraus und war nun sehr müde. Im Rollstuhl in liegender Position schlief sie bald ein. Angie kam um 14 Uhr, Irene blieb ab 16 Uhr bei Edda. Gegen 14 Uhr rief ich auch die Krankenschwestern an und bat sie, baldmöglichst nach Edda zu sehen und sie gegebenenfalls abzusaugen. Es wurde allerdings 16.30 Uhr, nachdem ich die Koordinatorin auch noch anrief. Dann ging es Schlag auf Schlag, Irene rief mich gleich an, dass der Notarzt kommt und Edda ins Krankenhaus bringt. Ich fuhr schnell nach Hause, das Weiße Kreuz war gerade dabei, Edda abzutransportieren.

Irene fuhr mit dem Notarzt und ich startete mit dem Auto in die Erste Hilfe. Edda kam sofort dran. Nach einer halben Stunde bat man Irene und mich, hereinzukommen. Wir hatten schon geahnt, was da jetzt auf uns zukommt. Es standen drei Ärzte, darunter auch die behandelnde Ärztin sowie drei Krankenschwestern bei Edda. Die Ärzte in der Notaufnahme teilten uns mit, dass Edda eine Lungenentzündung hätte und dass wir mit dem Schlimmsten rechnen müssten. Ich bin mir nicht im Klaren darüber, ob ich will, dass das Antibiotikum anschlägt.

Ich will nicht, dass Edda leidet, wenn es soweit sein sollte. Dann soll es bitte schnell gehen. Edda lag vor uns, ganz ruhig, man hatte ihr Morphium gespritzt. Aber ich will sie auch nicht verlieren – auch wenn ich weiß, dass es irgendwann passieren wird. Roland holte Irene ab, damit sie ein paar Sachen für die Nacht holen konnte. Während dieser Zeit war ich mit Edda allein und weinte so viel, wie schon lange nicht mehr. Obwohl Edda ganz friedlich schlief, habe ich ihr viel erzählt, von dem, was wir alles zusammen erlebt und unternommen hatten. Unsere Hochzeit, die Hochzeitsreise, alle nachfolgenden Reisen, die Geburt der Kinder und vieles mehr. Und auch, was sie für eine wundervolle Mutter und Ehefrau ist, dass ich sie über alles liebe und immer lieben werde. Ich will, dass sie bei uns bleibt ...!

Mittwoch, 3. Februar 2010

8.03 Uhr: Ich bin im Krankenhaus. Edda hat die Nacht gut verbracht. Sie ist stabil! Irene sagt, sie hätte noch einmal hohes Fieber gehabt, nun ist es aber auf 38,1 °C runtergegangen. Das Antibiotikum scheint zu wirken. Es ist wohl eine normale Lungenentzündung, die gut zu therapieren ist. Edda ist schläfrig, aber wenn sie wach ist, beäugt sie neugierig ihre Umgebung. Ich bin etwas beruhigter.

14.46 Uhr: Die Ärzte haben die Lungenentzündung anscheinend gut im Griff. Sie reden sogar schon wieder von nach Hause gehen, was mich überglücklich macht. Im Moment wird sie immer noch mit Medikamenten, Flebo und Morphin behandelt. Edda selber ist ruhig, gelassen und sehr wach. Ich hoffe sehr, dass sie jetzt über den Berg ist.

Mittwoch, 3. Februar – Donnerstag, 4. Februar 2010

Eddas Zustand normalisiert sich langsam. Wie schon zwischendurch berichtet, spricht Edda gut auf das Antibiotikum an. Ich habe drei Tage Urlaub genommen, um bei Edda bleiben zu können. Irene hatte die erste Nacht bei Edda verbracht. Wir haben ein Zimmer mit zwei Betten bekommen, sogar mit eigenem Bad. Heute werde ich bei Edda schlafen. Den ganzen Mittwoch wurde Edda mit Sauerstoff versorgt, angefangen mit 10 Milligramm. Die Ration konnte bis Donnerstagvormittag auf 2 Milligramm zurückgefahren werden. Sie ist sehr entspannt, hat allerdings immer noch Schleim im Rachen und wohl auch in der Lunge. Mit einem Schlauch versuchen die Krankenschwestern, den Schleim durch die Nase abzusaugen. Besser würde es durch den Mund gehen, aber Edda beißt auf den Schlauch und dann geht nichts mehr. Bis Donnerstagmittag hatte man ihr bereits einen Liter Schleim abgesaugt.

Die Nacht verlief ruhig, die Krankenschwestern haben alle Stunde nach ihr gesehen. Alle drei bis vier Stunden wird Edda umgelagert, damit kein Dekubitus (*Wundliegegeschwür*) entsteht. Antibiotika, Flebo und fiebersenkende Medikamente wurden ihr die ganze Nacht verabreicht. Im Augenblick bekommt sie nichts zu essen, denn alles Lebensnotwendige erhält sie über den Flebo. Sie immer noch leicht erhöhte Temperatur, es schwankt zwischen 37,4 und 38,7 °C. Sie sieht besser aus und hat wieder etwas Farbe im Gesicht. Ihr Sauerstoffgehalt im Körper wird seit ihrer Einlieferung unentwegt kontrolliert. Irene löste mich um 9 Uhr ab.

Um 13.30 Uhr war ich zurück, leider hatte Edda wieder die Maske vor Mund und Nase. Sie brauchte wieder mehr Sauerstoff, denn sie röchelte mehr. Irene sagte mir, dass die Pflegerinnen Edda oft absaugen und beatmen müssen. Sie ist noch nicht ganz über dem Berg, das würden die nächsten zwei Tage zeigen, aber sie sei auf einem guten Weg. Gegen 14.30 Uhr nahmen sie ihr die Atemmaske ab, sie röchelte nun sehr wenig. Edda schenkte mir ein Lächeln, das war wunderschön. Ich blieb dann bis 20.30 Uhr bei ihr, Edda ging es sichtlich besser. Am späten Nachmittag benötigte sie keine Atemhilfe mehr und röchelte kaum noch. Hoffentlich bleibt es so, denn die Notärztin hatte uns gestern einen so gehörigen Schreck eingejagt, als sie meinte, dass Edda maximal 24 Stunden blieben. Ich weiß, dass es passieren wird, nur bitte jetzt noch nicht. Wobei ich natürlich auch nicht will, dass Edda leiden muss. Das Morphin hilft ihr und der Primar versprach mir, dass Edda keine Schmerzen haben wird.

Heute ist endlich die Zivilinvalidität gekommen, ich hatte sofort per Einschreiben das Gesuch um Sonderurlaub abgeschickt. Vielleicht klappt es, dass ich ab 1. März zu Hause bleiben kann.

Freitag, 5. Februar – Samstag, 6. Februar 2010

Irgendwie komme ich mit dem Schreiben kaum nach, obwohl sich Eddas Zustand stabilisiert hat. Seit Freitag ist sie fieberfrei, aber sie hat immer noch den Katarrh im Rachen und in der Lunge. Sie wird vier- bis fünfmal am Tag abgesaugt. Es wäre dann gut, wenn sie hustet, damit man den ganzen Schleim erwischen kann. Sie leidet immer sehr, wenn der Schlauch durch die Nase eingeführt wird, sie stöhnt sehr laut auf.

Eigentlich wollte ich die Nacht wieder im Krankenhaus verbringen, aber die Krankenschwestern versprachen mir, oft nach ihr zu schauen, sodass ich mal zu Hause ausschlafen konnte. Da sich die letzten zwei Tage im Tagesablauf kaum voneinander unterschieden, kann ich mich kurzfassen. In der Früh wurde Edda gewaschen und eingecremt. Am Freitag haben sie ihr sogar die Haare gewaschen. Ich bin selber verwundert, dass man das bei einer Lungenentzündung machen kann. Für Edda sind die Nächte stressig. Sie zwei Mal anders gelagert, dabei wacht sie natürlich auf. Tagsüber ist sie somit sehr müde und bekommt noch immer nichts zu essen. Sie hängt am Flebo und ist schon ein wenig abgemagert. Nachmittags ist sie hellwach und neugierig, denn ihre Augen wandern im ganzen Zimmer herum. Gestern schauten wir

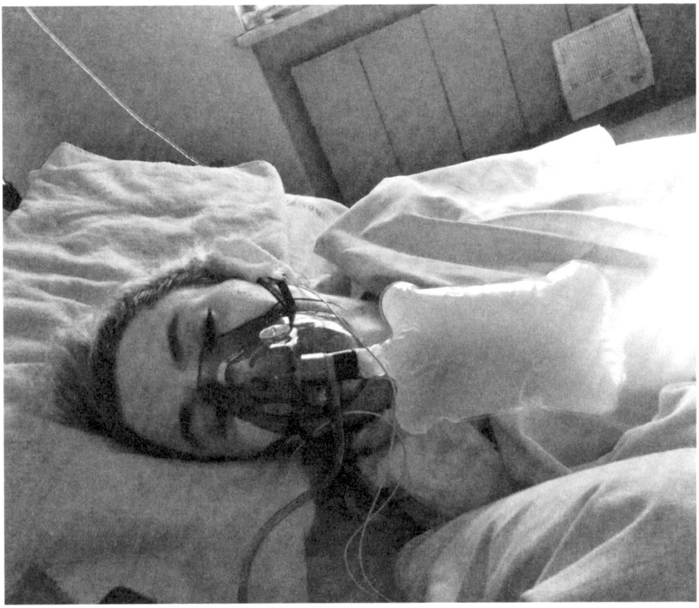

Nach Verschlucken Probleme mit der Luft. Zum ersten Mal Hilfe mit Sauerstoffzufuhr.

ein wenig Fernsehen und Edda war sehr interessiert. Allerdings scheint sie das noch müder zu machen, sie schläft immer wieder ein. Wenn ich den Fernseher ausschalte, ist sie hellwach. Während Irene und ich uns ablösten, war auch sehr viel Besuch bei Edda. Laut den Ärzten ist sie noch immer nicht über dem Berg, aber die Krankenschwestern sagen, dass sie das Schlimmste überstanden hat. Das baut mich auf.

Sonntag, 7. Februar 2010

Um 9.45 Uhr war ich im Krankenhaus, Edda lag im Bett und schlief, die Körperpflege hatte sie schon hinter sich. Sie war voll durchgeschwitzt, alles war nass, die Bettdecke, das Leintuch und ihr Nachthemd. Ich rief gleich eine Krankenschwester. Wir wechselten dann zusammen alles aus, dabei wachte Edda auf. Die Nacht hatte sie gut verbracht und auch jetzt war vom Katarrh nicht viel zu merken, zudem war sie fieberfrei. Nach der Tortur ließ ich sie weiter schlafen. Ab circa 13 Uhr wurde sie endlich wach und bekam ihre typischen Stirnfalten, als ob sie über etwas nachdachte. Um 14.30 Uhr lösten mich dann Irene und Roland ab, leider fing Edda jetzt wieder an, zu husten. Als ich gegen 17 Uhr zurück war, ging es Edda nicht mehr so gut. Sie hatte eine starke Verschleimung und wurde im Laufe des Nachmittags oft abgesaugt. Leider kam auch noch Sauerstoffmangel hinzu und sie musste beatmet werden. Als wir allein waren, schauten wir trotz der widrigen Umstände ein wenig Fernsehen. Plötzlich wurde ihr Zustand immer schlimmer, sie bekam kaum noch Luft – trotz Atemmaske. Sie wurde sofort abgesaugt, nur brachte es nicht den gewünschten Erfolg. Sie bekam einen ganz roten Hals durch den Absaugschlauch. Die Arme leidet dabei so sehr, ich konnte ihre Verzweiflung in den Augen sehen. Der Vorgang wiederholte sich immer und immer wieder. Sie musste – nach langer Zeit wieder einmal – weinen. Nach einer unendlichen Dreiviertelstunde ging es ihr besser. Sie konnte ohne Sauerstoffzufuhr atmen und lag ganz entspannt in ihrem Bett. Sie war fix und fertig, aber einschlafen wollte sie nicht. Als ich um 20.30 Uhr ging, lag sie immer noch mit weit geöffneten Augen da. Morgen muss ich mit den Ärzten sprechen, wie wir jetzt mit dem Essen weitermachen sollen. Sie hat seit fünf Tagen nichts zu essen bekommen. Ich habe einen Schreck bekommen, wie mager sie inzwischen ist.

Montag, 8. Februar 2010

Ich war schon um 9.15 Uhr im Krankenhaus. Edda lag gewaschen und eingecremt im Bett. Sie schlief, wachte aber immer wieder kurz auf. Heute muss ich meine Entscheidung dem Ärzteteam mitteilen, wie nun die Nahrungsaufnahme erfolgen soll. Im Moment wird Edda immer noch mit Flebo ernährt, das ist natürlich kein Dauerzustand, sie braucht Kalorien, Ballaststoffe, Vitamine usw. Die behandelnde Ärztin sagte mir, dass es noch eine Methode der Nahrungsaufnahme gäbe, die so ähnlich ist wie Flebo. Eine kleine Kanüle wird im Hals installiert und das flüssige Essen wird aus einem Sack langsam in den Magen gepumpt. Man muss dabei bleiben, denn es soll langsam einfließen. Diese Kanüle kann aber erst gesetzt werden, wenn Edda die Lungenentzündung überstanden hat. Deswegen wurde sie heute geröntgt. Leider habe ich bis jetzt noch kein Resultat erhalten. Morgen werde ich mehr wissen.

Alles in allem ist es besser geworden, auch der Schleim ist weniger. Sie wurde heute nur einmal abgesaugt. Am Nachmittag ist sie nun oft sehr wach. Ich möchte immer noch, dass jemand von der Familie oder eine ihrer besten Freundinnen bei ihr ist. Sie soll am Tag – wenn möglich – keine Sekunde allein sein. Edda inhaliert zweimal täglich, was sehr hilft, den Schleim zu lösen, was ihr sichtlich guttut.

Ab 20 Uhr schlief Edda ganz entspannt ein, leider hat sie eine große Wundstelle am Steißbein bekommen, was dem Pflegepersonal gar nicht gefällt. Ich habe den Dekubitus noch nicht gesehen, werde ihn mir aber morgen zuschauen, wenn die Körperpflege gemacht wird.

Dienstag, 9. Februar 2010

Ab heute bekommt Edda wieder etwas zu essen, wenn auch nur in flüssiger Form. Aber es sind alle Kalorien, Fett, Ballaststoffe usw. enthalten und laut den Ärzten sollte sie jetzt auch wieder zunehmen. Heute war ich erst um 10 Uhr im Krankenhaus. Edda hatte schon die Kanüle im Hals. Ich war nicht darauf vorbereitet, dass das so schnell geht, deswegen war ich im ersten Moment erschrocken. Im Laufe des Vormittags hatte ich das Gespräch mit den Ärzten, die mir mitteilten, dass die Lungenentzündung besser geworden ist und dass es sicher noch sieben bis zehn Tage dauern wird, bis sie endgültig überstanden ist. Edda muss somit noch zwischen zehn und 14 Tagen im Krankenhaus bleiben. Die Ärzte haben mich auf einige Gefahren hingewiesen, sollte Edda weiterhin über diesen Weg ihre Nahrung aufnehmen. Die Gefahr einer Infektion, einer Embolie sowie einer weiteren Lungenentzündung wäre in diesem Fall sehr wahrscheinlich. Also werden wir, wenn sie nach Hause kommt, wohl doch mit der Magensonde arbeiten. Edda schläft sehr viel, durch das Antibiotikum ist sie wohl auch geschwächt. Wenn sie wach ist, dann nur kurz. Bis 14 Uhr blieb ich heute bei ihr, bis Angie mich ablöste. Auch sie bekam einen Schreck, weil Edda an so vielen Geräten hängt. Sie ist total verkabelt. Den Großteil der Medikamente bekommt sie nun über eine Pumpe rund um die Uhr verabreicht. Angie wurde um 16 Uhr von Irene abgelöst, ehe ich um 18 Uhr wieder bei Edda war. Knudl (*Eddas Kosename*) war sehr wach und schaute neugierig umher. Inzwischen war auch die Pumpe mit dem Essenssack eingeschaltet. Der Sack war heute Mittag nämlich noch viel zu kalt, weil er gerade erst angeliefert wurde. Sie bekommt das Essen tröpfchenweise und hatte innerhalb von etwa zwei Stunden 220 Milliliter „gegessen“. Sie ist sehr ruhig und entspannt, keine Verkrampfung ist festzustellen, das Morphin wirkt Wunder und hilft ihr ungemein. Sie wird immer noch alle vier bis fünf Stunden umgelagert, dass sie nicht auf einer Seite wund liegt. Diesmal lächelte sie mich voll an, das ist immer wieder wie ein Geschenk und es gibt mir sehr viel Kraft. Als ich mich von ihr verabschiedete, schlief sie noch nicht.

Mittwoch, 10. Februar 2010
Leider finde ich für den heutigen Tag keinen Eintrag. Aber es sollte nichts Relevantes passiert sein.

Donnerstag, 11. Februar 2010
Nachdem ich wieder viel Papierkram zu erledigen hatte, war ich erst gegen 10.15 Uhr bei Edda. Sie schlief fast den ganzen Vormittag, aber sie sah gut aus und war ganz entspannt, wenn auch verschleimt. Ich gab ihr zwischendurch ihren iPod zum Musikhören. Zu Mittag wurde sie auf die andere Seite gedreht, dabei bekam sie einen Wadenkrampf. Ich hob gleich ihr Bein an und streckte den Fuß. Es wurde bald besser, aber sie machte überhaupt keinen schmerzhaften Gesichtsausdruck. Das Morphin unterdrückt wohl jeden Schmerz. Knudl tat mir in diesem Moment richtig leid. Ab 14 Uhr bekam Edda ihren dritten Essenssack. Am Nachmittag war sie wacher und nahm ihre Umgebung wahr. Es war wieder viel Besuch bei ihr, dennoch schlief Edda bald ein. Leider musste sie ab circa 17.15 Uhr mit Sauerstoff versorgt werden, die Krankenschwestern hatten sie im Laufe des Nachmittags zweimal abgesaugt. Sie wird aber nur mit 2 Litern versorgt. Sie bekam heute auch einen Luft-Befeuchter im Zimmer, denn durch die Heizung ist die Luft sehr trocken. Wenn bloß endlich der Katarrh verschwinden würde. Sie bekommt immer noch Antibiotikum. Als ich Edda am Vormittag von Omis Tod (*Meine Oma ist gestorben.*) erzählte, runzelte sie ganz stark die Stirn und fing an am ganzen Körper zu zittern. Anscheinend versteht sie doch noch etwas, aber um sie nicht weiter aufzuregen, wechselte ich das Thema. Ab 18.30 Uhr schlief sie viel, wachte ab und zu auf und schenkte mir dann ein

bezauberndes Lächeln. Ich möchte diesen Augenblick fotografisch festhalten, was mir leider nie gelingt, weil dieser Moment schon vorbei ist, wenn ich mit der Kamera soweit bin.

Freitag, 12. Februar 2010
Ich war erst um 11.30 Uhr im Krankenhaus. Zuerst hatte ich gearbeitet, danach zu Hause aufgeräumt und geputzt. Ich habe alles geschafft, sogar Bügeln war noch im Zeitplan. Als ich kam, wachte Edda gerade auf, sie hatte sehr viel Schleim im Rachen und hustete oft. Dabei ging ihr Sauerstoffwert, der fast rund um die Uhr gemessen wird, weit nach unten, leider auch in den Alarmzustand. Die Krankenschwester saugte Edda ab und gab ihr etwas Sauerstoff (2 l) mit der Atemmaske. Knudl blieb den ganzen Tag wach, über so einen großen Zeitraum war sie es schon lange nicht mehr. Roland löste mich um 14 Uhr ab. Zeitgleich kam auch jemand, der Edda wegen des Katarrhs zum Röntgen abholen wollte. Ich meinte, dass es wohl besser wäre, wenn das Röntgengerät zu Edda käme. Ich wusste, dass sie so ein mobiles Gerät haben. Edda hängt an so vielen Schläuchen, außerdem ist sie voller Schleim. Mir war es lieber, dass sie in diesem Zustand auf der Station bliebe. Das hat dann auch funktioniert, die Röntgenaufnahme wurde im Zimmer gemacht.

Marisa blieb nachmittags bei Edda, die immer noch hellwach war, als ich zurück war. Zu meiner Freude benötigte sie keine Atemmaske. Kaum war ich aber da, ging ihr Sauerstoffwert rapide nach unten und das Gerät schlug erneut Alarm. Sie bekam erst eine Inhalation, um den Schleim zu lösen, danach musste sie aber weiter über die Atemmaske mit Sauerstoff versorgt werden. Ihr Sauerstoffwert im Körper war im Grenzbereich. Leider blieb dies so, bis ich gegen 20.30 Uhr nach Hause ging. Um Edda abzulenken, schauten wir auf dem Laptop einen lustigen Film. Sie war dabei sehr interessiert und konnte ihre Augen kaum vom Bildschirm trennen.

Ich überlege schon lange, was ich Edda zum Geburtstag schenken könnte, von dem sie auch etwas hat. Da sie visuell wohl noch viel aufnehmen kann, beschloss ich ihr einen digitalen Fotorahmen mit vielen unserer gemeinsamen Erinnerungen zu schenken. Ich denke, das könnte ihr gefallen. Als ich heute Eddas Beine mit einer speziellen Venencreme massierte, musste ich feststellen, dass ihre Beine in so einer unnatürlichen Position lagen, wie es ein gesunder Mensch niemals hinkriegen könnte. Die Beine kann sie überhaupt nicht mehr bewegen, die Arme sind noch ein wenig beweglich.

Samstag, 13. Februar – Montag, 15. Februar 2010

Samstag war kein guter Tag für Edda, denn sie war den ganzen Tag über ganz schlimm verschleimt. Sie musste mehrmals abgesaugt werden und trotzdem fiel ihr Sauerstoffwert immer wieder in den Alarmzustand. Sie brauchte zudem viel Sauerstoff. Ich wollte kurzfristig entscheiden, bei Edda im Krankenhaus zu schlafen. Aber nach Absprache mit der Krankenschwester ging ich gegen 21 Uhr nach Hause. Sie wollte mich gleich anrufen, wenn Eddas Zustand beunruhigender werden würde.

Zu Hause erwischte es mich, die Magen-Darm-Grippe hatte mich voll erfasst. Auf Einzelheiten verzichte ich. Bis morgens um 7 Uhr fand ich keinen Schlaf, dann aber konnte ich wenigstens den ganzen Vormittag schlafen. Inzwischen hatte ich Irene gebeten, zu Edda zu gehen. Sie blieb dann den ganzen Vormittag im Krankenhaus. Ich komme im Moment mit der Zeit kaum mit, es ist Sonntag und ich war um 13.30 Uhr – mir ging es besser – zurück bei Edda. Zum Glück haben wir ein zweites Bett im Zimmer. So konnte ich den ganzen Nachmittag neben meiner geliebten Frau liegen. Wenn ich auch nicht viel tun konnte, war ich wenigstens bei ihr. Allerdings hatte das Pflegepersonal nun zwei Patienten, aber die Krankenschwestern waren außerordentlich fürsorglich. Edda und ich verschliefen fast den ganzen Nachmittag. Die letzte Nacht hatte Edda gut verbracht und auch der Sonntag verlief für sie positiv. Sie konnte den ganzen Tag ohne Sauerstoff bleiben und war sehr ruhig. Als ich um 20.30 Uhr ging, legte ich mich zu Hause gleich wieder hin und schlief bis morgens durch.

Heute geht es mir schon viel besser, außer dass ich ein bisschen schwach auf den Beinen bin. Es ist Montag und Knudl hat heute GEBURTSTAG, sie wird 46 Jahre alt. Gegen 9.30 Uhr war ich im Krankenhaus. Edda war wach und inhalierte gerade. Ich gratulierte ihr zum Geburtstag, danach steckte ich ihr Geburtstagsgeschenk, den digitalen Fotorahmen, ein und sie musste bei der Diashow ein wenig Lächeln. Sie war sehr schläfrig, brauchte aber keinen Sauerstoff. Die Ärzte wollen heute entscheiden, ob sie noch weiterhin mit Antibiotikum behandelt werden soll. Die behandelnde Ärztin ist guter Dinge, dass wir bald wieder nach Hause entlassen werden können. Auch der Katarrh ist heute um ein Vielfaches besser geworden.

Irene kam vormittags kurz vorbei, um dem Geburtstagskind zu gratulieren, auch ein paar Freundinnen schauten vorbei. Ich habe ihr noch eine bordeauxrote, ganz weiche Decke sowie Blumen gebracht, das bringt etwas Farbe ins eintönige Krankenhaus. Morgen wird Edda die Magensonde bekommen. Als ich heute um 20.30 Uhr ging, war sie hellwach und ziemlich nervös. Die Nervosität macht sich durch schnelleres Atmen und erhöhten Blutdruck bemerkbar. Das wird auch auf dem an ihr angeschlossenen Gerät in Zahlen sichtbar. Ich versuchte, sie zu beruhigen. Vielleicht machte ich sie auch nervös, deswegen hielt ich es für besser, zu gehen. Mein Handy ist für alle Fälle immer eingeschaltet. Sollte etwas sein, können mich die Krankenschwestern jederzeit erreichen.

Dienstag, 16. Februar 2010

Edda geht es im Großen und Ganzen recht gut, obwohl sie die Magensonde bekommen hat. Es sieht schon erschreckend aus mit dem Schlauch in der Nase, aber anscheinend stört es sie nicht sonderlich. Es ist gut, dass sie nun wieder nahrhaftes Essen und Trinken bekommt. Am Freitag bekommen Irene und ich einen kleinen Kurs, wie wir mit der Magensonde zu Hause arbeiten müssen. Edda war den ganzen Vormittag hellwach, hatte aber leider kurzzeitige Sauerstoffprobleme und musste wieder abgesaugt werden. Die behandelnde Ärztin teilte mir mit, dass Eddas Lungenentzündung fast verklungen ist und, dass man nun auf das Antibiotikum verzichten kann. Es wird ein bakterieller Abstrich gemacht, um dann gezielt mit Antibiotika den Restkatarrh zu behandeln. Die Ärztin meinte noch, dass man, bei weiterem guten Verlauf, mit einer Entlassung in die heimische Pflege Anfang nächster Woche rechnen kann. Ich warte immer noch auf die Genehmigung meines Sonderurlaubs, wäre schön, wenn das endlich über die Bühne gehen würde.

Am Nachmittag ging es Edda sehr gut. Sie war allerdings müde und schlief viel. Das Sauerstoffgerät zeigte den ganzen Nachmittag Werte im grünen Bereich an, die es nicht erforderlich machten, Sauerstoff zu geben bzw. absaugen zu müssen. Als ich um

20.30 Uhr ging, schlief sie ganz ruhig und die Sauerstoffsättigung war immer noch in Ordnung. Auf der Fahrt nach Hause ist mir mal wieder so richtig bewusst geworden, dass Knudl mich nie mehr in die Arme nehmen wird ...

Mittwoch, 17. Februar 2010

Ich war um 10 Uhr bei Edda. Sie schlief, wachte aber gleich auf. Über die Magensonde erhielt sie schon das Essen. Sechs Stunden läuft das Gerät und gibt das Essen automatisch in kleinen Dosen ab. Ihre Sauerstoffsättigung war in Ordnung, sie bekommt drei- bis viermal am Tag eine Inhalation. Da sich der Katarrh nun löst, ist sie so verschleimt, dass das Gerät zur Messung der Sättigung ziemlich laut Alarm schlägt. Edda erschreckt sich dann immer, wenn es laut wird. Zu Mittag war es dann soweit, sie musste abgesaugt werden. Heute ging es relativ schnell und die Sättigung war wieder im grünen Bereich.

Am Nachmittag verschlechterte sich ihr Zustand. Sie fing ganz schlimm an zu schwitzen und bekam sogar Schüttelfrost. Alles war durchgeschwitzt und auch die Verschleimung erreichte einen neuen Höhepunkt. Diesmal gelang es den Krankenschwestern, sehr viel abzusaugen. Dann musste alles gewechselt werden, vom Unterleintuch über Nachthemd und Bettwäsche. Nachdem Edda den ganzen Stress über sich ergehen lassen musste, schlief sie ein, denn sie war den ganzen Tag wach gewesen. Sie schlief aber nicht lange, schon nach kurzer Zeit wachte sie mit einem schlimmen Zittern auf. Ihre Augen wurden immer größer, ehe sie sich beruhigte. Das wiederholte sich, bis ich um 20.30 Uhr ging. Hoffentlich kann sie die Nacht wenigstens ruhig verbringen.

Donnerstag, 18. Februar 2010

Als ich um 9.45 Uhr im Krankenhaus war, wurde Edda noch gewaschen. Wenigstens hatte sie die Nacht gut verbracht, wie mir eine Krankenschwester verriet. Sie wird öfter am Tag abgesaugt, die Verschleimung ist flüssiger geworden. Die nächsten Tage muss ich das Absaugen lernen, falls es erforderlich ist, dies zu Hause machen zu müssen. Morgen haben Irene und ich den Kurs, wie man das Gerät für das Essen bedient. Es ist ein kleiner Computer, man kann die Durchflussgeschwindigkeit einstellen usw. Hoffentlich merke ich mir das alles.

Zu Mittag war Edda wieder zunehmend verschleimter, mit einer Brustmassage kann man ihr das Atmen erleichtern, aber ab 14 Uhr wirkte auch dies nicht mehr. Sie musste wieder massiv abgesaugt werden. Marisa sagte mir, dass Edda seit circa 17 Uhr schlief und immer kurz aufwachte. Edda war entspannt, hüstelte aber ein paar Mal und schon war ihr Rachen wieder voller Schleim. Sie wurde diesmal schnell und unkompliziert abgesaugt. Seitdem schläft sie selig und ruhig. Ab und an wird ihr Körper von Zuckungen durchlaufen. Sie wacht kurz auf, kann aber gleich wieder einschlafen.

Freitag, 19. Februar 2010

Verena war heute statt mir ab 9.45 Uhr bei Edda, denn ich musste zu Hause einiges erledigen. Verena schrieb mir per SMS, dass Edda noch bei der morgendlichen Toilette war, bzw. sie haben ihr die Haare gewaschen. Danach war sie natürlich sehr erschöpft und schlief viel. Als ich im Krankenhaus war, ist Edda aber wach gewesen. Um 13.30 Uhr kamen Irene und Roland sowie die Diätassistentin, die uns nun erklärte, wie man das Essen mit der Magensonde gibt. Sie erklärte uns auch den Computer, der einiges an Einstellungen zu bieten hat. Ich glaube, das müsste ich hinkriegen. Schwieriger verhält es sich mit dem Absaugen. Heute hatte ich die theoretische Übung, morgen werde ich zum ersten Mal Edda selber absaugen.

Nachdem die Diätassistentin gegangen war, kam die Ärztin zu uns. Sie sagte, dass es leider doch noch nicht ginge, Edda nächste Woche nach Hause zu holen. Man hatte einen Abstrich vom Katarrh gemacht und einen Virus festgestellt, der zehn Tage lang wiederum mit Antibiotika behandelt werden muss. Alles in allem ist der Schleim jetzt sehr klar und flüssig, somit leicht absaugbar. Edda hatte einen guten Tag, sie schlief nicht viel, war dafür abends sehr müde. Als ich ging, schlief sie jedenfalls tief und fest.

Samstag, 20. Februar 2010

Die Freundin Cristin blieb am Vormittag bei Edda, während ich ein paar Besorgungen erledigte. Um es Edda bequemer zu machen, kaufte ich ihr eine Nackenrolle und ein Kniepolster. Im Rollstuhl drückt sie die Knie zusammen. Bis jetzt hatten wir ihr ein Kissen oder eine Decke dazwischen getan. Cristin schrieb mir per SMS, dass es Edda gut ginge.

Gegen 11.30 Uhr war ich im Krankenhaus. Cristin sagte mir dann, dass es nur zehn Minuten, nachdem sie mir die SMS geschrieben hatte, Edda leider nicht mehr gut ging. Andauernd hatte das Gerät, das ihre Sauerstoffsättigung misst, Alarm geschlagen. Dementsprechend oft wurde sie dann auch abgesaugt. Kurz, nachdem ich da war, musste ich zum ersten Mal meine theoretischen Absaugkenntnisse in die Praxis umsetzen. Trotz anfänglicher Angst ging es ganz gut, ich erwischte eine ganze Menge Schleim.

Der frühe Nachmittag verlief dann sehr ruhig, allerdings mussten wir in die Urologie. Edda hatte Urin gelassen – trotz Katheter. Aber der Arzt konnte nichts feststellen. Der Katheter wurde neu gesetzt, vielleicht hatte er nur etwas verloren. Ab 14 Uhr kam Roland, die Sättigung war im grünen Bereich. Um 17.30 Uhr war ich zurück und Roland sagte mir, dass das Gerät den ganzen Nachmittag im Alarmzustand war und er andauernd die Krankenschwestern holen musste. Edda wurde sehr oft am Nachmittag abgesaugt. Sie schnaufte sehr angestrengt und man konnte gut hören, dass ein Stück vom Katarrh im Rachen hängt. Leider so fest, dass man ihn einfach nicht greifen kann. Logische Schlussfolgerung: Sie musste wieder mit Sauerstoff versorgt werden. Für zu Hause muss ich wohl auch irgendwie Sauerstoff besorgen – ich habe aber keine Ahnung wie und woher. Im Laufe des frühen Abends erholte sich Edda und der Wert der Sättigung. Als ich um 20.15 Uhr ging, wurde sie nur noch mit zwei Litern versorgt und es war soweit alles in Ordnung. Sie ist bald eingeschlafen und bekommt von dem ganzen Sch … nicht viel mit.

Sonntag, 21. Februar 2010

War es gestern noch ein besorgniserregender Tag, so hatte Edda heute einen guten, entspannten Tag. Irene blieb den ganzen Vormittag bei ihr. Ich bin mit den Kindern essen gegangen und danach mit ihnen ins Krankenhaus. Irene hat die beiden dann nach Hause gefahren. Edda war am Vormittag sehr wach und entspannt. Sie brauchte keinen Sauerstoff und wurde nur einmal nach einer Inhalation abgesaugt. Ab circa 14 Uhr schlief sie ein und wachte erst gegen 17.30 Uhr auf. Sie hatte einen sehr tiefen und ruhigen Schlaf. Sie wurde umgelagert und dann wurde mir gezeigt, wie man das Nasenpflaster für die Magensonde wechselt. Nachdem sie inhaliert hatte hatte, saugte ich sie wieder ab. Der gut gelöste Schleim konnte relativ leicht entfernt werden. Heute brauchte mein kleiner Liebling keinen Sauerstoff, die Sättigung war immer sehr gut. Wir schauten einen Film auf dem Computer. Allerdings nicht lange, denn sie schlief gegen 20 Uhr ganz fest ein. Es war ein guter, unkomplizierter Tag.

Montag, 22. Februar 2010

Zum Glück hatte Edda auch heute einen guten Tag. Nur einmal gab es Komplikationen. Man hat ihr heute das Rohr am Hals entfernt. Die Medizin bekommt sie nun mit einer Spritze für die Magensonde. Wie jetzt üblich war Edda den ganzen Vormittag wach, ab dem frühen Nachmittag wurde sie müder. Ab 14 Uhr fiel ihre Sättigung in den Alarmbereich, und ich begann, Edda abzusaugen. Aber leider gelang es mir nicht, den Wert in den grünen Bereich zu bekommen. Mit einer Krankenschwester zusammen konnten wir sie dann endlich stabilisieren, wenn auch im unteren grünen Bereich. Im Laufe des Nachmittags wurde der Wert immer besser, ohne dass wir etwas dafür taten. Am frühen Abend brauchte Edda noch immer keinen Sauerstoff und musste auch nicht mehr abgesaugt werden. Leider zuckt sie dafür heute umso mehr, dadurch wacht sie auf. Ansonsten war sie sehr ruhig. Zu ruhig, so kenne ich sie ja nicht.

Ich habe eine ganze Menge Fotos von Edda von alten externen Festplatten heruntergeholt. Ich habe hier im Krankenhaus ja sehr viel Zeit. Wie konnte es nur so weit kommen? Knudl, die immer voller Energie war, so unternehmungslustig. Sie ist so wunderschön – erst recht auf den Fotos. Heute stellte ich mir zum ersten Mal wieder seit langer Zeit die Frage nach dem Warum und Wieso?!

Dienstag, 23. Februar 2010

Edda empfing mich heute um 9.30 Uhr mit einem Lächeln. Sie war hellwach und mir kam vor, sie war voll da. Gestern hat man sie gewogen. Mit der neuen Ernährung hat sie 1,3 Kilo zugenommen, jetzt wiegt sie 41,3 Kilogramm. Sie wurde nur am Morgen abgesaugt und das nicht viel. Ihr Sauerstoffwert ist sehr gut. Gegen 10 Uhr kam Angie und auch sie bekam ein Lächeln von Edda geschenkt. Als ich um 12 Uhr zurück war, ist sie immer noch wach gewesen. Ab morgen wird die Morphin-Dosierung etwas zurückgefahren, denn laut den Ärzten braucht sie nicht mehr so viel. Ab 18 Uhr schauten wir einen Film. Edda verschlief nur die letzten 20 Minuten. Ab 17 Uhr begann sie mehr zu „rasseln". Es hatte sich sehr viel Schleim gebildet, aber man musste sie noch nicht absaugen, da der Wert immer noch überdurchschnittlich gut war. Bei mir gibt es leider schon wieder Probleme mit dem Sonderurlaub, darum werde ich mich morgen kümmern. Edda jedenfalls schlief tief und fest, als ich ging.

Mittwoch, 24. Februar 2010

Auch heute bekam ich bei meiner Ankunft um 9.30 Uhr ein Lächeln von Edda geschenkt. Sie musste aber gerade abgesaugt worden sein, denn sie hatte Tränen in den Augen. Die Sauerstoffsättigung war in Ordnung. Für mich standen am Vormittag wieder ein paar Ämtergänge auf dem Programm. Pünktlich um 12 Uhr war ich zurück. Edda hatte nun wieder sehr viel Schleim im Mund, welchen ich ihr gleich absaugte. Aber schon nach kurzer Zeit war sie wieder zugeschleimt. Das Bozner Krankenhaus ist eine riesige Baustelle und vor dem Fenster arbeitet gerade jemand mit Presslufthammer – ein ohrenbetäubender Lärm. So kann Edda natürlich nicht einschlafen, ich gab ihr über ihren iPod Musik zu hören, in der Hoffnung, dass sie eventuell damit einschlafen könnte. Aber dem war nicht so. Als ich gegen 17.30 Uhr zurück war, hatte Edda sehr viel Schleim entwickelt und hustete viel. Gleich ein paar Mal musste ich ihren Mund und Rachen absaugen. Trotz des Schleimes und dem vielen Absaugen war es ein guter Tag für Knudl. Kaum zu glauben, dass diese Situation nun Alltag ist. Der Mensch gewöhnt sich an alles.

Donnerstag, 25. Februar 2010

Inzwischen pendelt es sich ein, dass ich schon um 9.30 Uhr im Krankenhaus bin. Die Besuchszeit fängt eigentlich erst um 10 Uhr an. Mittlerweile haben sich schon alle daran gewöhnt, dass ich schon so früh auf der Station bin. Edda starrte die Decke an und bemerkte mich, konnte mich aber wohl nicht erkennen. Sie war sehr zugeschleimt, der Sauerstoff war noch gut, fiel aber im Laufe des Vormittags stetig ab. Zu Mittag ging dann der Alarm los. Ich begann Edda abzusaugen, erwischte auch viel Schleim, dennoch blieb der Wert unten. Da ich nicht mehr weiter wusste, rief ich eine Krankenschwester, die nun ihrerseits ihr Glück versuchte. Endlich begann Edda zu husten und die Krankenschwester konnte alles absaugen. Diese Prozedur dauerte etwa 20 Minuten. Knudl war fix und fertig und stöhnte nur noch. Das hat sie sehr mitgenommen. Der Wert der Sättigung ging allerdings nur kurzzeitig in den grünen Bereich. Nur eine halbe Stunde später wiederholte sich das Prozedere, aber diesmal ging es etwas schneller. Ab 13.30 Uhr stabilisierte sich Eddas Zustand und das blieb zum Glück auch am Nachmittag so. Cristin, Michaela und Irene wechselten sich am Nachmittag ab, später kam noch Brigitte dazu. Edda genoss es sichtlich, dass Irene und Brigitte über dies und jenes redeten und dabei lachten. Knudl war den ganzen Tag über hellwach, auch noch, als ich gegen 20 Uhr nach Hause ging. Aber es war soweit alles in Ordnung, dass ich ihr beruhigt einen Gutnachtkuss geben konnte.

Freitag, 26. Februar 2010

Heute war mein letzter Arbeitstag. Ich habe nächsten Monat unbezahlten Urlaub und danach wird hoffentlich mein Gesuch um Sonderurlaub durchgehen. Edda war geduscht und die Haare sind auch gewaschen worden. Nächsten Freitag möchte die Friseurin Eddas Haare schneiden, aber daraus wird nichts. Im Laufe des Vormittags meinten die Ärzte, dass Edda nächsten Donnerstag entlassen werden kann. Das freut mich sehr. So freundlich und nett hier auch alle im Krankenhaus sind, am Feinsten ist es doch zu Hause. Es ist auch eine Erleichterung für mich, dass ich nicht mehr Eddas Essen pürieren muss, da dies nun in fertigen Flaschen kommt. Einen Schock musste ich aber noch wegstecken. Ich wusste zwar, dass Edda am Steißbein einen Dekubitus hat, aber was das für einer war … so hatte ich das nicht erwartet. Knudl ist ja immer schon fertig, wenn ich komme und sie hat einen Verband, deswegen hatte ich den Dekubitus noch nie gesehen. Jedenfalls ist er sehr groß, etwa fünf Zentimeter Durchmesser und total offen. Edda muss immer seitlich gelagert werden und alle drei bis vier Stunden gedreht werden. Jetzt weiß ich wieso. Das heißt nun auch für mich, sie nachts zu drehen. Da ich im Schlafzimmer schlafe, werde ich ein Babyfon neben ihr Bett legen, damit ich höre, wenn es Atemprobleme gibt.

Sabine hatte am Vormittag Stress, denn Eddas Sättigung sackte öfter in den roten Bereich und das Gerät schlug Alarm. Sie musste oft abgesaugt werden. Das war auch meine erste Handlung, als ich um 12 Uhr zurück war. Ich erwischte viel Schleim und konnte

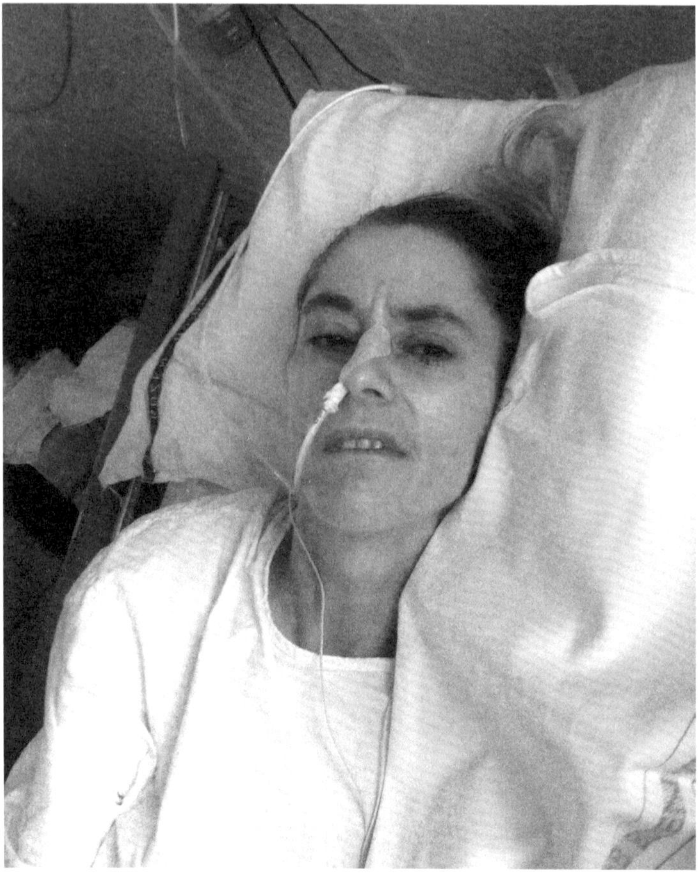

Essensaufnahme über Magensonde durch die Nase

den Wert in den grünen Bereich bringen. Aber nur fünf Minuten später ging der Alarm schon wieder los, auch diesmal saugte ich viel Schleim ab. Ich setzte Edda die Atemmaske auf und ließ ihr zwei Liter Sauerstoff zukommen. Endlich erholte sie sich und der Wert wurde immer besser.

Am Nachmittag blieb Marisa bei Edda. Auch sie hatte Stress – es war ein Auf und Ab. Edda war müde und kaputt, sie wurde so oft abgesaugt. Sie hätte wohl gerne geschlafen, aber wenn sie mal Ruhe hatte, musste sie entweder umgelagert werden oder bekam eine neue Infusion. Sie hatte heute auch wieder Fieber. Vielleicht lag es auch am Stress, dass das Thermometer 38,6 °C anzeigte. Der Sauerstoffwert blieb am Abend im grünen Bereich. Als ich um 20 Uhr ging, war sie endlich eingeschlafen. Solche Tage sind schlimm für Knudl. Sie wurde fast alle halbe Stunde abgesaugt. Wenn das bloß besser werden würde.

Samstag, 27. Februar 2010

12.59 Uhr: Edda ist heute hellwach und musste nie abgesaugt werden. Die Sauerstoffsättigung ist in Ordnung.

23.12 Uhr: Heute ging es Edda wieder gut – zumindest bis etwa 17 Uhr. Am Morgen war Knudl hellwach und hatte ganz frische Augen. Sie nahm mich auch gleich wahr. Ab 11 Uhr wurde sie müde und schlief eine halbe Stunde tief und fest. Sie brauchte weder Sauerstoff noch musste sie abgesaugt werden. Der Katarrh verhielt sich unauffällig. Edda schaute sehr intensiv die Fotos im digitalen Bilderrahmen an. Irene blieb am Nachmittag bei ihr. Der verlief auch gut bis circa 17 Uhr, wie schon gesagt. Ab diesem Zeitpunkt hatte Edda Probleme mit dem Katarrh, es rasselte in ihrem Rachen. Sie wurde mehrfach abgesaugt, ohne jedoch die gewünschte Wirkung zu bekommen. Die Sättigung blieb im roten Bereich. Mit der Atemmaske versuchten wir ihr zu helfen, aber sogar mit Sauerstoff konnten wir den Wert nicht erhöhen. Die Krankenschwestern wussten auch nicht mehr weiter und riefen die diensthabende Ärztin. Da diese sich sehr viel Zeit ließ, versuchte ich wieder Edda abzusaugen. Und siehe da, sie hustete und mir gelang es, den ganzen Schleim zu erwischen. Der Wert ging sofort in den grünen Bereich und blieb auch dort, bis die Ärztin kam. Edda rasselte zwar wieder, aber wir beschlossen, sie erst mal nicht mehr abzusaugen, da die Sättigung sehr gut war. Sie musste zwar immer noch mit Sauerstoff versorgt werden, aber für den Moment war das gut so. Als ich um 20.30 Uhr ging, ließ ich Edda die Atemmaske aufgesetzt. Sie wollte nicht einschlafen, war aber sehr ruhig und entspannt. Es ist unglaublich, wie schnell die Sättigung in den Keller rutscht, das passiert innerhalb von ein paar Minuten. Man muss wirklich 24 Stunden – rund um die Uhr – dabei bleiben.

Sonntag, 28. Februar 2010

Heute kam ich erst um 13 Uhr zu Edda, aber Roland war seit 10 Uhr bei ihr. Die Kinder kamen heute mit. Knudl war sehr müde, blieb aber wach und ich glaube, sie hat sich sehr gefreut, die Kinder zu sehen. Jedenfalls huschte ein kleines Lächeln über ihre Lippen. Sie bekam über die „Brille" (Nasenschlauch) ein wenig Sauerstoff zugeführt. Roland sagte, dass die Sättigung gut war und sie nie abgesaugt werden musste. Sie war heute allerdings schreckhafter und zuckte öfter zusammen, daher versuche ich, alle meine Bewegungen verlangsamt zu machen. Roland nahm die Kinder mit. Edda und ich schauten einen Film, anfangs war sie sehr interessiert und schaute sehr intensiv. Bald schlief sie aber ein. Kaum war der Film ausgeschaltet, war sie schon wieder wach. Also ließ ich ihn laufen und sie schlief seelenruhig. Ab circa 14 Uhr konnte sie ohne Sauerstoff bleiben, der Wert war sehr gut. Den ganzen Nachmittag verschlief sie fast und wachte erst gegen 19 Uhr richtig auf. Ich freue mich für sie, dass die Sättigung noch immer gut war und dass sich der Katarrh sehr ruhig verhielt. Es war ein sehr ruhiger und somit guter Tag für sie. Morgen muss ich mich unbedingt um Sauerstoff und ein Absauggerät kümmern, das braucht sie unbedingt. Inzwischen hatte ich schon ein Babyfon besorgt, das hochempfindlich auf Geräusche reagiert, man hört sehr gut Atemgeräusche.

Montag, 1. März 2010

Heute sah es danach aus, als würde Edda wieder einen guten Tag haben. Das war auch so bis circa 17 Uhr, aber der Reihe nach. In der Früh war Knudl ruhig, entspannt und hellwach. Die Sättigung war im Normbereich und der Schleim hielt sich zurück. Auch am Nachmittag war alles normal. Der Stress begann ab 17 Uhr, die Sättigung fiel von der einen auf die andere Minute in den Alarmbereich. Edda wurde immer und immer wieder abgesaugt. Trotz Sauerstoffzugabe blieb der Wert im Keller. Ich war ab 18 Uhr zurück und saugte sie nun sehr oft ab. Ab circa 19.30 Uhr stabilisierte sich ihr Zustand und die Sättigung stieg in den grünen Bereich. Natürlich war Knudl fix und fertig, und sie schlief ein. Ihr Körper zuckte immer wieder sehr stark und weckte sie jedes Mal auf. Ab 20.30 Uhr durfte sie dann endlich ruhig einschlafen, sie wurde allerdings immer noch mit Sauerstoff versorgt.

Wenn Edda am Donnerstag nach Hause kommt, ist alles vorhanden. Inzwischen habe ich Sauerstoffflaschen und ein Absauggerät organisiert, welches ich aber erst morgen bekomme.

Dienstag, 2. März 2010

Natürlich gestaltete sich die Organisation des Absauggerätes schwieriger als ich dachte. Ich muss ein Gesuch beim Amt für Rechtsmedizin machen, wo mir aber mitgeteilt wurde, dass ein solches Gerät nicht verfügbar sei. Ich müsste mir einen Kostenvoranschlag machen lassen, diesen wieder im Amt vorbeibringen, dann würde der Gesundheitsbezirk Bozen das Gerät ankaufen. Ich habe mir einen Kostenvoranschlag machen lassen. Ich hatte mit ungefähr 1000 Euro gerechnet, aber effektiv kostet das Gerät „nur" 290 Euro. Wenn ich das gewusst hätte, hätte ich das Absauggerät gleich gekauft und mir die ganzen Laufereien, die Zeitverschwendung und den Ärger erspart. So war ich erst um 10.15 Uhr bei Edda.

Sie war hellwach, wurde aber noch über die Brille mit zwei Liter Sauerstoff versorgt. Wenigstens musste sie nicht abgesaugt werden. Eine Krankenschwester sagte mir, dass Edda letzte Nacht Fieber bekam (39,1 °C). Wenn das so bleibt, wird es nichts mit Donnerstag nach Hause gehen. Sie hatte den ganzen Tag über leicht erhöhte Temperatur (37,5 °C), war aber sehr entspannt.

Angie und danach Irene versahen den Nachmittagsdienst. Auch wenn ich nicht mehr arbeite, kann ich nachmittags Hausarbeit, Einkäufe und Sonstiges erledigen. Deswegen bin ich sehr froh, dass wirklich alle immer noch für uns da sind. Das kann ich nicht hoch genug anrechnen. Um 17.30 Uhr war ich zurück, weil ich schon damit rechnete, dass es eventuell schlechter gehen könnte. Und wirklich – seit 17 Uhr ging es nicht mehr so gut. Edda hatte massive Sauerstoffprobleme und musste dauernd abgesaugt werden. Um 20 Uhr war sie immer noch wach, die Sättigung bekamen wir wenigstens in den Grenzbereich, trotz Sauerstoffzufuhr und oftmaligem Absaugen.

Mittwoch, 3. März 2010

Jetzt habe ich fast alles zusammen, einzig der Computer für die Essensdosierung fehlt noch. Das Gerät soll morgen folgen. Wie eigentlich immer ging es Edda am Morgen recht gut. Die Sättigung war gut, sie wurde aber immer noch über die Brille mit zwei Liter Sauerstoff versorgt. Ohne den geht es momentan nicht, kaum nimmt man die Brille weg, gibt das Gerät Alarm. Edda blieb somit den ganzen Tag am Sauerstoff angehängt. Bis zum späten Nachmittag musste sie nicht abgesaugt werden. Diesmal begann der Stress

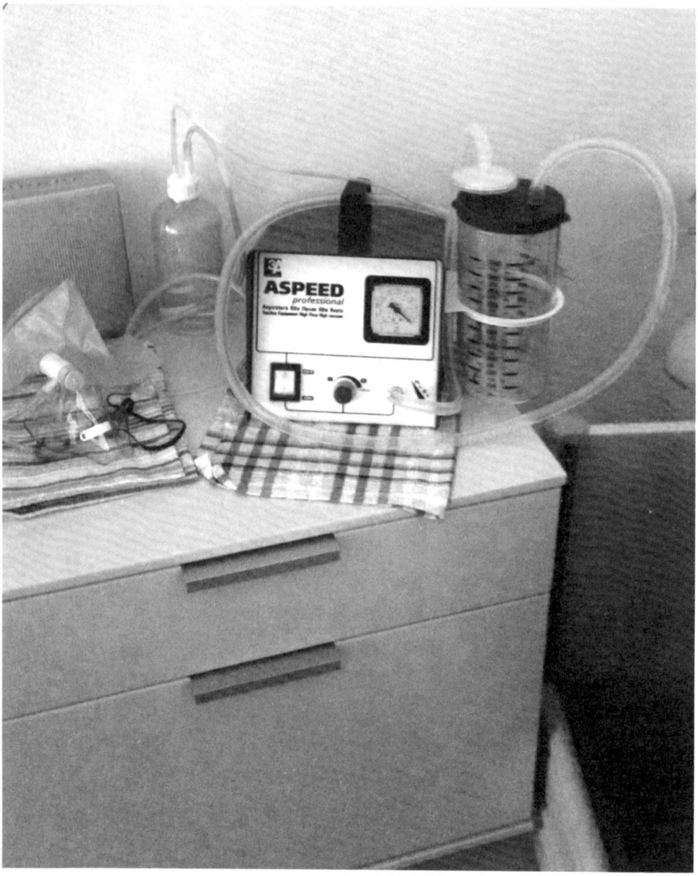

Wichtige Gerätschaften für Zuhause (Absauggerät und Sauerstoffflasche)

erst ab 18.30 Uhr. Die Sättigung fiel in den roten Bereich und der Alarm ging los. Ich ließ Edda erst eine Inhalation zur Lockerung des Schleims machen und saugte sie danach ab. Beunruhigend war jetzt, dass die Sättigung nicht besser wurde, sondern noch weiter fiel. Die Krankenschwestern und ich hatten keine Erklärung und wussten uns nicht zu helfen. Edda selbst war ganz ruhig, hatte aber leider wieder erhöhte Temperatur (38,2 °C). Wir ließen den Zeitfaktor sprechen – und wirklich – die Sättigung erholte sich und stieg auf Normalwert – zum Glück. Gegen 20.30 Uhr hatte Edda sich vollends stabilisiert, das ist nun schon der dritte Abend, der so verlief. Ich hoffe, dass es ab morgen besser sein wird, wenn wir zu Hause sind.

Donnerstag, 4. März 2010

Heute war ich schon um 9.15 Uhr im Krankenhaus. Ich war ganz aufgeregt, Edda nach Hause zu holen. Dann kam einer der Ärzte auf mich zu. Er meinte, ob ich wüsste, auf was ich mich da einlasse und, dass es nicht ganz risikolos wäre. Daraufhin ergab sich zum ersten Mal ein richtig vertrauliches Gespräch zwischen mir und jemandem aus dem Ärzteteam. Wir konnten ein Missverständnis aus der Welt schaffen. Mir ist es immer so vorgekommen, dass die Ärzte Edda so schnell wie möglich aus dem Krankenhaus haben wollten. Die Ärzteschaft war ihrerseits der Meinung, dass ich Edda so schnell als möglich nach Hause holen wollte. So konnten wir dieses Missverständnis klären. Sie würden Edda natürlich wieder sofort aufnehmen und so lange, wie es vonnöten wäre, im Krankenhaus behalten. Das erleichterte mich sehr. Wir einigten uns nun darauf, dass Edda für drei Tage erst einmal nach Hause beurlaubt würde. So könnte ich sehen, wie es Zuhause geht und Edda könnte ihr Zimmer behalten. Am späten Sonntagnachmittag müssen wir zurück sein. Laut Gesetz muss sie dann noch eine Nacht im Krankenhaus verbringen, ehe sie dann endgültig nach Hause entlassen wird. Das beruhigte mich ungemein, so stand ich nicht ganz allein vor dieser schwierigen Zeit.

Jedenfalls wurde sie vom Weißen Kreuz nach Hause gebracht. Gegen 11.30 Uhr waren wir daheim und wir legten sie gleich ins Bett. Sie war von der Fahrt sehr erschöpft und schlief gleich ein. Vorsichtshalber versorgte ich sie über die Brille mit 1,5 Liter Sauerstoff. Um 13.30 Uhr wurde Edda sehr unruhig und schwitzte sehr. Ich dachte, sie hätte wieder Fieber, aber es waren nur 37,3 °C, im Wohnzimmer ist es allerdings sehr warm, zumal die Sonne hineinscheint. Ich drehte sie auf die andere Seite und gab ihr etwas mehr Sauerstoff. Kaum getan schlief sie wieder ein.

Um 14 Uhr kam die zuständige Diätassistentin vom Sprengel kurz vorbei, die mit mir die Nahrungsaufnahme durchging. Leider hatte man mir vom Krankenhaus die falschen Schläuche mitgegeben. Zum Glück fiel der Diätassistentin ein, dass ganz in der Nähe eine Familie wohnt, die denselben Computer verwendet. Netterweise lieh mir die Familie für die folgenden Tage die richtigen Schläuche. Um 16.30 Uhr kamen die Krankenpflegerinnen des Sprengels Monika und Elisabeth vorbei. Wir gingen die Behelfsmaterialien durch, inzwischen ist fast alles da. Edda schlief während dieser Zeit, sie atmete gut und war katarrhfrei. Ich lagerte sie immer wieder um und gab ihr die Medizin.

Bis hierher war es ein guter Tag und er blieb es. Ich musste Edda nicht absaugen, ließ ihr aber weiterhin 1,5 Liter Sauerstoff durch die Nase laufen. Ich bin gespannt, wie die Nacht verläuft. Um 22 Uhr muss ich ihr das Antibiotikum geben und um Mitternacht ist sie umzulagern. Ab 6 Uhr früh bekommt sie dann das Essen und muss wieder umgelagert werden. Morgen früh wird der Hauspflegedienst seine Arbeit wieder aufnehmen und auch Monika und Elisabeth wollen gegen 10 Uhr kommen und die Medikation am Dekubitus vornehmen. Über EBay habe ich ein Pulsoxymeter (Messung Sauerstoff und Blutdruck) gekauft. Ich hoffe, dass das Gerät schnell kommt.

Freitag, 5. März 2010

Heute Morgen hatten wir schon die große Katastrophe. Timmy hat in den Schlauch der Magensonde gebissen. Normalerweise halten wir den Kater immer unter Kontrolle, wenn er im Haus ist. Diesmal hatten wir nur kurz nicht aufgepasst. Zum Glück bemerkte ich schon bald, dass das Essen auslief. Ich versuchte, die zwei Bisslöcher mit Tesafilm zu überkleben, das hatte aber leider nicht funktioniert. Um 6.30 Uhr rief ich dann die Krankenpflegerin Marion an und um 7.45 Uhr stand sie schon vor der Tür. Sie versuchte auch, das Loch abzukleben. Diesmal hielt es eine Zeit lang. Der Rest verlief routinemäßig, die Hauspflege wusch Edda und gegen 10 Uhr waren Marion und Elisabeth noch einmal da. Sie reinigten den Dekubitus, der wirklich schlimm aussieht. Heute ist der Pulsoxymeter gekommen – das ging schnell.

Nach drei Wochen setzte ich Edda danach zum ersten Mal wieder in den Rollstuhl. Nach dem ganzen Stress war sie sehr müde. Als Verena um 10.30 Uhr kam, wurde sie sehr unruhig und atmete schnell. Ich hielt es für besser, sie zurück ins Bett zu legen. Dort beruhigte sie sich dann wieder. Aber die nächste Baustelle tat sich auf, die geklebte Stelle an der Magensonde hatte sich aufgelöst und das Essen tropfte aus den zwei Löchern. Ich verklebte die zerbissenen Stellen von Neuem, wieder hielt es eine Weile. Ich möchte nicht gleich schon wieder ins Krankenhaus starten. Wenn die geklebten Stellen immer so lange halten, bis das Essen fertig ist, können wir uns über die Zeit retten. Edda war den ganzen Tag über wach und es ging ihr auch recht gut, zumindest bis circa 17 Uhr. Wie gewohnt fiel die Sättigung wieder ab, sodass ich gezwungen war, sie zum ersten Mal zu Hause abzusaugen. Das Gerät funktioniert sehr gut. In diesem Augenblick kam der Hausarzt Dr. Toniutti vorbei und probierte seinerseits Edda abzusaugen. Diese rasselte derweilen weiter. Ich erklärte ihm, dass das leider normal wäre. Man müsse ihr jetzt viel Sauerstoff zuführen, dann ginge es nach einiger Zeit wieder. Um 20 Uhr hatte sie dann endlich wieder einen normalen Sauerstoffhaushalt, ich ließ sie aber dennoch mit einem Liter Sauerstoff durch die Nase weiter atmen.

Samstag, 6. März 2010

Die Nacht verlief ruhig und gut. Edda hat durchgeschlafen. Um 6 Uhr früh gab ich ihr die Medikamente und die erste Flasche Essen und um 9 Uhr war Elke für die Körperpflege da. Von etwa 10.30 bis 14 Uhr blieb Edda heute im Rollstuhl. Eigentlich wollte ich sie nicht so lange sitzen lassen, aber es ist sehr mühselig, sie mit den ganzen Kabeln hin und her zu bewegen. Sie wurde zunehmend müder, ab circa 13 Uhr musste ich ihr Sauerstoff gegen, denn sie hatte viel Speichelentwicklung im Mund – sie kann ja leider nicht mehr schlucken. Sie fängt dann an, im Hals zu rasseln und die Sättigung geht hinunter. Ich hoffte, dass sie im Bett gleich einschlafen würde, denn dann wird meistens das Rasseln besser. Aber sie blieb den ganzen Tag wach, sie war so müde, konnte aber nicht einschlafen. Im Bett musste ich ihr mehr Sauerstoff geben, teilweise sogar 5 Liter, die Sättigung rutschte zeitweise in den 70er-Bereich. Nur zur Erklärung: Ein gesunder Mensch hat eine Sauerstoffsättigung zwischen 95 und 100. Gegen 18 Uhr war sie wieder stabil. Insgesamt musste ich sie viermal absaugen. Ich habe die Technik geändert. Da der Schleim im Mund und recht flüssig ist, reicht es momentan aus, sie nur im Mund abzusaugen. Gleich werde ich ihr die letzte Medizin für heute verabreichen.

Morgen wird das Weiße Kreuz Edda um 17 Uhr abholen und zurück in das Krankenhaus transportieren. Ich werde sie natürlich begleiten. Als Erstes müssen sie ihr die Magensonde austauschen, die zugeklebten Stellen halten immer nur circa 2 bis 3 Stunden.

Montag, 7. März 2010

Auch diese Nacht verlief sehr ruhig. Edda hat gut geschlafen, zumindest habe ich über das superempfindliche Babyfon nichts gehört. Doch etwas konnte ich hören, das Klicken des Computers von Eddas Essen. Eva hatte wieder den Pflegedienst. Sie wusch Edda immer im Rollstuhl. Knudl war ungefähr zwei Stunden im Rollstuhl und wurde ziemlich müde, schlief aber nicht ein, als ich sie ins Bett legte. Ab 13 Uhr begann die Speichelentwicklung im Mund und sie fing an zu rasseln. Bis 17 Uhr hatte ich sie dreimal abgesaugt, sie war aber immer nach einer Viertelstunde wieder voll und rasselte munter weiter. Mit Sauerstoff versuchte ich, ihr zu helfen. Das Weiße Kreuz kam erst gegen 17.45 Uhr und um 18.15 Uhr lag sie wieder in ihrem Bett im Krankenhaus. Zum Glück muss die Magensonde wegen des Katerbisses nicht ausgetauscht werden. Die Krankenschwestern werden nur ein kleines Stück unterhalb der zwei Löcher wegschneiden und ein neues Endstück aufsetzen. Der Dekubitus wurde ebenfalls noch behandelt. Gegen 19.15 Uhr schlief Knudl dann ein. Es ist unglaublich, wie lange sie wach ist. Das überrascht nicht nur mich. Alles in allem muss ich sagen, waren diese vier Tage und 3 Nächte mit Edda schön für mich und ich glaube, dass auch sie diese Zeit genossen hat. Ganz besonders den Moment heute früh, als ich sie zum ersten Mal seit langer Zeit im Rollstuhl in die Küche schob. Sie blickte interessiert herum, als würde sie alles erkennen und mir kam vor, dass sie etwas sagen wollte. Es kam aber leider nur ein Laut heraus, der war dafür sehr lang gezogen. Die weiteren Schritte muss ich nun morgen mit den Ärzten überlegen. Toll wäre auch, wenn ich sie immer über die Wochenenden nach Hause holen könnte.

Dienstag, 8. März 2010

Jetzt ist Knudl wieder im Krankenhaus und sie fehlt mir so sehr Zuhause. Ich war schon um 9.30 Uhr bei ihr und sprach mit dem Arzt. Wir werden Edda diese Woche im Krankenhaus lassen und am Freitag werde ich sie über das Wochenende nach Hause holen. Inzwischen habe ich Kontakt zur palliativen Abteilung aufgenommen. Das ist ein Schritt, den ich nicht gerne mache. Schließlich ist das die letzte Abteilung vor dem Endgültigen! Jedenfalls wird eine Ärztin dieser Abteilung Edda diese Woche kennenlernen …

Edda hat ganz deutlich „Mama" gesagt (19.34 Uhr) und hat dabei am ganzen Körper fürchterlich gezittert ...! Ich konnte sie beruhigen. Das war so schön, ihre Stimme zu hören. Wann hat sie das letzte Wort gesagt? Das ist Monate her. Überhaupt ist sie heute sehr wach und nimmt alles um sich herum wahr. Den ganzen Tag konnte sie ohne Sauerstoff bleiben. Nur dreimal musste ich sie absaugen, weil sie ihren Speichel nicht herunterschluckt. Es handelt sich nur um ein oberflächliches Absaugen der Mundhöhle, denn sie hat keinen Katarrh mehr und die Lungenentzündung ist endgültig abgeklungen. Sie ist auch seit einigen Tagen fieberfrei – endlich. Ich bin immer noch in einem Hochgefühl, ihre Stimme zu hören war so wundervoll. Sie sieht auch gut aus, obwohl sie sehr abgemagert ist. Sie hat eine schöne Hautfarbe und ganz frische Augen. Sie hatte einen guten Tag. Übrigens: Die Magensonde musste heute früh doch ausgetauscht werden, es gibt einfach kein passendes Endstück. Zum Glück ging es sehr schnell. Ich hätte nicht gedacht, dass es innerhalb einer Minute getan wäre. Edda hat dabei überhaupt nicht gelitten.

Mittwoch, 9. März 2010

Erst gegen 10.15 Uhr war ich im Krankenhaus. Edda ging es gut, sie war wach und sehr entspannt. Den Vormittag verbrachten wir mit Musikhören und ich erzählte ihr, was ich heute schon alles gemacht hatte. Auch der Nachmittag verlief ruhig, ich probierte, wieder einen Film mit ihr zu schauen. Der schien sie aber nicht zu interessieren, denn sie starrte an die Decke. Als Angie mich um 14.45 Uhr ablöste, hatte ich Edda zweimal abgesaugt. Die Speichelentwicklung ist extrem.

Am Nachmittag hatte ich einen Termin im Amt für Rechtsmedizin. Es ging dabei um meinen Sonderurlaub. Ich hatte das Gesuch zwar schon abgeschickt, musste aber jetzt noch einmal persönlich vorsprechen.

Um 16.45 Uhr war ich zurück, Edda war wach, atmete aber etwas schwerer. Ab circa 18.30 Uhr war es dann mal wieder soweit, die Sauerstoffsättigung fiel rapide ab (71). Ich saugte sie dreimal ab und erwischte auch viel. Doch als sie hustete, war wieder alles voll. Ich probierte es nun mit etwas Sauerstoff durch die Nase, mit 2 Litern stabilisierte sich ihr Wert auf 85. Mir ist es unerklärlich, wie schnell und plötzlich das passiert. Als ich um 20 Uhr ging, war Edda immer noch hellwach.

Per E-Mail schrieb mir die Ärztin von der Palliativ-Abteilung, dass sie diese Woche im Ausland wäre, wir uns aber nächste Woche treffen werden. Mir kommt vor, dass Edda andauernd sprechen möchte. Sie gibt so viele Töne und Laute von sich, das hat sie schon monatelang nicht mehr getan. Ich glaube, dass sie tief im Unterbewusstsein alles mitbekommt. Davon bin ich überzeugt, deswegen rede ich in ihrer Gegenwart immer noch nicht über diese beschissene Krankheit.

Donnerstag, 10. März 2010

Zur Erklärung – Wikipedia beschreibt Palliativ wie folgt: Palliativmedizin ist nach den Definitionen der Weltgesundheitsorganisation und der Deutschen Gesellschaft für Palliativmedizin „die aktive, ganzheitliche Behandlung von Patienten mit einer progredienten (voranschreitenden), weit fortgeschrittenen Erkrankung und einer begrenzten Lebenserwartung zu der Zeit, in der die Erkrankung nicht mehr auf eine kurative Behandlung anspricht und die Beherrschung von Schmerzen, anderen Krankheitsbeschwerden, psychologischen, sozialen und spirituellen Problemen höchste Priorität besitzt". Sie geht über eine rein palliative Therapie beziehungsweise Palliation hinaus, denn nicht die Verlängerung der Überlebenszeit um jeden Preis, sondern die Lebensqualität, also die Wünsche, Ziele und das Befinden des Patienten stehen im Vordergrund der Behandlung. Somit ist die Palliativmedizin ein Teilbereich des Gesamtkonzeptes Palliative Care.

Weiter beschreibt Wikipedia: „Palliativstationen sind stationäre Einrichtungen der Palliativmedizin an Krankenhäusern. Sie entstanden im Rahmen der Hospizbewegung als weiteres Angebot neben ambulanter Begleitung und stationärer Hospizversorgung. Ihr Ziel ist es, Menschen mit einer fortgeschrittenen unheilbaren Krankheit (wie beispielsweise Krebs, AIDS oder ALS) durch medizinische, pflegerische und andere Maßnahmen eine weitgehende Linderung der Symptome zu verschaffen, sodass die verbleibende Lebenszeit mit einer möglichst hohen Lebensqualität wieder Zuhause verbracht werden kann. Sollte eine Entlassung nicht mehr möglich sein, stellt die Palliativstation dem Sterbenden angemessenen Raum und Begleitung zur Verfügung.

Als Krankenhausstation stehen den Patienten einer Palliativstation einerseits alle Möglichkeiten eines Krankenhauses zur Verfügung, wie zum Beispiel ärztliche Versorgung zu jeder Zeit. Andererseits ist die räumliche Gestaltung meist wohnlicher und die Gesamtatmosphäre ruhiger als auf anderen Krankenhausstationen. Zudem gilt in der medizinischen Behandlung der Grundsatz, diagnostische oder therapeutische Maßnahmen nur dann anzuwenden, wenn sie einerseits dem Willen des Betroffenen entsprechen und andererseits mit hoher Wahrscheinlichkeit eine positive Auswirkung auf seine Lebensqualität haben.

Die Aufenthaltsdauer ist begrenzt, danach wird der Patient nach Möglichkeit in die häusliche Versorgung entlassen. Bei weiter bestehender Notwendigkeit einer medizinisch-pflegerischen Versorgung rund um die Uhr ist nach Absprache mit allen Beteiligten die Verlegung in ein Hospiz zu erwägen.

(Quelle: Wikipedia)

Heute war der Leiter der Palliativ-Abteilung, bei Edda und wollte mit mir sprechen, leider war ich nachmittags aber nicht im Krankenhaus. Wir werden morgen früh das Gespräch führen. Vielleicht ist es am besten, wenn Edda in diese Abteilung kommt. Es soll eine sehr liebevolle Betreuung sein. Irgendwie macht mir die Zukunft doch Angst.

Edda wurde heute schon geduscht und auch die Haare gewaschen, danach war sie müde. Sie musste mit zwei Liter Sauerstoff durch die Nase unterstützt werden. Ich hatte den Pulsoxymeter mitgebracht und konnte feststellen, dass sie eine gute Sättigung (97) hatte. Ich nahm ihr den Sauerstoff ab. Der Pulsoxymeter ist etwa streichholzschachtelgroß und wird über den Finger geklemmt. Gewaltig der Unterschied, denn im Krankenhaus fahren sie jedes Mal mit einem Computer vor, um die Messung vorzunehmen. Die Krankenhausverwaltung sollte sich überlegen, ob sie in teure Computer investieren oder in so kleine Geräte – das zum Thema Sparmaßnahmen!

Knudl hatte viel Speichelentwicklung, ich saugte sie zweimal ab, aber das ging ganz problemlos. Ab 13 Uhr fiel die Sättigung allerdings in den roten Bereich (77). Ich gab ihr Sauerstoff und sie erholte sich recht schnell. Als Michaela um 14 Uhr kam, war schon wieder alles in Ordnung. Am Nachmittag wurde Edda aber insgesamt zweimal abgesaugt. Auch als ich um 18 Uhr zurück war, verlief alles ruhig. Sie war sehr müde, aber wenn sie schlief, dann nur für ein paar Minuten. Ab 20 Uhr schlief sie dann tief und fest und ich verabschiedete mich von ihr.

Donnerstag, 11. März 2010

Ich war schon um 9.30 Uhr im Krankenhaus. Edda ging es gut, sie war entspannt und brauchte nicht abgesaugt werden, auch Sauerstoff war nicht nötig. Um 10.15 Uhr ging ich dann zum Leiter der Palliativ-Abteilung. Er war sehr nett, teilte mir aber mit, dass sie in dieser Abteilung die Patienten nur zehn bis 14 Tage behalten dürfen. Das Krankenhaus Bozen hat kein Hospiz für solche Fälle. Er stellte mir ein paar grundlegende Fragen: „Was Edda wohl am liebsten wäre? Wovor ich Angst habe, wenn sie zu Hause wäre? Ob Edda an lebenserhaltenden Geräten hängen will?“ Jetzt habe ich verstanden und nie war für mich die Antwort so leicht wie jetzt. Ich will sie nach Hause holen, das steht für mich nun fest. Edda würde dies auch lieber wollen. Ich war ihm sehr dankbar für dieses aufschlussreiche Gespräch.

In Absprache mit den Ärzten beschlossen wir, sie noch dieses Wochenende im Krankenhaus zu lassen, damit der Dekubitus bestmöglich versorgt werden kann. Am Montag hole ich sie dann fix nach Hause. Ich informierte den Hauspflegedienst sowie die Krankenschwestern vom Sprengel. Ich möchte es Edda noch so schön machen, wie es geht, in ihrer gewohnten Umgebung. Sie ist seit einer Woche recht stabil und muss nun weniger abgesaugt werden. Sie hat kein Fieber und die Lungenentzündung ist überstanden. Es gibt also kein Hindernis mehr.

Heute brauchte sie den ganzen Tag keinen Sauerstoff und musste nur zweimal kurz abgesaugt werden. Wir werden von allen Seiten ermutigt und uns wird sehr viel Hilfe angetragen. Das macht Mut.

Freitag, 12. März 2010

Auch heute ging es Edda gut, sie brauchte keinen Sauerstoff, musste allerdings viermal abgesaugt werden. Einmal war das Absaugen schwierig, da der Speichel sehr zähflüssig war und nicht durch die normale Sonde ging. So musste eine dickere Sonde herhalten, was funktionierte. Ich kam genau richtig um 9.30 Uhr für eine Untersuchung in der Dermatologie. Es ging um den Dekubitus am Steißbein, der einfach nicht verheilen will. Es war eine weite

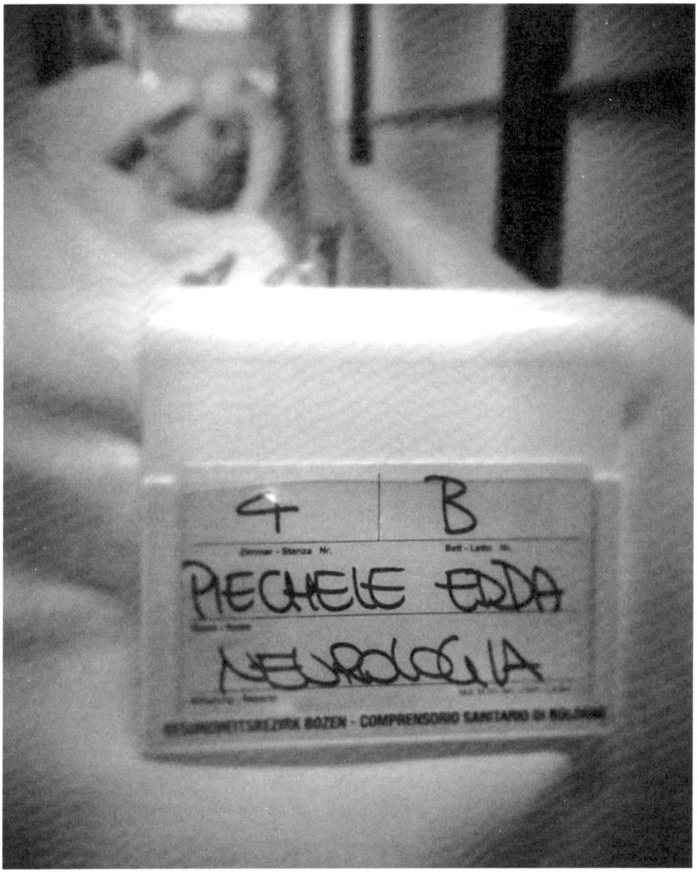

Unterwegs im Krankenhaus zur Dermatologie: Der Spezialist sollte sich den Dekubitus ansehen.

Reise in die Dermatologie, die in einem anderen Gebäudekomplex untergebracht ist. Die Gebäude sind unterirdisch miteinander verbunden, die Tunnel sind zum Glück beheizt, sodass Edda im Bett nicht zu kalt bekam. Der Arzt in der Hautabteilung sah nur kurz auf die Wunde und meinte, dass diese nicht so schlimm sei. Mit einer neuen Medikation sollte sie gut therapierbar sein. Der Tag verlief sehr entspannt. Als ich um 20 Uhr ging, schlief Edda noch nicht richtig. Sie hatte mal wieder Zuckungen, die sie nicht schlafen ließen.“

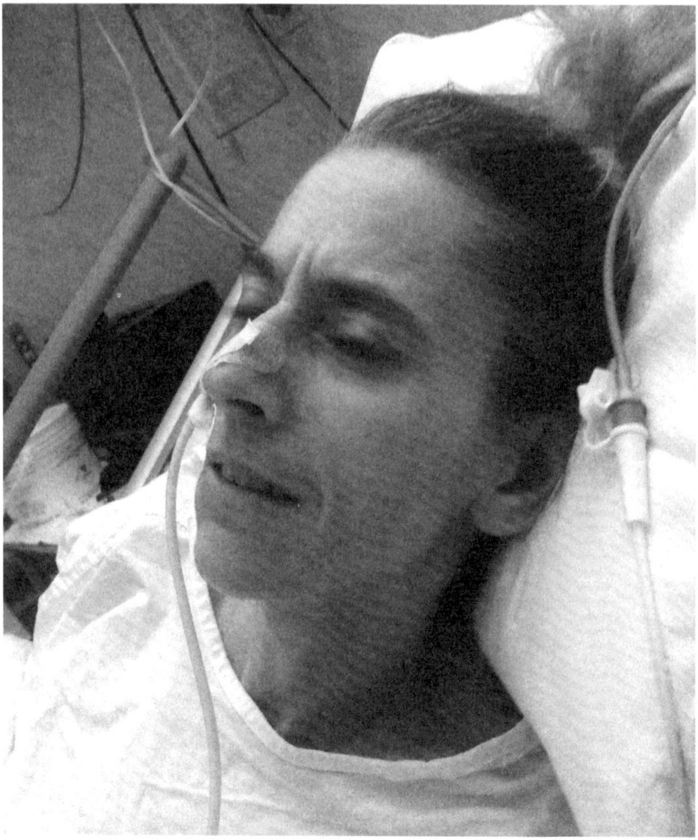

Selbst ein kleines Lächeln kann zur großen Freude werden.

Samstag, 13. März 2010

„Heute gibt es nichts Nennenswertes zu erzählen, es war ein ruhiger, entspannter Tag. Edda war sehr müde, hatte aber keine Probleme mit Sauerstoff. Sie ist insgesamt viermal im Mundraum abgesaugt worden, das machte ihr aber nichts aus. Einige Krankenschwestern verabschiedeten sich von uns, da sie bis Montag nicht mehr im Einsatz sind. Ich bekam von Zweien sogar die privaten Handynummern. Ich könnte sie anrufen, wenn wir Probleme bekämen. Das ist unglaublich nett und ich bin dafür sehr dankbar. Ich bin froh, wenn es nichts zu berichten gibt, das heißt auch, dass wir heute keine Komplikationen hatten.“

Sonntag, 14. März 2010

18.30 Uhr: Sie hat gelächelt!

21.50 Uhr: Edda hat gelächelt und das sogar so lange, dass ich die Möglichkeit hatte, das Lächeln im Bild festzuhalten. Heute war ich den ganzen Tag im Krankenhaus. Edda war wach und entspannt, wir schauten zusammen einen Film mit Heinz Erhardt. Sie schaute sehr intensiv, aber gegen 16 Uhr fing sie leider wieder an, zu rasseln. Ein Absaugen war dringend notwendig. Gegen 18.30 Uhr war sie vom Rasseln befreit und brauchte zum Glück keinen zusätzlichen Sauerstoff. Cristin kam zu Besuch und endlich hatte Edda ein Lächeln für uns übrig. Nach so langer Zeit konnte ich sogar ein Foto machen, das Lächeln war so schön. Sie schlief zwar ab 18.45 Uhr ein, aber wachte immer nach kurzer Zeit auf. Als ich um 20 Uhr ging, schlief sie aber friedlich und sehr fest. Morgen kommt sie nach Hause.

Montag, 15. März 2010

Schon um 9.30 Uhr war ich im Krankenhaus, aber Edda war wohl nach der ganzen morgendlichen Anstrengung eingeschlafen. Von 10 bis 12 Uhr war sie ab und zu wach, aber es ging ihr gut. Sie brauchte keinen Sauerstoff, um das Absaugen kommt man leider nicht herum. Komischerweise muss sie im Krankenhaus öfter abgesaugt werden als zu Hause. Vielleicht hat es doch etwas mit der Umgebung zu tun?

Im Lebensmittelmagazin wurde mir Eddas Nahrung für einen Monat bereitgestellt. Der ganze Kofferraum war voll. Sie bekommt jetzt drei Flaschen (500 ml) am Tag. Bis jetzt bekam sie immer nur zwei Flaschen. Dementsprechend nahm sie ab, beim letzten Wiegen brachte sie knapp 37 Kilo auf die Waage. Jetzt soll sie zunehmen, die drei Flaschen verträgt sie recht gut. Allerdings ist schon in der Früh damit zu starten, da sie immer nur 100 Milliliter in der Stunde bekommt. Die ganze Prozedur dauert somit volle 15 Stunden.

Gegen 16 Uhr kam das Weiße Kreuz und holte Edda ab, ich fuhr hinterher. Der Abschied im Krankenhaus war sehr herzlich, die Krankenschwestern machten mir/uns Mut für die Zukunft. Heute Abend rief mich sogar noch eine der Krankenschwestern an und fragte, wie es uns geht. Unglaublich diese Anteilnahme. Marion rief mich ebenfalls an und teilte mir mit, dass sie morgen früh vorbei kommt. Ich bin sehr gerührt über so viel Hilfe.

Knudl ist sehr entspannt, obwohl die Fahrt hierher für sie sehr anstrengend war. Sie schläft jetzt tief und fest. Ich glaube, sie hat erkannt, dass sie nun wieder zu Hause ist.

Dienstag, 16. März 2010

Der Tag beginnt zu Hause um 6 Uhr. Als Erstes bekommt Knudl die Medizin und gleich danach das Essen. Das Essen „läuft" dann bis circa 22 Uhr. Wenn man die Geschwindigkeit erhöht, besteht die Gefahr, dass sie es wieder hoch spuckt oder eventuell Durchfall bekommt. Edda war noch nicht wach, aber das muss sie auch nicht sein. Sie wachte genau richtig zur Körperpflege auf, denn Manfred kam um 8.30 Uhr. Zeitgleich war auch Marion bei uns und machte die Medikation am Dekubitus. Sie meinte, dass die Wunde besser aussieht.

Während die beiden mit Edda beschäftigt waren, erledigte ich einige bürokratische Angelegenheiten (Krankschreibung, Steuererklärung usw.). Um 9.30 Uhr war ich zurück. Edda hatte die Körperpflege hinter sich gebracht, daraufhin setzte ich sie in den Rollstuhl. Da sie schon lange nicht mehr in ihm saß, war die Haltung für sie wohl ungewohnt, dementsprechend steif war sie. Bis 13 Uhr ließ ich sie dort, dann wurde sie sehr müde, und ich legte sie zurück ins Bett. Sie schlief immer nur kurz ein und leider bekam sie ab 16 Uhr einen leichten Husten. Es bildete sich sehr viel Schleim in ihrem Mund und die Sauerstoffsättigung fiel auf 78. Ich saugte sie ziemlich lang ab, aber der Wert ging nur auf 83 hoch. Also musste sie seit fünf Tagen zum ersten Mal wieder etwas Sauerstoff bekommen: zwei Liter für einen Zeitraum von zwei Stunden. Der Wert ging auf 95 hoch, ohne Sauerstoff fiel er noch mal auf 92, was aber völlig in Ordnung ist. Jetzt hustet sie immer noch ein wenig und kann nicht einschlafen. Am Abend saugte ich sie noch zweimal ab, in der Hoffnung sie vom Husten zu befreien. Das gelang nur teilweise. Gleich ist ihr Essen fertig und ich muss ihr noch einen halben Liter Wasser geben. Gegen 23 Uhr ist sie umzulagern, das wird nun in Zukunft mein Rhythmus sein. Aber für Edda mache ich es sehr gerne, ich bin glücklich sie daheim zu haben.

Mittwoch, 17. März 2010

6.30 Uhr: Nein, keine Sorge, ich bekomme genug Schlaf. Knudl schläft sehr brav und lang durch, aber heute Morgen war ihr

Bett nass. Wahrscheinlich ist mal wieder etwas mit dem Katheter. *(Meine Eltern machten sich Sorgen um mich, ob ich genügend Schlaf hätte.)*

21.16 Uhr: Wie schon beschrieben hatten wir gegen 6 Uhr ein Malheur. Der Katheter ist wohl etwas herausgerutscht und so ist der ganze Urin ausgelaufen. Alles war nass, auch Knudl war klitschnass von oben bis unten. Sie zitterte und schnaufte schnell, und ich merkte, dass es ihr sehr unbehaglich war. Um alles austauschen zu können, legte ich sie auf die Couch. Und um ganz sicher zu gehen, legte ich Edda eine Windel an und zwei Schichten Windelunterlagen, dann konnte ich endlich das Bett auswechseln. Um 7.45 Uhr legte ich sie in ihr frisch bezogenes Bett zurück, Manfred kam schon um 8.15 Uhr, Edda hatte wirklich Stress. Bei der Körperpflege bemerkten wir, dass sich der ganze Verband des Dekubitus aufgelöst hatte. Manfred machte einen provisorischen Trockenverband. Um 9 Uhr kam dann Marion und kontrollierte den Katheter.

Am Nachmittag wollte sie noch einmal mit Elisabeth vorbeikommen, um die offene Wunde richtig zu verbinden. Wie erwartet war Edda nach der Körperpflege richtig müde und trotzdem oder vielleicht gerade deswegen entspannt. Ich ließ sie bis circa 13 Uhr im Rollstuhl, anschließend im Bett schlief sie eine gute Stunde richtig tief und fest, dann ging der Stress weiter. Marion und Elisabeth machten ihr einen Einlauf und den Verband. Sie hatte normalen Stuhlgang. Sie verträgt das Essen.

Um 16 Uhr kam Irene zu Besuch, eigentlich hatte sich noch mehr Besuch angekündigt. Ich vertröstete aber alle anderen, da Knudl sehr müde von den ganzen Anstrengungen war. Eigentlich war es ein guter Tag, weil es ihr gut ging, für die nebenhergehenden Probleme kann sie absolut nichts. Ich glaube auch, dass sie es genießt, zu Hause zu sein. Ab 20 Uhr schlief sie ein. Weil sie niesen musste, wachte sie öfter auf. Hoffentlich bahnt sich keine Grippe an. Sie musste heute nur zweimal abgesaugt werden und Sauerstoff war überhaupt kein Thema.

Donnerstag, 18. März 2010

Letzte Nacht hat Edda gegen 3 Uhr sehr schwer geatmet, und ich bin gleich zu ihr gelaufen. Sie schlief, atmete aber schwer und die Sauerstoffsättigung war gut (96). Die Magensonde hat ihr wohl etwas Luft genommen, denn als ich sie umgelagert hatte, ging es viel besser. Ich bin momentan vollkommen erkältet und habe Husten. Ich denke, ich habe sie angesteckt. Der Morgen und Vormittag verliefen aber doch ganz normal und Knudl war bis circa 13 Uhr im Rollstuhl. Im Bett schlief sie bis 15 Uhr, als Angie kam. Michaela kam auch noch zu Besuch und ich konnte ein paar Besorgungen erledigen. Um 16.30 Uhr war ich zurück. Edda war immer noch wach und es ging ihr recht gut bis auf den leidigen Husten. Leider mussten wir auch feststellen, dass der Katheter mal wieder durchlässig war. Edda war unten rum klatschnass und das Bett somit auch. Diesmal machte ich eine Spülung des Katheters, Marion hatte mir gezeigt, wie das geht. Was man nicht alles lernen kann. Knudl hat Urinsedimente (*Ablagerungen*), die zur Verstopfung des Katheters führen. Man kann das Problem nur mit einer Spülung lösen oder man tauscht den Katheter aus.

Meine Befürchtung bewahrheitete sich nun, Edda nieste und hustete viel. Ich habe sie wohl doch angesteckt. Dadurch bildete sich natürlich leider auch viel Schleim. Ich war gezwungen, sie wieder oft abzusaugen. Die Sättigung blieb aber immer perfekt (92–96). Knudl rasselte sehr heftig und ich leider auch. Gegen 19.30 Uhr schlief sie dann ruhig ein, dumm ist nur, dass sie in einer Stunde schon wieder umgelagert werden muss und das Essen fertig wird.

Freitag, 19. März 2010

Vorweggenommen war es heute ein sehr entspannter und ruhiger Tag. Da ich schlecht geschlafen hatte, konnte ich das Essen schon um 5 Uhr früh starten. Edda wachte kurz auf, schlief dann aber gleich weiter bis circa 8 Uhr, als Manfred zur Körperpflege kam. Auch die Körperpflege ging ganz locker vor sich, denn sie war sehr beweglich. Die Verkrampfungen waren endlich mal gelöster und man konnte ihre Arme und Beine leichter bewegen. Ab 9.30 Uhr war sie dann im Rollstuhl, dort ließ ich sie bis circa 14 Uhr. Aber es hat sie wohl angestrengt, so lange zu sitzen. Ich muss die Sitzzeit unbedingt verkürzen, denn Marion machte mich auf rote Flecken auf Eddas Po aufmerksam. Ich beschloss, sie von nun an zweimal am Tag in den Rollstuhl zu setzen und dabei jeweils die Zeit zu verkürzen. Marion hat den Dekubitus am Steißbein verbunden. Das

Loch ist zwar größer geworden (6 cm), hat aber keine schwarzen Ränder mehr. Die offene Wunde muss täglich therapiert werden. Der darauf folgende Einlauf war erfolgreich.

Marion und ich mussten noch etwas Papierkram erledigen, während Edda erschöpft schlief. Der Gesundheitssprengel ist angehalten, genau festzulegen, wer für was zuständig ist. Jetzt ist mir erst so richtig klar geworden, wie viel Verantwortung ich mit der Entscheidung übernommen habe, Edda nach Hause zu holen. Aber es war die einzig richtige Entscheidung. Ich liebe sie, in guten und schlechten Zeiten. Ich merke auch, dass sie sich hier einfach wohler fühlt. Das ist ihr Zuhause, da gehört sie hin, wir sind ihre Familie und wir sind immer für sie da. Seit Oktober ist dies nun der längste Zeitraum, den sie daheim verbringt. Seit vier Tagen ist sie nun bei uns. Am 2. Februar waren es viereinhalb Tage, als die Lungenentzündung uns einen Strich durch die Rechnung machte.

Jetzt ist es 20.55 Uhr, Fabian schaut bei ihr fern, sie schläft friedlich dabei. Ihr Essen müsste in 20 Minuten fertig sein und um 23 Uhr ist sie umzulagern. Der Husten ist etwas besser geworden, ich musste sie nur einmal absaugen. Nur aus dem Mund, der Speichel hatte sich im Mundraum angesammelt.

Samstag, 20. März 2010

Ich werde mir jetzt angewöhnen, Edda das Essen ab 5 Uhr früh zu geben, denn für mich ist das angenehmer. Das Essen ist dann spätestens um 22 Uhr fertig. Edda hat die ganze Nacht gut geschlafen. So lang und so fest, ich musste sie zur Körperpflege wecken. Aber sogar hierbei schlief sie immer wieder ein. Anna war für den Wochenenddienst der Hauspflege eingeteilt. Diesmal ließ ich Knudl nur eineinhalb Stunden im Rollstuhl und legte sie um 11.30 Uhr zurück ins Bett, wo sie gleich weiterschlief. Bis 15 Uhr schlief sie tief und fest, ab 19 Uhr war sie dann wach. Ich saugte ihr nur einmal etwas Speichel aus dem Mund ab, ansonsten hatte sie eher erhöhte Temperatur. Sie hatte am Nachmittag 39,6 °C. Ich gab ihr ein fiebersenkendes Medikament, bis zum Abend war sie dann wieder fieberfrei.

Eine Besonderheit gab es heute dann doch noch, von circa 20 bis 21.45 Uhr stöhnte sie, teilweise sogar sehr laut. Ich konnte aber nichts feststellen, dass es ihr irgendwie schlecht ginge. Für mich war es wunderschön von ihr Geräusche – wenn auch in solcher

Form – zu hören. Ich habe sie nachmittags nicht – wie geplant – in den Rollstuhl gesetzt. Zum einen, weil sie Fieber hatte und zum anderen, weil sie müde war und viel schlief.

Sonntag, 21. März 2010

Heute Morgen war das Fieber wieder da (38,6 °C). Edda war sehr müde und schlief viel. Ich gab ihr wiederum ein fiebersenkendes Mittel, nachdem das Fieber im Laufe des Vormittags sogar auf 39,6 °C anstieg. Aufgrund dessen ließ ich sie den ganzen Vormittag im Bett. Gegen 13 Uhr setzte ich sie für eine halbe Stunde in den Rollstuhl, damit sie mal wieder aufrecht sitzen konnte. Ab 14 Uhr begann sie vermehrt zu husten und ich musste sie ein ums andere Mal absaugen. Wenigstens war sie am frühen Nachmittag fieberfrei. Leider stieg es am späten Nachmittag wieder und hatte gegen 17 Uhr seinen Höhepunkt (40,3 °C). Das Medikament tat seine Wirkung. Um 19 Uhr war sie fieberfrei, war aber total durchgeschwitzt. Ich wechselte Laken, Pyjama und legte ein Handtuch auf ihr nasses Kopfkissen. Der Husten ließ sie nun nicht mehr schlafen. Jetzt ist es 21.54 Uhr, die Temperatur steht momentan auf 37,1 °C und sie schläft endlich. Hoffentlich ist der Husten morgen besser und sie wieder fieberfrei. Es ist schon sehr beunruhigend, wenn eine Bronchitis dazukommt. Ich habe dieselbe Bronchitis und weiß, wie schlimm sie ist. Die Sättigung ist immer im grünen Bereich (90–96). Das ist gut – wenigstens etwas.

Montag, 22. März 2010

Heute Morgen war Knudl fieberfrei, doch leider stieg die Temperatur im Laufe des Vormittags auf 39,5 °C. Wieder kam das fiebersenkende Medikament zum Einsatz. Um 14.30 Uhr war sie fieberfrei, aber ab 16.30 Uhr begann, die Temperatur zu steigen. Um 21.45 Uhr gab es dann einen weiteren Höchststand mit 39,7 °C. Wieder setzte ich das Medikament ein.

Da das Fieber unser primäres Problem ist, war heute eine Fiebermessung der erste Tagesordnungspunkt. Trotz Fiebers ging es Edda vormittags recht gut, sie war sehr entspannt und verbrachte eine Stunde im Rollstuhl. Danach im Bett schlief sie gleich, aber nur kurz, denn das Fieber machte ihr zu schaffen.

Die Bronchitis war etwas besser, trotzdem hielt ich es für besser, unseren Hausarzt Dr. Toniutti zu rufen. Er wollte am späten

Nachmittag vorbeikommen. Marion und Elisabeth kamen gegen 15 Uhr und machten einen Einlauf, obwohl Knudl gerade eingeschlafen war. Ab 17 Uhr bekam Edda zunehmend Probleme mit der Bronchitis, sie hustete viel und musste dementsprechend oft abgesaugt werden. Auch wieder durch die Nase, es hatte sich zu viel tief liegender Schleim gebildet. Gegen 18 Uhr kam Dr. Toniutti vorbei, er horchte Edda ab und meinte, die Lungen wären frei. Das beruhigte mich ungemein. Edda muss nun Antibiotika nehmen, die ich ihr morgens und abends geben muss. Knudl hat nach 19 Uhr so schön tief und fest geschlafen. Während ich nun diese Zeilen schreibe, beginnt sie wieder fürchterlich zu husten und ich denke, ich muss sie gleich wieder absaugen. Muss denn immer wieder etwas sein?

Dienstag, 23. März 2010

Zunächst einmal die Fiebermeldung: Heute Morgen (8 Uhr) hatte Edda ohne fiebersenkendes Medikament 38,1 °C, um 10 Uhr war sie auf 37,2 °C, um 12 Uhr auf 36,6 °C. Dann stieg das Fieber leider wieder, um 14 Uhr kam sie auf 38,6 °C und um 14.45 Uhr dann auf 39,1 °C. Ich rief Dr. Toniutti an und fragte ihn um Rat. Er meinte, wir hätten ja noch 36 Stunden, bis das Antibiotikum anspreche. Sollte Edda nach dieser Zeit immer noch so hoch Fieber haben, müsste sie leider wieder ins Krankenhaus. Nach dem Gespräch gab ich Edda wieder eine Tablette, um 16.30 Uhr war sie dann auf 38,2 °C, 17.30 Uhr 37,8 °C und ab 18 Uhr bis jetzt auf 36,6 °C. Hoffentlich bleibt es so.

Der Morgen begann sehr entspannt. Edda scheint die Körperpflege in der Früh zu genießen, sie ist sehr locker und sie lässt sich leicht bewegen. Ich ließ sie eine gute Stunde im Rollstuhl. Sie hustete nur vereinzelt. Ich bemerkte aber, dass sie viel Schleim angesammelt hatte. Noch im Rollstuhl begann ich, sie zum ersten Mal abzusaugen. Danach legte ich sie ins Bett und sie schlief gleich ein. Ab 14 Uhr wurde der Husten ganz schlimm, sie wachte auf und ich musste sie sehr oft absaugen. Das Ganze zog sich bis 15.30 Uhr hin, ich hätte nie gedacht, dass eineinhalb Stunden nie enden wollen. Sie war sehr schwach und müde und schlief ein, wachte aber kurz darauf mit Husten auf.

Ich hoffte, dass sich die Situation nun beruhigen würde, das war aber leider nur scheinbar. Zwar wurde die Bronchitis besser und auch das Fieber war zurückgegangen, dafür tat sich das nächste Problem auf. Die Sauerstoffsättigung ging in den Keller (78). Es begann das große Absaugen und auch der Sauerstoff wurde wieder benötigt. Bis 23 Uhr ließ ich sie über die Brille mit 2 Litern beatmen, dann war der Wert hervorragend (97). Jetzt konnte ich sie vom Sauerstoff trennen. Ich muss das aber weiter beobachten, gleich muss sie umgelagert werden. Dann werde ich alles messen und entscheiden, ob ich sie die Nacht am Sauerstoffgerät angeschlossen lasse.

Solche Tage wie heute sind grausam, Edda leidet und wir versuchen wirklich alles. Wieso musste ich sie so anstecken? Ist sie nicht schon genug gestraft? Ich hoffe so sehr, dass es morgen besser geht, denn ich möchte sie auf keinen Fall schon wieder ins Krankenhaus schicken müssen.

Mittwoch, 24. März 2010

Endlich mal wieder ein ruhigerer Tag für Knudl, das Fieber ging nie über 38,2 °C hinaus und ich musste ihr kein fiebersenkendes Mittel mehr geben. Allein die Sauerstoffsättigung machte mir noch Kummer. Ich probierte aber, sie ohne Sauerstoff zu lassen. Das hat ganz gut geklappt. Obwohl sie manchmal im roten Bereich war, erholte sie sich und kam auf einen guten Wert (90). Bei der Körperpflege heute früh hustete sie sehr viel, es bildete sich dementsprechend viel Schleim. Im Rollstuhl ging es dann besser, sie hustete weniger und ihre Atmung war auch etwas besser. Ich ließ sie nur eine Stunde im Rollstuhl, im Bett schlief sie wie üblich gleich ein. Sie schlief bis circa 14 Uhr, gegen 15.30 Uhr kamen die Krankenschwestern. Kurz, nachdem diese gegen 16.45 Uhr gegangen waren, begann Edda stark zu husten. Ich saugte sie ein paar Mal ab, aber durch den Husten bildet sich binnen kürzester Zeit gleich wieder neuer Schleim. Um 18.30 Uhr setzte ich sie in den Rollstuhl und die Situation wurde besser. Sie tut sich wohl leichter, wenn sie aufrecht sitzt. Um 19.45 Uhr legte ich sie zurück ins Bett. Sie schlief gleich ein. Anschließend kontrollierte ich stündlich Sättigung und Fieber. Eben gerade wieder, als ich sie umlagerte. Die Sättigung ist bei 93 und das Fieberthermometer zeigt 37,3 °C – das alles ohne Sauerstoff und Tabletten. Wenn es so bleibt, muss sie sicher nicht ins Krankenhaus.

Donnerstag, 25. März 2010
Zum Glück war Edda heute Morgen fieberfrei. Dr. Toniutti und ich beschlossen, sie zu Hause zu lassen. Sie bekommt dreimal täglich für drei Tage Antibiotika, danach zweimal täglich. Die Sauerstoffsättigung war dafür im roten Bereich (84), obwohl sie sehr ruhig atmete. Nach dem Absaugen wurde es besser, so kamen wir um zusätzlichen Sauerstoff herum. Nach der Körperpflege blieb sie für eineinhalb Stunden im Rollstuhl. Danach im Bett schlief sie eine gute Stunde tief und fest, dann blieb sie wach und hatte keine Sättigungsprobleme mehr, zudem blieb sie fieberfrei. Ab 16 Uhr bekam Edda erhöhte Temperatur (38,6 °C). Ich beschloss aber, auf das fiebersenkende Medikament noch zu verzichten. Und wirklich: Das Fieber ging von allein zurück, um 18 Uhr war sie auf 37,5 °C und ab 19.30 Uhr absolut fieberfrei.

Dr. Toniutti meinte, dass das Fieber auch vom geschädigten Gehirn ausgelöst sein könnte. Positiv ist, dass ihr Körper darauf in dieser Form reagiere, ihre körpereigenen Abwehrstoffe seien also noch da. Ich weiß aber nicht, ob ich mich darüber freuen oder traurig sein soll. Aber ich bin schon sehr froh, dass sie wieder stabil ist, auch wenn sie immer noch hustet und abgesaugt werden muss. Von 18 bis 19.30 Uhr blieb sie im Rollstuhl, denn mir kommt vor, dass ihr das sehr gut tut. Sie atmet viel besser und auch der Hustenreiz ist weniger.

Freitag, 26. März 2010
Das Thema Fieber können wir wohl bald abschließen, denn nur einmal stieg im Laufe des Tages ihre Temperatur (38 °C). Ohne Medikament kam sie auf 37,1 °C herunter, man kann also sagen sie ist fieberfrei. Auch die Sättigung war gut, nur Husten tut sie eher noch viel.

Der Tag verlief auch heute sehr entspannt, sie wollte den ganzen Tag nicht schlafen und blieb sogar am frühen Nachmittag wach. Überraschenderweise reagierte sie nicht nur auf die Kinder. Als ich neben ihr saß und ihren Namen sagte, blickten ihre Augen in meine Richtung. Ich hielt ihre linke Hand, die noch nicht so verkrampft ist, und sie drückte meine Hand ganz fest. Es ist wunderschön, solche Reaktionen bei ihr feststellen zu dürfen. Heute bekommt sie viel mit.

Samstag, 27. März 2010

8.33 Uhr: Die Nacht war gut. Edda ist fieberfrei und der Sauerstoff ist in Ordnung, leider hustet sie aber immer noch. Es ist eine schreckliche Zeit, man kann nur versuchen, es Edda so angenehm und entspannt wie möglich zu machen. Ich glaube, das gelingt uns recht gut. Wir können inzwischen mit der Krankheit ganz gut umgehen, und es ist schön, sie bei uns zu haben. Ich bin sehr glücklich, dass Edda wieder stabil ist. Niemand kann sagen, wann Knudls Leiden ein Ende haben wird, es kann morgen sein, genauso wie in einigen Monaten. Ich genieße jeden Tag mit ihr und ein Blick in ihre Augen gibt mir Kraft.

22.34 Uhr: Ja, sie blieb fieberfrei, dafür kam allerdings Durchfall dazu. Leider hat der Durchfall auch den Verband ihrer Wundstelle durchdrungen und ist in die offene Wunde gelangt. Der Dekubitus schaut schlimm genug aus, das Loch ist ziemlich tief und man kann den Knochen vom Steißbein sehen. Manfred musste die ganze Medikation neu machen und die Wunde auswaschen, ich half ihm dabei. Sonst war der Tag entspannt und sie hustete weniger wie gestern. Sie bekam um 17 Uhr wieder Durchfall, und zwar sehr viel, wieder drang alles durch den Verband und nun musste ich sie säubern sowie neu verbinden. Zum Glück hatte ich heute Morgen zugeschaut, ansonsten hätte ich nicht gewusst, wie ich das hätte anstellen sollen. Am Schlimmsten war das tiefe Loch auszuwaschen. Während ich am Verbinden war, hatte Edda erneut Durchfall. Jetzt war auch das ganze Bett voll.

Das war recht stressig, schlussendlich habe ich das Ganze gut hinbekommen. Nachdem ich alles fertig hatte, setzte ich Edda für eineinhalb Stunden in den Rollstuhl. Aber zum Glück war nur falscher Alarm. Am Abend rief mich Dr. Toniutti an und bat mich um Hilfe. Eine seiner Patientinnen bräuchte das Wochenende unbedingt Sauerstoff. Ich gab ihm zwei Flaschen, Edda brauchte momentan keinen. Als er die Flaschen abholte, schaute er natürlich auch auf Edda. Ich berichtete ihm vom Durchfall. Wie ich schon vermutete, stammt dieser wohl vom Antibiotikum. Er riet mir, das Mittel abzusetzen, nachdem Edda nun auch wieder stabil war. Dafür werde ich ab morgen zweimal täglich ein Mittel zum Aufbau der Darmflora geben. Gegen 19.30 Uhr legte ich Edda in ihr Bett. Sie schlief sofort ein, nur unterbrochen von ein bisschen Husten, der sie kurz weckte.

Heute ist endlich das Schreiben für meinen Sonderurlaub gekommen. Gleich am Montag werde ich die Unterlagen an die Landesversicherungsanstalt schicken und hoffen, dass es dann ab 1. April mit dem bezahlten Sonderurlaub klappt.

Sonntag, 28. März 2010

Um 5 Uhr, als ich Edda umlagern wollte, war das ganze Bett voller Durchfall. Die Windel hat nicht viel zurückgehalten, außerdem ist der Durchfall sehr flüssig. Bis auf den Verband wechselte ich alles (Bettwäsche, Pyjama, Laken usw.). Um 8 Uhr wollte ich Fieber messen, aber als ich die Bettdecke hochzog, sah ich, dass schon wieder alles voll war. Manfred kam zum Glück etwas früher und machte auch den Verband neu. Nun waren allerdings die Verbandsmaterialien, Cremen usw. aufgebraucht. Aus der Apotheke, die am heutigen Sonntag Dienst hatte, holte ich die fehlenden Materialien. Unsere Waschmaschine läuft seit gestern auf Hochtouren.

Gegen 12 Uhr kam Dr. Toniutti und brachte mir eine Sauerstoffflasche zurück. Die Frau, die sie gebraucht hatte, verstarb schon nach der ersten Flasche. Mein Gott, der Tod ist so nah. Dr. Toniutti sah nach Edda, er meinte, dass wir das Essen für 24 Stunden aussetzen und dafür lieber Tee geben sollten. Ich tauschte sofort das Essen mit Tee aus. Edda war vormittags wieder eineinhalb Stunden im Rollstuhl. Um 13 Uhr schlief sie dann im Bett ein, wachte aber immer wieder auf. Ab 18 Uhr setzte ich sie erneut in den Rollstuhl. Nach weiteren eineinhalb Stunden legte ich sie zurück. Jetzt begann sie viel zu husten und litt unter extremer Schleimbildung. Ich saugte sie ein paar Mal ab.

Das Positive, jetzt hat sie keinen Durchfall mehr. Sie blieb auch heute fieberfrei und die Sauerstoffsättigung war einwandfrei. Knudl hat seit einigen Tagen mehr Zuckungen und der Speichel läuft ihr öfter aus dem offen stehenden Mund. Man muss ständig bei ihr sein.

Montag, 29. März 2010

Wie üblich war die Nacht sehr ruhig, Edda war gestern erst spät gegen 21.30 Uhr eingeschlafen. Sie schlief immer noch, als Manfred zur Körperpflege um 8.15 Uhr kam. Ich war sehr froh, dass das Bett diesmal nicht voller Durchfall war. Aber die Windel war dennoch voll. Es ist kein richtiger Durchfall mehr, schon viel fester. Ich beschloss, ihr wieder Essen zu geben. Im Laufe des

Vormittags telefonierte ich mit Dr. Toniutti und berichtete ihm von meinem eigenmächtigen Handeln. Er stimmte mir zu, riet aber die Dosierung etwas zurückzunehmen, was ich dann auch tat. Nach der Körperpflege ließ ich Edda zwei Stunden im Rollstuhl. Veronica war bei ihr, während ich einkaufen war. Danach legte ich Edda ins Bett. Sie wollte einschlafen, konnte aber nicht. Sie hatte sehr schleimigen Husten, einmal weiteten sich ihre Augen und sie rang nach Luft. Sofort begann ich mit dem Absaugen und es kam viel, sehr viel Schleim heraus. Dieser Vorgang wiederholte sich insgesamt dreimal. Endlich konnte sie friedlich und ruhig einschlafen, doch das dauerte leider nur eine halbe Stunde, dann kamen die Krankenschwestern vorbei. Während sie den Dekubitus auswuschen und neu verbanden, war Edda natürlich wieder hellwach. An der Hüfte entdeckten wir eine Blase, die gleich behandelt werden musste. Daraus kann nämlich ein weiterer Dekubitus entstehen. Als die beiden gegangen waren, konnte Knudl endlich ausruhen, inzwischen war es aber schon 16.30 Uhr. Aber es blieb nicht viel Zeit, ich setzte Edda um 17 Uhr in den Rollstuhl; Michaela leistete ihr dabei Gesellschaft. Knudl war sehr müde und nickte immer wieder ein.

Als ich um 18.30 Uhr wieder zu Hause war, legte ich sie, gleich, nachdem ich ihr die Medizin verabreicht hatte, ins Bett. Nun fing schon wieder der leidige Husten an, sie war wieder sehr verschleimt. Keine Ahnung, wie oft ich sie heute abgesaugt habe. Kaum war ich fertig, sind ihre Atemwege schon wieder zu gewesen. Ihr bleibt immer wieder die Luft weg. Ich bin am überlegen, ob ich ihr heute Nacht nicht doch Sauerstoff geben sollte. Um 23 Uhr lagere ich sie um, dann werde ich entscheiden, was ich tue.

Dienstag, 30. März 2010

Heute brauche ich nicht viel zu schreiben, denn es war ein guter und entspannter Tag für Edda. Sie hatte keinen Durchfall mehr und ich gab ihr wieder ganz normal zu essen. Sie ist immer noch fieberfrei und ihre Sauerstoffsättigung ist weitestgehend seit Tagen im grünen Bereich. Manfred hat ihr heute die Haare gewaschen. Je mehr sie es genießt, desto müder wird sie. Trotzdem ließ ich sie gute zwei Stunden im Rollstuhl, ehe ich sie in Bett legte. Ich machte es ihr gleich und schlief ebenfalls eine gute Stunde, das tat gut.

Am Nachmittag kam Cristin zu Besuch, so konnte ich wieder ein paar Dinge erledigen. Ab 17 Uhr bekam Edda wieder ihren täglichen Husten mit Schleimbildung. Seitdem muss ich sie wie üblich andauernd absaugen. Ich setzte sie wieder zwei Stunden in den Rollstuhl, das tut ihr einfach gut, trotz Hustens. Sie schläft jetzt seit 19.30 Uhr, war aber immer wieder wach durch den Hustenreiz. Mit der Schleimbildung ist es wie gestern, sie bekommt keine Luft, dann muss ich schnell handeln. Das Babyfon ist Gold wert, denn ich bekomme alles mit, was bei ihr gerade passiert.

Mittwoch, 31. März 2010

Alles im grünen Bereich heute: Kein Fieber, Sauerstoff okay, kein Durchfall, nur noch ein wenig Husten, der abends heftiger wird. Am Morgen schläft Edda immer länger. Wenn ich sie um 5 Uhr umdrehe, wacht sie zwar auf, schläft dann aber weiter. Ich bin um 7 Uhr wieder auf und richte die Medizin, messe Fieber und Sauerstoffsättigung, sauge gegebenenfalls Speichel ab, entleere den Katheter, schaue nach, ob sie Stuhlgang hatte, unterbreche das Essen, um Wasser zu geben usw. Sie schläft dann weiter und wacht erst auf, wenn Manfred zur Körperpflege kommt. Der Hauspflegedienst wird auch am Osterwochenende für uns zur Verfügung stehen. Nur mit den Krankenschwestern ist noch abzuklären, ob sie am Ostermontag kommen.

Edda bleibt jetzt vormittags und nachmittags für jeweils zwei Stunden im Rollstuhl. Es macht sie zwar sehr müde, aber es ist für ihre Atmung einfach gut und auch sonst tut ihr die Mobilität gut. Der für heute geplante Einlauf wurde aufgrund des Durchfalls weggelassen. Der Dekubitus sieht schlimm aus, man sieht den Knochen vom Steißbein. Am Nachmittag war Besuch da. Als ich Edda gegen 19 Uhr ins Bett legte, begann heftiger Husten mit Schleimbildung. Ich saugte sie wieder ein ums andere Mal ab und dennoch war sie nach ein paar Minuten wieder verschleimt. Es dauerte bis 22 Uhr, bis ich sie endlich vom Schleim befreien konnte und sie einschlief. Wenn bloß dieser Husten aufhören würde.

Donnerstag, 1. April 2010

Auch heute war wieder alles ruhig und entspannt. Edda schlief viel, das lag vielleicht auch am Wetter, denn es ist kalt und regnet schon den ganzen Tag. Sie wachte immer nur kurz auf, wenn ich

Fieber maß oder sie umlagerte. Anna war zur Körperpflege eingeteilt. Edda ließ sich leicht bewegen und war während der Wäsche wach. Auch im Rollstuhl war sie weitestgehend wach, aber kaum im Bett, schlief sie gleich ein. Bis 16 Uhr schlief sie fast durch, nur unterbrochen von kurzen wachen Momenten. Ab 17.30 Uhr im Rollstuhl war alles gut, aber wie immer begann sie zu husten, als ich sie ins Bett legte. Ich muste Sie ein ums andere Mal absaugen. Jetzt ist es 21 Uhr und sie rasselt immer noch, aber sie schläft tief und fest und der Sauerstoff ist ok. Hoffentlich bleibt es so.

Freitag, 2. April 2010

Der Vormittag sollte für Edda sehr stressig werden. Zuvor schlief sie aber noch, als Manfred zur Körperpflege kam. Danach war sie für zwei Stunden im Rollstuhl. Um 11 Uhr legte ich sie ins Bett und genau jetzt kamen die Krankenschwestern. Sie wollten mir einen Crashkurs für die Wundpflege geben. Sie werden über die Osterfeiertage nicht arbeiten, somit muss ich den Dekubitus auswaschen und verbinden. Ich hatte es zwar schon einmal gemacht, aber der Anblick ist fürchterlich und mir graut davor. Das Loch ist jetzt etwa sechs Zentimeter im Durchmesser und an der tiefsten Stelle wohl zwei Zentimeter tief. Man kann den Knochen vom Steißbein sehen. Mit dem Morphium hat Edda keine Schmerzen. Aber es tut mir in der Seele weh, so ein Riesenloch in ihrem Körper zu sehen. Ich werde auch das noch lernen (müssen). Wichtig ist, dass die Wunde trocken gehalten wird. Ich hatte gedacht, dass Edda nun schlafen würde, nachdem sie alles über sich ergehen ließ. Sie schlief auch ein, aber nur kurz. Der Husten ist heute wieder einmal schlimmer und lässt sie nicht zur Ruhe kommen. Ab 16 Uhr bekam sie auch leider wieder Fieber (39,7 °C). Da ich diese Situation inzwischen kenne, reagiere ich nicht sofort mit fiebersenkenden Medikamenten. Normalerweise geht das Fieber im Laufe des Abends von alleine wieder weg. Und wirklich, um 22 Uhr hatte sie nur noch 37,3 °C. Von 17.30 bis 19.30 Uhr setzte ich sie in den Rollstuhl, die Zeit vergeht immer so wahnsinnig schnell. Überhaupt vergehen die Tage so schnell, kaum zu glauben, dass wir jetzt schon im April sind. Knudl schläft seit 20.30 Uhr, der Husten weckt sie oft auf. Dabei bekommt sie einen Schreck und fängt am ganzen Körper an zu zittern.

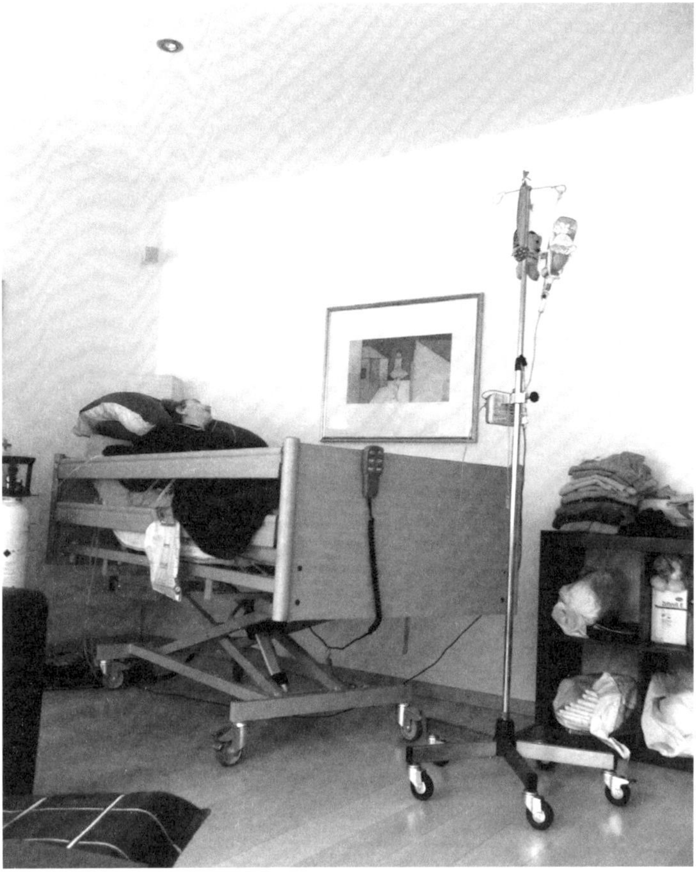

Edda in Hauspflege mit verstellbarem Bett und allem, was man für die Hauspflege braucht.

Samstag, 3. April 2010

Heute kann ich mich kurzfassen: keine besonderen Vorkommnisse. Edda hatte einen guten Tag. Wie immer war heute früh die Körperpflege, danach zwei Stunden im Rollstuhl, genauso wie am Nachmittag. Es hat sich so etwas wie Routine eingestellt, nur unterbrochen von Husten und mehrmaligem Absaugen. Aber ich bin froh und dankbar über diese Routine, damit wir wenigstens etwas Normalität haben. Ich hoffe, dass dieser Zustand noch sehr lange anhält, ohne eine weitere Verschlechterung feststellen zu müssen. Seit 20 Uhr schläft Edda, aber der Husten plagt sie immer noch. Ich fürchte, ich muss sie auch wieder absaugen. Morgen ist Ostersonntag und ich mache wie alle Jahre Spargel mit Bozner Soße. Das Essen hat Edda geliebt. Schade, dass sie nichts davon essen kann.

Sonntag, 4. April 2010

Es war zum Glück wieder ein ruhiger Tag. Gegen 9 Uhr kam Martha und machte die Körperpflege. Edda schlief noch, als sie kam. Nach der Morgenwäsche war Knudl für zwei Stunden im Rollstuhl. Obwohl sie sehr müde war, schlief sie im Bett nicht ein. Gegen 14.30 Uhr machte ich dann zum ersten Mal die Medikation am Dekubitus. Ich war sehr nervös und natürlich vergaß ich etwas. Nachdem ich fast fertig war, fiel mir ein, dass ich die eine Creme vergessen hatte. Also alles wieder raus und praktisch noch mal von vorne. Die Wunde verbinden war dann doch nicht so schlimm, wie ich es mir vorgestellt hatte. Und Edda war währenddessen so brav, sie machte es mir leicht. Um 17 Uhr kamen Irene, Roland und Katrin. Ich setzte Edda in den Rollstuhl, so konnte sie bei uns sein. In der Küche saßen wir zusammen, quatschten, aßen und tranken etwas und Edda war mittendrin. Ich denke, das gefiel ihr. Als alle gegangen waren, legte ich Edda um 19 Uhr ins Bett. Jetzt hustete sie wieder viel und war oft abzusaugen.

Montag, 5. April 2010

Letzte Nacht war anstrengend, denn Edda hatte viel gehustet, und ich bin öfter zu ihr ins Wohnzimmer gegangen, um nach ihr zu sehen. Es ging aber ganz ohne Absaugen, dafür waren wir beide heute früh wie gerädert. Helga kam zur heutigen Körperpflege. Danach im Rollstuhl schlief Knudl oft ein und im Bett dann tief und fest. Ich nutzte die Gelegenheit, auch etwas Schlaf nachzuholen. Ab 17.30 Uhr setzte ich sie wieder in den Rollstuhl, denn sie begann, wieder viel zu husten. Leider hat sie immer mehr Schluckprobleme. Der Speichel sammelt sich im Mund, bis er herausläuft. Man muss sie ständig sauber machen. Zurück im Bett schlief sie gleich ein – bis jetzt noch ohne Probleme und Absaugen.

Dienstag, 6. April 2010

Die Nacht war diesmal gut. Edda hat wohl durchgeschlafen und schlief noch, als Manfred zur Körperpflege kam. Wie immer setzte ich sie danach für zwei Stunden in den Rollstuhl, danach wieder ins Bett, wo sie bis gegen 14.30 Uhr schlief. Irene blieb bei Edda und rief mich besorgt an, nachdem Knudls Temperatur auf 39,4 °C angestiegen war. Ich sagte ihr, dass dies normal sei. Sie bekommt jeden Tag am Nachmittag erhöhte bis hohe Temperatur. Bis zum Abend fällt das Fieber dann wieder von alleine. Anscheinend geht das Fieber von ihrer offenen Wunde oder vom Gehirn aus. Ihr Körper wehrt sich und das Fieber beunruhigt mich nicht mehr. Um 16 Uhr war ich zurück und nur eine halbe Stunde später kamen die Krankenschwestern für die Medikation der offenen Wunde. Dann noch zwei Stunden im Rollstuhl. Zurück im Bett kam der große Husten mit Schleim und oftmaligem Absaugen.

Mittwoch, 7. April 2010

Heute bekam ich gegen 4 Uhr einen Schreck. Edda hustete fürchterlich und japste nach Luft. Ich musste sie absaugen, danach war alles in Ordnung. Ich nutzte die Gelegenheit und startete schon das Essen. Manfred war um 8.15 Uhr da. Leider musste das Haarewaschen ausfallen, weil die Krankenschwester um 9.15 Uhr kommen wollte. Die Medikation am Dekubitus muss nun täglich erfolgen, da wir uns dadurch Besserung erhoffen. Nachdem Knudl ihre Zeit im Rollstuhl verbracht hatte, legte ich sie ins Bett, aber heute wollte sie nicht schlafen. Sie blieb sogar noch wach, als Cristin und Michaela zu Besuch kamen. Von 17 bis 19 Uhr war dann wieder Rollstuhlzeit. Kaum hatte ich sie zurück ins Bett gelegt, klingelte Dr. Toniutti an der Tür. Er wollte sich Knudl noch einmal ansehen, bevor er für zwei Wochen in Urlaub geht. Er ließ mir seine private Handy-Nummer, unter der ich ihn immer erreichen könne, da. Dabei hatte ich die schon. Das ist aber für mich schon sehr beruhigend. Edda war sehr stabil, die einzige Baustelle ist momentan der Dekubitus. Wenn man vom Husten und der Schleimbildung am Abend absieht. So wie auch heute, allerdings ging es natürlich erst los, als der Arzt schon wieder weg war.

Donnerstag, 8. April 2010

Endlich konnte Manfred Edda die Haare waschen. Sie genießt das sehr, ist aber danach ziemlich müde. Im Rollstuhl schlief sie andauernd ein, deswegen ließ ich sie nicht so lange sitzen. Zurück im Bett schlief sie sofort tief und fest ein, musste aber leider kurz darauf geweckt werden. Die Krankenschwester kam zur Medikation, so wurde es erst 12.30 Uhr, als sie endlich in Ruhe schlafen durfte. Diesmal begann Edda schon im Rollstuhl ab 17.30 Uhr mit dem Husten und es bildete sich so viel Schleim, dass ihr zeitweise die Luft wegblieb. Ich habe nicht mitgezählt, wie oft ich die Arme im 20-Minuten-Rhythmus abgesaugt habe. Jetzt ist sie zwar eingeschlafen, aber es rasselt schon wieder sehr in ihrem Hals. Ich denke, das wird eine unruhige Nacht werden. Ich bin fix und fertig und werde mich jetzt auch hinlegen.

Freitag, 9. April 2010

Wie vermutet war es eine schlimme Nacht, während der Tag eher normal verlief. Etwa alle zwei Stunden musste Knudl abgesaugt werden. Nach der für Edda entspannenden Körperpflege kamen die Krankenschwestern, diesmal mit einer Kollegin, die sich gut mit offenen Wunden auskennt. Sie sollte sich Eddas Dekubitus ansehen und eventuelle Änderungen zur Medikation vorschlagen. Sie schnitt eine ganze Menge faules Fleisch aus der Wunde, dann zeigte sie mir, wie ich die Wundbehandlung am Wochenende machen sollte. Obwohl Edda eigentlich sehr müde sein müsste, schlief sie tagsüber vielleicht eine Stunde, wenn es viel war. Ab 18 Uhr ging es dann mal wieder los mit dem Absaugen bis vor zehn Minuten, es ist jetzt 20.24 Uhr. Ich hoffe, sie kann jetzt einschlafen und ausruhen. Eddas Freundinnen sind Weltklasse, fast jeden Tag ist jemand da, sodass ich etwas erledigen kann.

Samstag, 10. April 2010

Nein, der Dekubitus wird nicht mehr verheilen. Es sei denn, man würde etwas Haut von einem Bein transplantieren, um sie in Wunde einzusetzen. Das werde ich Edda natürlich nicht antun, zumal sie keine Schmerzen verspürt (*Antwort auf Frage meiner Eltern, ob die offene Wunde verheilt*).

Auch diese Nacht musste Edda leider alle zwei Stunden abgesaugt werden und auch Sauerstoff benötigte sie ab 2 Uhr. Die Sättigung fiel auf 75. Ich ließ ihr zwei Stunden Sauerstoff zukommen. Als ihre Sättigung auf 99 war, stellte ich die Luft gegen 4 Uhr ab. Gleichzeitig gab ich ihr das Essen und lagerte sie um. Gegen 8 Uhr kam Lisa, die an diesem Wochenende den Dienst für die Körperpflege versah. Wie immer war Edda für zwei Stunden am

Vor- und Nachmittag im Rollstuhl. Das Absaugen hielt sich tagsüber im Rahmen. Insgesamt musste sie „nur“ dreimal leiden. Ab 18 Uhr ging es allerdings wieder richtig los, im Halbstundentakt musste ich sie vom Schleim befreien. Hoffentlich darf sie heute Nacht mal durchschlafen.

Sonntag, 11. April 2010
Endlich konnten wir durchschlafen, obwohl ich um 4 Uhr aufgestanden bin, um Edda umzulagern und ihr das Essen zu geben. Lisa kam heute auch wieder um 8.45 Uhr für die Körperpflege. Edda war sehr entspannt und musste tagsüber nur zweimal abgesaugt werden. Ich muss wohl nicht mehr erwähnen, dass sie wieder für jeweils zwei Stunden im Rollstuhl saß. Ab 18 Uhr ging es dann leider doch wieder los mit der extremen Speichelbildung. Unglaublich, aber man kann fast die Uhr danach stellen – jeden Tag um dieselbe Zeit. Bei der Medikation des Dekubitus gab es eine kleine Komplikation. Ich hatte nicht mehr das richtige Verbandsmaterial und musste improvisieren, was mir – glaube ich – auch recht gut gelungen ist. Der leidige Schleim, manchmal erwische ich mich, wie ich genervt Edda Vorwürfe mache, dass sie nicht schluckt. Aber gleich darauf gebe ich dem allmächtigen Herrn da oben die Schuld, das tut richtig gut, ihm die Schuld zu geben.

Montag, 12. April 2010
Die Nacht war gut, die Krankenschwester kam schon um 8 Uhr und machte einen Einlauf und die Medikation des Dekubitus. Das ging dann Hand in Hand mit der Körperpflege, weil Manfred gleich weitermachen konnte. Edda war mit allem um 9.30 Uhr fertig und bis 18 Uhr musste sie nur ein einziges Mal abgesaugt werden. Leider kamen pünktlich um 18 Uhr der Husten und Schleim. Sie war sehr oft abzusaugen, aber gleich darauf rasselt sie weiter.

Dienstag, 13. April 2010
Die Nacht war unauffällig, aber ab 7.30 Uhr war Edda zugeschleimt. Sie war voll hart gewordenem Speichel. Auch wenn es eklig ist, schildere ich es mal. Als ich eine ganze Menge durch die Nase abgesaugt hatte und den Schlauch langsam wieder herauszog, hing ein ganzer Schleimbatzen am Schlauch. So grausig das war, um so froher war ich, dass wir den hart gewordenen Schleim heraus-

geholt hatten. Elisabeth und Manfred kamen zeitgleich, machten erst die Medikation und Manfred weiter mit der Körperpflege. Im Rollstuhl ging es schleimmäßig noch recht gut, aber im Bett war es ziemlich schlimm. Edda rasselte, hustete und war verschleimt, ich musste sie sehr oft absaugen. Ab circa 15 Uhr beruhigte sich die Situation und sie schlief eine Stunde tief und fest. Leider begann alles ab 18 Uhr von Neuem. Im Viertelstundentakt war sie abzusaugen. Knudl ist fix und fertig und hundemüde. Es ist alles sehr anstrengend für sie, hoffentlich kann sie bald schlafen.

Mittwoch, 14. April 2010

Alles wie gestern, die Nacht war ruhig, aber am Morgen musste Edda schon abgesaugt werden. Manfred wusch ihr aber heute die Haare, was ihr sichtlich gefiel. Sogar die Verschleimung war vorübergehend besser. Am Nachmittag blieb sie hellwach. Ich ließ sie ein Hörbuch hören. Ich denke, das hat ihr gefallen. Wie üblich stieg das Fieber auf einen Höchstwert von 39,4 °C, um dann im Laufe des Abends wieder abzuklingen. Das große Rasseln begann nun schon um 17 Uhr, als ich sie in den Rollstuhl setzte. Das Absaugen ist nun zur Routine geworden. Um 19 Uhr legte ich sie ins Bett und versuchte, sie diesmal auf die linke Seite zu lagern. Üblicherweise hatte ich sie bis jetzt immer auf die rechte Seite gelegt und siehe da, das Rasseln wurde besser. Allerdings weiß ich jetzt nicht, wie ich sie die Nacht weiterdrehen soll. Zu allem Überfluss fiel ihre Sättigung mal wieder in den Keller (79). Ich gab ihr gleich Sauerstoff (2 l). Jetzt muss ich mir überlegen, wie ich sie am besten durch die Nacht bringe.

Donnerstag, 15. April 2010

Das war eine Nacht! Ich musste Knudl im Halbstundentakt bis circa 1 Uhr absaugen, ehe sie endlich einschlafen konnte. Um 4 Uhr drehte ich sie dann um und gab ihr zu essen. Gegen 8 Uhr kam Elisabeth und machte einen Einlauf. Nur eine Viertelstunde später kam Manfred, der nun die tägliche Medikation des Dekubitus von den Krankenschwestern übertragen bekommen hat. Außer am Wochenende, da bleibt mir das vorbehalten. Es ist aber nicht mehr so schlimm für mich. Als Edda im Rollstuhl saß, blieb Sabine bei ihr, die aber nach einer Stunde Alarm schlug, weil Edda Atemnot und große Speichelentwicklung hatte. Ich war gerade beim Friseur und musste abbrechen. Ich startete sofort nach Hause, stürzte ins Wohnzimmer und saugte Edda gleich ab. Das war wirklich höchste Zeit, ihr ging es sichtlich besser. Leider war sie schon bald wieder zu und ich musste sie am Nachmittag sehr oft absaugen. Ich rief in der Praxis von Dr. Toniutti an, der aber noch im Urlaub verweilte. Ich bat seinen Vertreter zu einem Hausbesuch. Gegen 17.15 Uhr war der Arzt da und sah eine entspannte und ruhig daliegende Edda. Er bekam von Eddas Atemproblemen nun gar nichts mit. Ich hoffte auf ein Medikament, dass die Speichelentwicklung einschränke, aber der Arzt wusste davon nichts. Unglaublich, der Arzt war weg und es war 18 Uhr, da ging es wieder los. Keine Ahnung, wie oft ich Edda abgesaugt habe und wie viele Absaugsonden ich benutzt habe. Der Absaugbehälter ist auch dreimal ausgeleert worden, normal ist einmal.

Freitag, 16. April 2010

Um 4 Uhr früh habe ich Edda umgelagert, leider begann jetzt schon die Verschleimung. Alle halbe Stunde konnte ich sie absaugen, auch noch während der Körperpflege. Die Krankenschwestern machten heute die Medikation und schnitten eine ganze Menge faules Fleisch weg. Weil Edda noch jung ist, löst sich das tote Gewebe nicht so leicht. Am Nachmittag war sie weit weniger abzusaugen, dafür ging es aber pünktlich ab 18 Uhr los. Also, alles wie immer.

Samstag, 17. April 2010

Heute hatte ich Edda um 4 Uhr umgelagert, danach war an Schlaf nicht mehr zu denken. Alle halbe Stunde musste die Arme abgesaugt werden. Bis circa 7 Uhr, dann beruhigt sich alles wieder. Ich machte dann noch die Medikation des Dekubitus. Wie schon gesagt, ist auch dies nun reine Routine für mich. Nur mit der Speichelbildung muss ich mir etwas einfallen lassen. Ich kontaktierte zwei Krankenschwestern aus dem Krankenhaus, die mir ihre Hilfe angeboten hatten, wenn wir zu Hause sind. Sandra war bei der Arbeit und konnte die diensthabende Ärztin zu unserem Problem befragen. Auch die Palliativ-Abteilung wurde involviert und ich bekam bald eine Antwort. Lena und Sandra, die beiden Krankenschwestern, wollten am Nachmittag vorbeikommen und Edda ein Flebo richten. Dieser Flebo wird an vier Tagen verabreicht und soll die Speichelbildung reduzieren. Ich bin gespannt. Gegen 9.15 Uhr kamen Tanja und Evi zur Körperpflege, bis dahin hatte ich die Medikation fertig. Im Rollstuhl ging es recht gut, denn ich musste Knudl nicht absaugen, aber sie war sehr müde. Danach im Bett ging es allerdings wieder los.

Gegen 15 Uhr kamen dann Lena und Sandra, die Edda auch noch die Magensonde austauschten. Edda hätte sonst mit dem Weißen Kreuz wieder ins Krankenhaus gemusst, aber das ist viel zu viel Stress für sie. Die beiden richteten den Flebo, den Einlass dafür legten sie in Eddas Bauch. Nun hängen wieder sehr viel Schläuche an Eddas Bett und ich musste am späten Nachmittag aufpassen, als ich sie in den Rollstuhl setzte. Es ist unglaublich nett von den beiden Krankenschwestern, uns in ihrer Freizeit zu helfen. Das kann ich nicht hoch genug anrechnen. Leider ging die Absaugerei wieder pünktlich ab 18 Uhr richtig los. Hoffentlich hilft der Flebo.

Sonntag, 18. April 2010

Eben gerade habe ich die ersten E-Mails an euch gelesen. Mein Gott! Ist das jetzt ein halbes Jahr her, dass Edda noch gesprochen hat und noch gehen konnte? Und jetzt? Jetzt kann sie gar nichts mehr bewegen, geschweige denn sprechen. Sie bewegt ab und zu den linken Arm und auch ihren Kopf bewegt sie ab und zu nach rechts oder links. Ihre Mimik ist inzwischen so stark eingeschränkt, dass man kein Lächeln mehr von ihr geschenkt bekommt. Obwohl es Irene und mir heute schien, sie lächeln gesehen zu haben, nur für einen kurzen Augenblick.

Doch nun zum Tag heute. Letzte Nacht ging es soweit gut. Lena kam noch um Mitternacht vorbei, weil beim Flebo die Durchlassgeschwindigkeit der Medizin sehr langsam ging. Es waren zwei Tropfen innerhalb einer Minute, das ist zu wenig. Lena musste eine neue Nadel setzen, danach ging es wieder. Mir kommt vor, dass der Flebo sofort wirkt, denn ich musste Edda bis zum jetzigen Zeitpunkt (es ist 22.39 Uhr) nur fünfmal absaugen. So wenig wie schon lange nicht mehr. Der einzige Wermutstropfen: Sie muss ab jetzt immer mit diesem Flebo versorgt werden. Sie wurde dadurch auch sehr müde, sie verschlief den ganzen Vormittag und wachte erst gegen 14.30 Uhr auf. Lena kam heute früh um 9.30 Uhr vorbei, weil der Flebo schon wieder ganz langsam lief. Sie musste die Nadel nochmals neu setzen, aber es hilft. Ich musste Edda so wenig wie schon lange nicht mehr absaugen. Trotz der ganzen Schläuche setzte ich Edda vormittags und nachmittags in den Rollstuhl, auch wenn sie den Vormittag darin verschlief. Irene und Roland waren am Nachmittag zu Besuch. Edda reagierte mit interessierten Blicken auf sie. Wir reden immer noch positiv über diese Krankheit in Eddas Beisein und, dass sie wieder gesund werden würde. So versuchen wir auf sie positiv einzuwirken und wir haben im tiefsten Inneren wirklich ein Fünkchen Hoffnung auf Genesung, auch wenn es absurd ist. Ab 20 Uhr war Knudl in ihrem Bett und schlief schon bald ein. Insgesamt wurde von einem trockenen Husten dreimal kurz aufgeweckt. Jetzt schläft sie, aber ich muss sie gleich umlagern, hoffentlich geht es gut.

Montag, 19. April 2010

Die Nacht war ruhig, um 4 Uhr früh hatte ich Edda umgelagert und sie hat danach weitergeschlafen – ohne Absaugen. Alles verlief heute recht normal, ab 8.15 Uhr wurde sie von Manfred und Evi gewaschen. Die Krankenschwester vom Sprengel machte einen Einlauf sowie die Medikation. Leider hat sich der Dekubitus verschlechtert: er „saftelt" (sehr flüssig) extrem. Deswegen hatte Edda wohl auch den ganzen Tag über Fieber.

Am Vormittag waren wir (Dr. Toniutti, Sandra und ich) am Überlegen, wie wir mit dem Flebo weitermachen. Sandra fragte in der Palliativ-Abteilung nach, welche Möglichkeiten es noch gäbe, die Speichelbildung zu reduzieren. Die Antwort waren Pflaster, die unterhalb des Ohrs angebracht werden und dieselbe Wirkung haben sollen wie der Flebo.

Edda wachte erst gegen 17 Uhr auf, später kam Sandra und entsorgte den Flebo und wir brachten das erste Pflaster an. Gleichzeitig sah sie sich noch den Dekubitus an. Ich bin immer noch fast ungläubig, dass es Menschen gibt, die sich in ihrer Freizeit unseren Problemen annehmen und einfach nur helfen. Ich weiß nicht, wie ich Lena und Sandra danken soll. Ich bin sehr froh, dass Edda eine „Verkabelung" weniger hat. So ist es für mich leichter, sie zu mobilisieren. Für morgen bot Sandra wieder ihre Hilfe an, die ich dankend annahm. Da das Fieber heute nicht von alleine gehen wollte, half ich mit einer Tablette nach.

Dienstag, 20. April 2010

Gegen Mitternacht hatte Edda so viel geschwitzt, dass ich ihr Bettzeug sowie ihren Pyjama wechseln musste, aber sie war fieberfrei. Die Nacht verlief sehr ruhig, aber gegen Morgen hatte sie schon wieder 38,8 °C. Und jetzt die größte Überraschung: Edda hat geredet, laut und deutlich „Mamamama" und „Jaja". Wann hatte sie zum letzten Mal ein verständliches Wort gesagt? Das ist so lang her, es war so schön ihre Stimme zu hören.

Ich rief um 7.45 Uhr Dr. Toniutti an, der gleich vorbeikommen wollte. Es war mir ein Anliegen, dass er sich den Dekubitus ansieht, während ich die Medikation machte. Für ihn war es ganz klar, dass das Fieber von diesem ausging. Wir werden wohl ab morgen mit Antibiotika arbeiten und Edda wird sicher wieder Durchfall kriegen. Aber die beste Nachricht war, dass die Pflaster zu wirken scheinen, denn ich musste Edda sehr wenig absaugen. Sauerstoff braucht sie im Moment überhaupt nicht. Lena und Sandra kamen zur Medikation des Dekubitus. Da Edda schon wieder Fieber bekam, gab ich ihr um 13.30 Uhr eine fiebersenkende Tablette. Bis 19.30 Uhr war sie fieberfrei, dann ging es wieder nach oben. Jetzt um 20.20 Uhr hat sie schon wieder 39,6 °C, ich bereite gerade die Tablette vor. Um Mitternacht wird Edda total verschwitzt sein. Ich bin immer noch angetan von Lena und Sandra, die uns in ihrer Freizeit so selbstlos unterstützen und morgen zur Medikation wiederkommen wollen.

Mittwoch, 21. April 2010

Heute war alles im grünen Bereich – keine besonderen Vorkommnisse. Dr. Toniutti und ich haben die Medikation für den Dekubitus geändert, zugleich bekommt Edda nun Antibiotika gegen das Fieber. Heute ist eine ganze Menge Medizin dazu gekommen, Antibiotika, ein Mittel zur besseren Wundheilung des Dekubitus und ein weiteres Medikament, das ich nach 23 Uhr ebenfalls gegen den Dekubitus verabreichen muss. Dr. Toniutti war auch heute wieder vor 8 Uhr bei uns und machte zudem einen Abstrich der Wunde, während ich die Medikation unter seine Anleitung machte.

Manfred kam danach, machte die Körperpflege und wusch Edda die Haare. Im Rollstuhl verschlief Edda die Zeit und im Bett schlief sie einfach weiter. Jetzt konnte ich etwas Schlaf nachholen. Katrin kam um 15 Uhr und ich konnte Eddas Essensvorrat für einen

Monat aus dem Krankenhaus holen. Da Edda wieder Fieber bekam, gab ich ihr in der Früh und am frühen Nachmittag jeweils ein fiebersenkendes Mittel. Natürlich war sie total durchgeschwitzt. Die Waschmaschine läuft zurzeit zweimal am Tag. Gegen 17 Uhr kamen wieder Lena und Sandra und machten die Medikation. Das Pflaster gegen die Speichelentwicklung funktioniert gut. Ich muss Edda höchstens zwei- oder dreimal am Tag absaugen. Am Nachmittag ist Knudl immer hellwach und sehr interessiert an ihrer Umgebung.

Donnerstag, 22. April 2010

Leider hatten wir wieder eine anstrengende Nacht. Gegen 2 Uhr atmete Edda sehr schwer. Der Grund war, dass sie wieder 39,7 °C Fieber hatte. Also gab ich ihr wieder die Tablette und um 4 Uhr früh war sie dann natürlich völlig durchgeschwitzt, einschließlich des Bettes. Alles war zu wechseln. Das geht am besten, wenn ich sie derweilen auf die Couch lege. Der Tag selber verlief wie immer. Evi machte die Körperpflege. Dann jeweils zwei Stunden im Rollstuhl sowie zweimal die Medikation, die diesmal Martha beide Male durchführte. Den ganzen Vormittag verschlief Edda, dafür war sie nachmittags richtig wach. Absaugen musste ich sie erst um 18.30 Uhr, dafür stieg nun wieder die Temperatur und der Husten nahm zu. Ich werde ihr wohl bald eine weitere Tablette geben müssen, dann müsste sie gegen 23 Uhr durchgeschwitzt sein. Das würde mit dem Umlagern einhergehen – alles nur eine Zeitplanung. Für morgen früh hat sich Dr. Toniutti angekündigt, um zu sehen, ob das Antibiotikum anschlägt.

Freitag, 23. April 2010

Obwohl ich Edda nicht das fiebersenkende Mittel gab, war sie gegen 4 Uhr früh vollständig durchgeschwitzt. Der Dekubitus hat sich sehr verschlechtert, oberhalb der Wundstelle war er angeschwollen und heiß. Martha vermutet, dass er sich wohl vergrößern wird. Edda bekommt seit drei Tagen Antibiotika, das wohl heute endlich anschlagen wird. Zuversichtlich stimmte mich, dass sie bis Mittag keine sehr hohe Temperatur bekam. Allerdings um 13 Uhr war sie dann doch wieder auf 40,0 °C. Ich gab ihr sofort die Tablette. Wie üblich schwitzte sie wahnsinnig, war aber bis 16.30 Uhr fieberfrei. Dr. Toniutti kündigte sich um 20 Uhr an; zur gleichen Zeit bat ich Sandra, auch anwesend zu sein. Beide waren ziemlich pünktlich. Ich berichtete dem Hausarzt von der geschwollenen, heißen Stelle am Dekubitus. Wir sahen uns das Problem an und er stellte fest, dass es einige Eiterherde in diesem gäbe. Er fragte mich, ob ich Edda ins Krankenhaus einliefern würde. Er meinte, dass sich der Dekubitus anscheinend um die doppelte Größe ausweiten würde.

Ich behalte unsere Linie bei und werde Edda zu Hause behalten. Dr. Toniutti und Sandra fingen nun an, die Eiterherde aufzuschneiden und auszudrücken. Es kam so viel Eiter heraus ... Jetzt wundert es mich nicht mehr, dass Edda täglich so hoch Fieber bekam. Nach eineinhalb Stunden Arbeit hatten die beiden einen Großteil herausbekommen. Edda hatte Schmerzen. Ich gab ihr noch eine Ampulle Morphium, was ihr zum Glück gleich half. Ab heute Nacht bekommt Edda die doppelte Menge an Antibiotika und ab Montag wird ihre Ernährung umgestellt, damit sie nicht wieder den Durchfall bekommt. Gegen 22 Uhr sind die beiden dann gegangen.

Edda schläft jetzt. Morgen früh werden Manfred und ich die Medikation machen, für den Nachmittag hat sich Sandra angeboten, die Medikation zu machen, worüber ich sehr froh bin. Nach Absprache mit Dr. Toniutti werde ich Edda die Tablette nur noch ab einer Temperatur von 39,0 °C geben. Sonntagabend will unser Hausarzt vorbeikommen und mit Sandra zusammen sich wieder den Eiterherden annehmen. Heute war so viel Besuch da ... das tut Edda nicht mehr gut, sie wird richtig nervös. Sie wirkt unruhig und hustet vermehrt.

Samstag, 24. April 2010

Keine besonderen Vorkommnisse heute. Doch – wir konnten eine Stunde länger schlafen. Manfred kam zur Körperpflege erst um 9 Uhr, danach machten wir zusammen die Medikation des Dekubitus. Bis 14 Uhr war Knudl fieberfrei, die Temperatur stieg dann auf 39,5 °C und fiel von ganz allein. Um 19 Uhr war sie wieder fieberfrei ohne Tablette. Pünktlich um 17 Uhr kamen Lena und Sandra und machten die Medikation. Edda ist sehr entspannt, aber müde. Es gab heute keine Komplikationen.

Sonntag, 25. April 2010

Das Antibiotikum spricht endlich an. Edda ist fieberfrei, außer einen nachmittäglichen Fieberschub, der von alleine vergeht.

Inzwischen habe ich mich an den neuen Rhythmus gewöhnt, 23 Uhr umlagern, 4 Uhr umlagern und Essen geben. Um 9.15 Uhr kam Manfred, nach der Körperpflege machten wir gemeinsam die Medikation. Er legte mir nahe, Edda doch ins Krankenhaus zu bringen, als er den vereiterten Dekubitus sah. Edda verschlief die Zeit im Rollstuhl, dafür war sie danach im Bett hellwach. Ich gab ihr ein Hörbuch, auch am Nachmittag blieb sie wach. Dr. Toniutti und Sandra waren um 20 Uhr bei uns und drückten nur noch wenig Eiter aus der Wunde. Der Hausarzt schnitt nun noch einige faule Stücke heraus. Eine gute Stunde wurde der Dekubitus ausgewaschen und geschnitten, dabei kam auch sehr viel Blut heraus. Er meinte, dass er sich wohl sicher vergrößern werde, da sich eine Tasche gebildet hatte, die immens groß sei. Die Außenhaut ist lose, hängt also nicht mehr am Fleisch. Wir werden sehen, wie es weitergeht.

Montag, 26. April 2010

Man kann immer noch sagen, dass Knudl fieberfrei ist, der Höchstwert war 38,2 °C am Nachmittag. Die Nacht verlief ohne Zwischenfälle, Edda schlief ruhig und entspannt. Um 7.45 Uhr kam heute Marina und machte den Einlauf sowie die Medikation. Gleich im Anschluss konnte Manfred dann mit der Körperpflege fortfahren. Michaela blieb am Nachmittag bei Edda, während ich das Essen aus dem Krankenhaus holte und noch einiges aus der Apotheke besorgte. Um 17.30 Uhr kamen Lena und Sandra und machten für heute zum zweiten Mal die Medikation, währenddessen bekam Edda Durchfall. Das war nur eine Frage der Zeit, wann er kommt. Als ich sie am frühen Abend vom Rollstuhl zurück ins Bett legte, hatte sie wieder Durchfall. Ich machte Edda sauber und war gerade fertig, da ging es schon wieder los. Und diesmal landete auch einiges im Dekubitus, das hieß für mich auswaschen und neu verbinden. Ich befürchte, dass das nicht zum letzten Mal passiert.

Dienstag, 27. April 2010

Zum Glück hatte Knudl heute Nacht keinen Durchfall mehr, dafür aber am Morgen. Der Tag verlief normal, Edda war jeweils zwei Stunden am Vor- und Nachmittag im Rollstuhl und schlief recht wenig. Martha kam um 16.15 Uhr und wollte die Medikation machen. Da ich aber mit Dr. Toniutti schon ausgemacht hatte, dass wir sie um 19.30 Uhr machen würden, konnte sie nichts tun. Aber sie brachte mir haufenweise Behelfsmittel (Gazen, Verbandsmaterial, Windeln usw.). Die Windeln müssen aber umgetauscht werden. Knudl ist dicker geworden und braucht nun Größe M und nicht mehr S. Der Durchfall blieb den Rest des Tages aus, das Antibiotikum ist in der Dosierung nun auch herabgesetzt. Lena und Sandra waren um 19.30 Uhr da, während Dr. Toniutti eine halbe Stunde verspätet kam. Er schnitt wieder viel faules Fleisch aus dem Dekubitus und wusch die Wunde ein ums andere Mal aus. Lena und Sandra assistierten ihm wieder, die ganze Prozedur dauerte wieder eine gute Stunde. Ich versorgte Edda mit Morphium, damit sie keine Schmerzen während dieser Aktion hat.

Mittwoch, 28. April 2010

Keine Durchfallprobleme, allerdings hat Edda wenig geschlafen. Immer wenn ich nach ihr geschaut habe, war sie hellwach. Nach der Körperpflege machten Manfred und ich die Medikation, es kam etwas Eiter aus der offenen Wunde. An der linken Hüfte ist sie am Hüftknochen sehr rot. Ein Anzeichen, dass sich auch hier ein Dekubitus anbahnen könnte. Wir versuchten mit Zinkcreme und einem speziellen Verband, dem Einhalt zu gebieten. Auch am Vormittag war Edda immer noch wach, danach im Bett ließ ich sie ein Buch hören, während ich ein wenig Schlaf nachholte. Gegen 15 Uhr bekam sie doch noch Durchfall. Es sah nicht nach viel aus, aber kaum hatte ich die Windel heruntergezogen, ließ Edda ihrem Darm freien Lauf. Es war so viel und es war alles voll. Ich wusch Edda von Kopf bis Fuß und wechselte die Medikation, die auch voll war. Gegen 16 Uhr hatte ich wieder alles im Griff, aber jetzt bekam sie wieder Fieber, der Höchstwert war aber „nur" 38,7 °C.

Gegen 17.30 Uhr kamen Lena und Sandra und machten erneut die Medikation. Das war auch nötig, denn es kam sehr viel Eiter aus der Tasche. Dr. Toniutti kündigte sich für morgen Abend an. Vielleicht ist es mal besser, nichts mehr aus dem Dekubitus herauszuschneiden, aber das werde ich morgen mit ihm besprechen. Ich kann es immer nur wieder betonen, Lena und Sandra sind Weltklasse. Sie sind eine große Hilfe, weil sie auch die Erfahrung haben. Ohne den Krankenschwestern vom Gesundheitssprengel auf den Schlips zu treten, aber ich denke, dass sie in Bezug auf dieses Krankheitsbild eher keine Erfahrung haben.

Donnerstag, 29. April 2010

Heute war ein den Umständen entsprechend normaler Tag. Knudl hatte ein wenig Durchfall, beim Dekubitus kam sehr viel Eiter heraus und morgen muss ich den Befund des Wundabstrichs abholen. Alessandro – Dr. Toniutti bot mir heute das „Du“ an – will vorab bei der Befundausgabe anrufen. Wir wollen schnell und gezielt die Keime mit der richtigen Antibiotika-Behandlung bekämpfen. Wahrscheinlich mit IV (intravenös). Das würde heißen, dass man mit Flebo das Antibiotikum die Nacht über verabreichen würde. Allerdings müsste Edda wieder in das Krankenhaus, wovon ich absolut nicht begeistert bin. Lena und Sandra boten uns an, das IV bei uns zu Hause zu machen.

Morgen werden wir mehr wissen. Wie immer war Edda vor- und nachmittags für je zwei Stunden im Rollstuhl. Und endlich schlief sie mal wieder von etwa 12 bis 14 Uhr. Für 19 Uhr hatte sich Alessandro angekündigt, kam aber erst um 20 Uhr. Das ist nicht sehr angenehm für Lena und Sandra, die immer pünktlich sind und so lange warten müssen. Es kam wieder Eiter aus der Wunde, aber diesmal schnitt Alessandro nichts heraus. Mit einer Creme sollen die faulen Stücke von allein abgelöst werden. Jetzt ist es 23 Uhr und Edda ist immer noch wach. Sie schläft die letzten drei Tage recht wenig.

Freitag, 30. April 2010

Der Befund des Wundabstrichs lässt bis morgen auf sich warten. Alessandro hat einen direkten Draht ins Krankenhauslabor und bekommt morgen früh das Resultat. Wir starten dann mit der neuen Medikation des Antibiotikums am Sonntag. Alessandro ist genauso Klasse wie Lena und Sandra, sogar an den Wochenenden ist er für uns da. Heute war der Tag eigentlich immer im grünen Bereich. Edda blieb am Vormittag im Rollstuhl. Die Stelle an der linken Hüfte ist immer noch sehr rot und hat einen Ansatz einer Blase, das erste Anzeichen für einen Dekubitus. Ich versuchte Edda irgendwie anders zu lagern, damit sie nie auf dieser Stelle liegt. Das ist ein Problem, weil es nicht viele Möglichkeiten gibt. Als ich Edda gleich, nachdem ich nach Hause kam, ins Bett gelegt hatte, schlief sie ein. Aber ab 13.30 Uhr war sie schon wieder wach, ich gab ihr ein Buch zu hören. Das Fieber macht jetzt jeden Tag dasselbe Spiel, ab etwa 16 Uhr geht ihre Temperatur hoch (meist so bis 39 °C), während des Vorabends fällt sie dann von alleine. Lena machte heute die zweite Medikation, danach im Bett begann Edda mit ihrem schon lange vermissten Husten und sie musste mal wieder seit einiger Zeit abgesaugt werden. Jetzt ist es fast 22.30 Uhr und Edda schläft noch nicht. Ich werde sie gleich umlagern. Lena und Sandra erkundigen sich per SMS täglich nach Eddas Zustand und betonen immer wieder, dass ich sie zu jeder Tages- und Nachtzeit anrufen könnte, wenn wir Hilfe brauchen. Ich bin sehr beeindruckt von den beiden.

Samstag, 1. Mai 2010

Nun sind wir also schon im Mai. Unglaublich, wie die Zeit vergeht. Heute war ein ruhiger, normaler Tag. In der Früh habe ich die Medikation gemacht. Knudl hatte etwas Durchfall, ist jetzt aber schon konsistenter. Es war alles wie immer: Körperpflege mit Evi, dann zwei Stunden Rollstuhl, wieder im Bett schlief sie gleich ein. Gegen 14.30 Uhr rief mich Alessandro an und teilte mir mit, dass er nun das Bakteriogramm erhalten hatte und wir nun gezielt gegen die Keime im Dekubitus vorgehen können. Um weiteren Durchfall auszuschließen, sollten wir das ganze IV (intravenös) machen. Alessandro wird morgen am späten Nachmittag kommen und den Flebo setzen. Alle zwölf Stunden wird das Antibiotikum gesetzt. Ich muss also ab morgen auch lernen, wie man eine venöse Nadel setzt. Um 17 Uhr kam Lena und machte die Medikation. Ich erwähne nichts mehr vom Absaugen, denn es hat sich auch hier eine Routine eingespielt. Edda ist täglich zwei- bis dreimal abzusaugen, was aber gar nichts ist gegen frühere Aktivitäten. Das Pflaster ist Gold wert.

Sonntag, 2. Mai 2010

Morgens um 4 Uhr war Bescherung: Edda hatte Durchfall, und zwar sehr viel. Nach einer Stunde hatte ich alles wieder sauber, auch die Medikation des Dekubitus musste neu gemacht werden. Evi kam gegen 9 Uhr und Edda hatte während der Körperpflege noch einmal etwas Durchfall, die Medikation blieb aber diesmal sauber. Der Rest des Tages verlief ruhig. Ab 18 Uhr waren Lena und Sandra da. Sie machten die Medikation und setzten die Nadel für den Flebo. Alessandro kündigte sich für 19 Uhr an, es wurde aber 20.30 Uhr. Während Lena arbeiten gehen musste, kam Sandra um 20.30 Uhr noch einmal zu uns. Alessandro hatte das Antibiotikum aus dem Altersheim in Kaltern besorgt und Sandra verabreiche Edda die erste Flasche. Morgen gegen 9.30 Uhr wollte sie wieder kommen, um die nächste Flasche zu geben. Das Ganze soll jetzt über einen Zeitraum von 14 Tagen so gehen.

Mir tut es leid, dass ich auf diese Weise alle auf Trab halte. Aber niemand möchte es Edda antun, zurück ins Krankenhaus zu müssen. Wir hoffen nun, dass das Antibiotikum gut anschlägt und Edda fieberfrei und der Dekubitus frei von Keimen wird.

Der nächste Schritt wäre, dass Alessandro sich mit dem Chirurgen der plastischen Chirurgie im Krankenhaus Bozen, in Verbindung setzt. Es gäbe nämlich die Möglichkeit, mit Eigenblut eine Prophylaxe zu erzeugen, die in den Dekubitus gesetzt wird, um die Wunde zu schließen. Dieser Chirurg ist der Fachmann dafür. Wahrscheinlich muss Edda einen Tag ins Krankenhaus, um sich etwaiger Voruntersuchungen und einer Wundspülung zu unterziehen. Natürlich macht sie das alles nicht gesund ... Wie schon gesagt, kann man immer nur auf Situationen reagieren und versuchen, es Edda so angenehm wie möglich zu machen.

Montag, 3. Mai 2010

Alles im grünen Bereich heute und keine nächtlichen Überraschungen wie Durchfall. Elisabeth kam um 8 Uhr und machte die Medikation, ein Einlauf erübrigte sich. Um 8.15 Uhr kam Manfred und machte die Körperpflege. Danach waren Lena und Sandra da und machten die Geschichte mit dem Antibiotikum. Die beiden wollen nicht, dass der Gesundheitssprengel oder der Hauspflegedienst davon Wind bekommen, dass sie uns helfen. Es könnten Probleme entstehen ... Eigentlich ein Irrsinn, denn wir wollen ja alle nur das Beste für Edda. Knudl hat die bestmögliche Hilfe. Und ich eine Menge helfender Hände. Alessandro arbeitet auch sehr gerne mit den beiden zusammen. Sie sind einfach sehr erfahren und haben eine gewisse Routine, was dem Sprengel absolut fehlt.

Für Edda verlief der Tag normal. Ich nehme an, dass sie aufgrund des Antibiotikums recht viel schläft. Elisabeth kam um 16.30 Uhr zur zweiten Medikation und brachte noch einige Behelfsmittel. Ab 17 Uhr waren dann wieder Lena und Sandra da und machten den Flebo. Trotz der ganzen Schläuche setze ich sie immer noch jeweils zwei Stunden vor- und nachmittags in den Rollstuhl.

Alessandro kam auch noch kurz nach 20 Uhr vorbei und brachte mir das Antibiotikum für die nächsten 10 Tage. Der arbeitet auch unermüdlich und kennt keine regulären Arbeitszeiten, das schätze ich sehr. Das sind Menschen, die machen ihren Beruf wirklich aus Berufung. Unglaublich, dass es so etwas in der heutigen Zeit noch gibt. Der Sprengel arbeitet streng nach Arbeitszeiten, ab 17 Uhr ist keiner mehr erreichbar. Und so etwas wie einen Notfalldienst kennen die wohl auch nicht.

Dienstag, 4. Mai 2010

Wieder war es ein ruhiger Tag. Manfred machte ab 8 Uhr die Körperpflege und um 9.30 Uhr waren Lena und Sandra für Medikation und Flebo bei uns. Mich ärgert der Sprengel schon ein wenig. Die Krankenschwestern wissen, dass es mit dem Dekubitus nicht gut geht, und kommen erst wieder am Donnerstag. Ich fühle mich vom Sprengel ziemlich allein gelassen. Wenn ich Lena und Sandra nicht hätte, würden wir wahrscheinlich schon wieder im Krankenhaus sein. Alessandro tut auch alles.

Der Höhepunkt war heute, als Monika mich anrief und mir mitteilte, dass für den Monat Mai das Budget für die Behelfsmittel überschritten sei und ich alles Weitere jetzt bezahlen müsste. Ich werde gleich darauf reagieren und mich mit dem Assessor für Gesundheitswesen in Verbindung setzten. Der Sprengel war nur am Anfang fast täglich da, aber mit der Zeit wurden wir ziemlich vernachlässigt. Ist wohl logisch, dass ich mich dann nach Alternativen umsehe bzw. umsehen muss.

Der Tag verlief wie schon erwähnt entspannt. Ab 17 Uhr machten Lena und Sandra wieder die Medikation und das Flebo. Edda schlief heute erst gegen 22 Uhr ein, sonst war sie fast durchwegs wach.

Morgen früh werde ich die Medikation machen. Manfred hat zwar die Erlaubnis von den Krankenschwestern, diese zu machen. Aber ich finde, er sollte sich um die Körperpflege kümmern. Hier macht es sich der Sprengel zu leicht.

Mittwoch, 5. Mai 2010

Und wieder einmal Durchfall. Ich hatte gehofft, dass dies nun vorbei wäre. Es war viel, zwar nicht ganz flüssig, aber so, dass ich die Medikation neu machen musste. Gerade als ich fertig war, kam Manfred zur Körperpflege und er wusch Edda auch noch die Haare. Lena war gleich darauf für den Flebo zur Stelle und jetzt kam Monika zu einem wirklich ungünstigen Zeitpunkt. Sie bekam mit, dass Lena uns hilft. Ich sagte ihr, dass ich den Flebo mache, aber so ganz geglaubt hat sie mir das wohl nicht. Nun kamen wir auch noch zu streiten wegen der Behelfsmittel. Ich konnte kaum glauben, dass die paar Materialien 800 Euro – was die Behelfsmittelgrenze war – kosten sollten. Gleichzeitig meinte ich auch, dass die Mitarbeiter des Sprengels recht selten bei uns sind. Das ließ sie natürlich nicht auf sich sitzen und so kam es zu einem hitzigen Wortgefecht ohne ein befriedigendes Ende für beide Seiten.

Morgen jedenfalls soll eine Kollegin um 8 Uhr kommen, ein Teilerfolg. Lena und Sandra meinen auch, dass – bei so einem Härtefall wie Edda nun mal leider einer ist – die Mitarbeiterinnen des Sprengels kommen müssten. Schließlich sind sie auch ausgebildete Krankenschwestern. Edda bekam von alledem nichts mit. Sie hat die schwerste Situation von uns allen, das müssen wir verstehen.

Ab 17 Uhr waren wieder Lena und Sandra da, machten den Flebo, die Medikation und wechselten das Nasenpflaster von der Magensonde. Das ist so eine Fummelarbeit, für die ich wenig Geduld aufbringe und froh bin, dass sie das machen. Eben gerade war ich mit Edda Wange an Wange und ich sagte ihr, dass ich sie liebe. Mir kam vor, dass sie sagte: „I di a!“ *(Ich Dich auch!)* Gleich werde ich sie umlagern.

Donnerstag, 6. Mai 2010

Seit gestern ist Edda endlich fieberfrei, das Antibiotikum scheint zu wirken. Der Dekubitus schaut auch viel besser aus und wird zunehmend trockener. Am Montag werde ich mit Edda mit dem Weißen Kreuz ins Krankenhaus gefahren. Dort wird der Dekubitus in der Dermatologie angesehen.

Der heutige Tag verlief wieder sehr entspannt. Um 8 Uhr kam Elisabeth und machte die Medikation, um 8.15 Uhr kam Manfred zur Körperpflege. Danach gab Lena Edda das Antibiotikum. Wie immer blieb Knudl danach für jeweils zwei Stunden im Rollstuhl. Im Bett wollte sie heute gar nicht einschlafen, daher gab ihr ein Buch zu hören. Um 17 Uhr kamen Lena und Sandra für die Medikation und den Flebo.

Das ist nun unsere tägliche Routine. Heute rief mich die Verantwortliche des Sprengels an: Sie will mit mir reden. Morgen treffen wir uns im Sprengel Kaltern. Alle werden anwesend sein, auch Alessandro und Lena. Mit Alessandro bin ich im täglichen telefonischen Kontakt. Er ist also immer auf dem Laufenden. Mal sehen, was das Gespräch bringt.

Freitag, 7. Mai 2010

Ich hatte mich inzwischen an den Landesrat für Familie, Gesundheits- und Sozialwesen gewandt. Heute bekam ich die gute Nachricht, dass das Budget für die Behelfsmittel ab sofort uneingeschränkt für Edda verfügbar ist. Ich hätte nicht gedacht, dass unsere Politiker so schnell und unbürokratisch reagieren. Ich bin sehr positiv überrascht.

Wir hatten heute das Gespräch mit der Leiterin des Sprengels, sie war nicht begeistert, dass ich mich an die höchste Stelle im Land gewendet hatte. Sie meinte, wir hätten schon eine Möglichkeit gefunden. Aber wieso haben sie das nicht versucht, vorher zu klären, als mir gleich die Probleme zu bereiten? Ich bin aber froh, dass ich den Weg gegangen bin. Natürlich hat die Leiterin auch mitbekommen, dass Lena und Sandra uns helfen. Im Großen und Ganzen versteht sie das, will aber den bürokratischen Gang bestritten wissen. Ich hoffe nur, dass die beiden keine Probleme bekommen. Das täte mir außerordentlich leid. Alessandro und ich verstehen die Welt nicht mehr, denn sie wollen doch nur helfen. Ich sagte der Leiterin auch, dass ich mich vom Sprengel ziemlich allein gelassen gefühlt habe und dass ich zwei Besuche in der Woche etwas wenig finde. Sie meinte daraufhin, dass es Aufgabe des Sprengels sei, die Angehörigen zur Selbstständigkeit zu erziehen. Das hatte ich nicht gewusst. Mir wurde im Krankenhaus gesagt, dass der Sprengel immer da wäre und einmal am Tag immer jemand käme. Ich denke, da muss zwischen Krankenhaus und Sprengel mehr abgeklärt werden, wer für was und in welchem Umfang verantwortlich ist. Wir kamen alle zu dem Schluss, in Zukunft mehr zu kommunizieren und das Beste für Edda zu machen – alle zusammen.

Knudl bekommt von dem Ganzen nichts mit, ihr geht es zurzeit eigentlich sogar recht gut. Sie ist schmerzfrei, sehr entspannt und mir kommt vor, dass sie froh ist, wenn sie im Rollstuhl sitzen kann. Der Tag verlief wie immer. Lena kam nach ihrer Nachtschicht im Krankenhaus direkt zu uns und machte Medikation und Flebo. Nach ihr kam Manfred mit Christina, die am Wochenende die Körperpflege übernimmt. Irene blieb am Nachmittag bei Edda, während ich den Termin beim Sprengel wahrnahm, aber Knudl verschlief fast den ganzen Nachmittag. Lena kam um 17 Uhr und machte wieder Medikation und Flebo. Der Dekubitus schaut „gut" aus, er ist ziemlich trocken.

Samstag, 8. Mai 2010
So ein Tag wie heute kann man Edda noch viele wünschen, es war sehr ruhig und entspannt. Sandra kam um 8 Uhr und machte mit mir Medikation sowie Flebo. Danach verlief der Tag wie üblich: Körperpflege, Rollstuhl, Bett. Am Nachmittag auch wieder dasselbe. Lena und Sandra kamen um 17 Uhr zu Medikation und Flebo. Morgen in der Dermatologie werden sie uns sicher sagen, ob wir weiterhin zweimal am Tag die Medikation machen müssen oder nicht. Seit circa 20 Uhr ist Knudl seit Langem wieder mehr verschleimt und hustet viel. Wirkt das Pflaster nicht mehr? Ich muss sie wieder öfter absaugen, dafür war sie fieberfrei und hatte keinen Durchfall.

Sonntag, 9. Mai 2010
Und wieder ein stressfreier Tag. Lena und Sandra machten wie üblich Medikation und Flebo. Nach der Körperpflege wollte Edda weder im Rollstuhl noch im Bett schlafen. Dafür ließ ich sie wieder ein Buch hören. Ich hoffe, ihr gefallen die Bücher, die ich aussuche. Ich glaube, es tut ihr auch ganz gut, die ruhige Stimme des Vortragenden zu hören. Lena und Sandra werden Edda und mich morgen ins Krankenhaus begleiten – nicht nur als moralische Stütze. Sie wollen dem Arzt mitteilen, dass sie eventuell die Prophylaxe in den Dekubitus geben könnten, damit Edda nicht jedes Mal ins Krankenhaus muss. Ich kann es immer nur wiederholen, die beiden sind unglaublich. Heute war das Pflaster zu wechseln. Das merkt man immer gleich, wenn sich vermehrt Schleim bildet und Edda öfter abzusaugen ist. Vielleicht sollte ich das Pflaster alle zwei Tage wechseln. Morgen werden wir einen anstrengenden Tag haben.

Montag, 10. Mai 2010
Um 8 Uhr war Monika da und machte Edda einen Einlauf, der aber ohne Erfolg blieb. Nach der Körperpflege kam das bestellte Weiße

Kreuz. Um 10.45 Uhr waren wir in der Dermatologie, wo wir schon erwartet wurden. Lena und Sandra waren auch pünktlich vor Ort. Der Doktor machte uns ein großes Kompliment, wie gut wir den Dekubitus bis hierher gepflegt hatten. Wobei wohl der Großteil des Lobes eher Lena und Sandra gebührt. Der Dekubitus jedenfalls ist trocken und schaut ganz gut aus. Er blutet jetzt öfter, was aber gut ist. Die Durchblutung scheint noch zu funktionieren und vielleicht könnte er sogar etwas kleiner werden. Jedenfalls riet man uns der Methode ab, ein Gel aus Thrombozyten in den Dekubitus zu geben. Sie meinten, es könnten zu viele Probleme auftreten. Außerdem müsste Edda einmal in der Woche ins Krankenhaus kommen, und die Gefahr, dass sie sich eine Lungenentzündung oder Sonstiges einfängt, ist einfach zu groß. Die Empfehlung der Ärzte war, den Dekubitus weiter so gut zu behandeln, zwei Medikamente wegzulassen und nur noch eine Medikation am Tag zu machen.

Mit dem Weißen Kreuz ging es dann nach Hause. Um 12.20 Uhr waren wir dort und ich legte Edda gleich ins Bett. Sie war sehr müde von den Anstrengungen dieses außergewöhnlichen Vormittags. Sie wachte erst um 16 Uhr auf, als Monika ihr einen weiteren Einlauf machte, der aber wiederum ohne Erfolg blieb. Gegen 17 Uhr machten Lena und Sandra den Flebo. Trotz ihrer Müdigkeit setzte ich Edda für zwei Stunden in den Rollstuhl. Mit dem Essen sind wir in Verzug, es wird voraussichtlich 23.30 Uhr werden, bis es fertig ist.

Dienstag, 11. Mai 2010

Gegen 3 Uhr heute früh hatte Edda Husten und atmete schwer. Ich musste sie sehr tief absaugen, dann war wieder alles in Ordnung. Statt um 4 Uhr bekam sie dann schon um 3 Uhr das Essen. Anna kam zur Körperpflege, und als wir über Knudl's Dekubitus redeten, kamen Laute aus ihrem Mund. Auch zwei dicke Tränen liefen ihr über die Wangen. Sie zitterte und sah sehr unglücklich aus. Anna war ganz erschrocken, so eine Reaktion von einer sonst fast starr daliegenden Edda zu sehen. Ich glaube, Knudl bekommt zeitweise etwas mit, so wie jetzt. Ich möchte nicht, dass irgendjemand, dazu zähle ich auch mich, in irgendeiner Art und Weise negativ über ihren Gesundheitszustand spricht. Für mich gab es heute Morgen ein klares Zeichen, dass sie ab und zu etwas mitbekommt. Lena und Sandra bestätigten mir, dass laut ihrer Erfahrung Patienten mit dieser Krankheit sehr viel mitbekommen.

Bei der Wundpflege war der Dekubitus voller Blut. Das überraschte und machte gleichzeitig Mut, er könnte vielleicht doch noch zuwachsen. So paradox es auch klingt, aber Blut ist gut, zumindest in diesem Fall. Eddas Gesichtsausdruck blieb den ganzen Vormittag, ja, man kann sagen, bedrückt. Erst nachdem sie am frühen Nachmittag geschlafen hatte, war sie wieder wesentlich entspannter. Bis nächsten Donnerstag muss das Antibiotikum zweimal am Tag verabreicht werden. Ich werde bis dahin nun nicht jedes Mal wiederholen, dass Lena und Sandra kamen, um den Flebo zu richten. Ach ja, und abzusaugen war Edda heute gar nicht mehr.

Mittwoch, 12. Mai 2010

Monika war gegen 8 Uhr bei uns, verschob aber den Einlauf auf morgen, da Edda seit zwei Tagen ein Mittel für Stuhlgang bekommt. Anna kam nur kurze Zeit später zur Körperpflege und machte vorab mit Monika die Medikation. Der Sprengel möchte dies wohl mehr dem Hauspflegedienst übertragen. Von der Idee bin ich aber nicht begeistert. Immer wenn dem Sprengel etwas in den Kram passt, geht alles gut, aber wenn nicht, dann gibt es plötzlich „gesetzliche Barrieren“. So ganz schlau werde ich aus der Situation nicht.

Der Rest des Tages verging wie immer, allerdings ließ ich Edda heute von 17.20 bis 20.35 Uhr im Rollstuhl. Über drei Stunden, so lange war sie noch nie in sitzender Position. Im Bett fing sie wieder an zu husten und schwer zu atmen, es bildete sich Schleim. Ich beobachtete sie ganz genau (auch die Sauerstoffsättigung), aber ich brauchte sie nicht absaugen, der Hustenreiz verging von allein. Jetzt schläft Knudl, wacht aber beim geringsten Geräusch auf.

Donnerstag, 13. Mai – Freitag, 14. Mai 2010

Der Donnerstag blieb ereignislos, es war ein ruhiger und entspannter Tag.

Heute habe ich die Medikation gemacht, der ganze Dekubitus ist sehr blutig. Das Blut läuft richtig aus, aber das ist gut, wie mir soeben auch Alessandro bestätigte. Sogar die Taschen waren etwas zusammengewachsen. Ich habe wohl diese Stelle verletzt, weil

Knudl danach noch mehr blutete. Anna machte heute die Körperpflege, Lena und Sandra waren heute wieder zweimal bei uns. Am Vormittag wegen Flebo und am Nachmittag war der Katheter verstopft. Zugleich musste auch der Verband vom Dekubitus neu gemacht werden, weil alles voller Blut war. Dabei entdeckten die beiden, dass die rote Stelle am Hüftknochen mit Flüssigkeit gefüllt ist. Das ist kein gutes Zeichen, weil es ein fast sicheres Indiz für einen neuen Dekubitus ist. Dabei habe ich immer darauf geachtet, dass Edda nie auf dieser Seite liegt. Das war dann auch der Grund, warum ich Alessandro anrief und ihn bat, heute noch vorbeizukommen. Er will sich am Montag mit einem Arzt in der Dermatologie vom Krankenhaus Bozen in Verbindung setzen und weitere Schritte mit ihm besprechen. Im Moment können wir nichts dagegen machen. Ich muss weiter sehen, dass sie nie auf dieser Stelle liegt.

Alessandro ist eben gerade gegangen (jetzt ist es 20.42 Uhr) und ist mit dem Gesamtzustand von Edda soweit zufrieden. Sie war heute Abend nur zwei Stunden im Rollstuhl und sehr müde, kann aber noch nicht schlafen. Schleim macht ihr mal wieder zu schaffen.

Samstag, 15. Mai 2010

Heute haben wir mal wieder seit Langem eine sehr anstrengende Nacht hinter uns. Ab 2 Uhr begann Edda zu husten, sie plagte sich mit sehr zähflüssigem Schleim. Alle Viertelstunde war sie abzusaugen, das ging bis circa 3.30 Uhr. Gegen 3 Uhr wechselte ich das Pflaster, anscheinend verkürzt sich der Wirkungszeitraum. Dann ging es Edda endlich besser. Die Stelle am Hüftknochen macht mir ziemlich Angst. Was, wenn sie noch einen Dekubitus bekommt? Es ist so schon schwierig, sie nicht auf dem großen Dekubitus liegen zu lassen.

Elke machte die Körperpflege, danach kam Lena und wir machten noch die Medikation des sehr blutigen Dekubitus. Knudl war verständlicherweise sehr müde, dennoch setzte ich sie für eineinhalb Stunden in den Rollstuhl, dort schlief sie aber andauernd ein. Dann im Bett konnte sie endlich schlafen. Gegen 17 Uhr wachte sie auf. Leider hat sie wieder erhöhte Temperatur, was eigentlich nicht sein sollte, sie bekommt ja immer noch Antibiotika. Der Rest des Abends verlief entspannt, sie schlief im Rollstuhl und auch danach im Bett tief und fest.

Sonntag, 16. Mai 2010

Bis 18 Uhr war es ein ruhiger Tag, danach war Edda zunehmend verschleimter und musste oft abgesaugt werden. Ab 20 Uhr alle Viertelstunde, jetzt ist es 22.09 Uhr und sie ist schon wieder zugeschleimt. Ich habe vor zwei Stunden das Pflaster gewechselt. Inzwischen muss es wohl täglich getauscht werden. Ich habe ein bisschen Angst, dass es gar nicht mehr wirkt. Dafür blieb sie heute absolut fieberfrei – wenigstens etwas.

Montag, 17. Mai 2010

Trotz der Krise gestern Abend ging es Edda heute wieder recht gut. Alles ging normal seinen Gang. Anna kam zur Körperpflege und wusch ihr danach die Haare. Am frühen Nachmittag machte Elisabeth einen Einlauf und die Medikation. Michaela blieb am Nachmittag bei Knudl. Am Abend blieb Edda noch einmal für drei Stunden im Rollstuhl. Um 20.15 Uhr war sie im Bett und schlief gleich ein, wacht aber beim kleinsten Geräusch auf. Mit dem Schleim ging es heute sehr gut, das Pflaster musste nicht gewechselt werden und das Absauggerät kam auch nicht zum Einsatz.

Dienstag, 18. Mai 2010

Um 8 Uhr kamen Monika und Anna, sie wechselten den verstopften Katheter und machten die Medikation. Die Körperpflege war dann wieder Aufgabe von Anna. Irene blieb am Nachmittag bei Knudl, die wach blieb. Mir kam vor, dass sie geistig voll da war. Gegen 17 Uhr kamen Lena und Sandra, um den letzten Flebo mit Antibiotika zu geben. Sie sind bis heute zweimal täglich dafür gekommen. Hierfür kann ich gar nicht genug danken. Ab 18 Uhr produzierte Edda viel Schleim. Bis circa 21.30 Uhr saugte ich sie mehrmals ab, dabei hatte ich heute Vormittag das Pflaster gewechselt.

Mittwoch, 19. Mai – Donnerstag, 20. Mai 2010

Am Mittwoch hatten wir einen ruhigen und entspannten Tag, mit wenig Absaugen.

Dafür ging es ging heute früh etwas stressig her: Gegen 7.45 Uhr kamen Alessandro und Monika, um eine Harnprobe sowie einen Wundabstrich zu nehmen. Monika machte dann noch den Einlauf und die Medikation. Edda hatte endlich mal wieder sehr viel Stuhlgang. Anna kam zur Körperpflege und Knudl konnte sich danach im Rollstuhl von den Strapazen erholen. Ab 12 Uhr schlief sie im Bett tief und fest bis circa 15.30 Uhr, als Angie und Karin kamen. Knudl blieb heute Abend für dreieinhalb Stunden im Rollstuhl und schlief danach erst gegen 23 Uhr ein. Alles in allem wieder ein sehr ruhiger und entspannter Tag, Edda musste kein einziges Mal abgesaugt werden.

Freitag, 21. Mai 2010
Martha machte heute die Körperpflege und um 9.15 Uhr war Sandra zur Medikation bei Edda. Ich hatte heute den Fototermin mit der deutschen Nationalmannschaft, Lena war so nett und blieb während dieser Zeit von 13.45 bis 17 Uhr bei Edda. Als ich wieder zurück war, setzte ich Edda gleich in den Rollstuhl. Pünktlich um 18 Uhr begann der Husten mit Schleimbildung – heute ist es sehr schlimm. Jetzt ist es 23 Uhr und ich weiß nicht, wie oft ich Edda abgesaugt habe.

Samstag, 22. Mai 2010
Trotz der schwierigen Nacht ging es Edda heute besser und es sollte ein ruhiger Tag werden – bis 18 Uhr. Sandra und ich machten die Medikation, danach war Martha für die Körperpflege zuständig. Der Dekubitus ist noch immer sehr blutig und heute auch ziemlich flüssig. Eddas Kontraktionen sind schlechter geworden, sie ist sehr steif. Ab 18 Uhr begann der Husten mit der Schleimbildung. Zum Glück nicht so schlimm wie gestern, aber bis 21 Uhr musste sie alle halbe Stunde abgesaugt werden.

Sonntag, 23. Mai 2010
Wieder war Sandra für die Medikation zur Stelle und Martha kam für die Körperpflege. Es war ein ruhiger Tag, Edda schlief eher viel, auch in den Zeiten, als sie im Rollstuhl saß. Ab 18 Uhr fing allerdings wieder dieser leidige Husten mit Schleimbildung an und sie war ein ums andere Mal abzusaugen. Gegen 20.15 Uhr beruhigte sich alles. Ich bin heute sehr müde, weil ich erst gegen 2 Uhr einschlief. Ich habe viel an Edda gedacht, wie sehr sie mir fehlt, das raubte mir den Schlaf.

Montag, 24. Mai 2010
Es war ein recht anstrengender Tag für Edda. Martha machte die Körperpflege, danach kamen Lena und Sandra für die Medikation.

Sonja wusch und schnitt Edda die Haare. Knudl hat nun einen flotten Kurzhaarschnitt, der ihr sehr gut steht und zudem leicht zu pflegen ist. Heute blieb der obligatorische 18-Uhr-Husten aus. Sie hatte zwar etwas Speichelbildung, musste aber bis jetzt nicht abgesaugt werden. Morgen werde ich das Pflaster auswechseln und hoffen, dass es eventuell auch morgen gut geht.

Dienstag, 25. Mai 2010

Manfred war heute zur Körperpflege bei Edda. Leider war der Katheter abgeklemmt, sodass gut ein halber Liter Urin im Bett gelandet ist. Monika kam gegen 11.30 Uhr und machte einen Einlauf und danach die Medikation. Der Einlauf war erfolgreich, aber der Dekubitus ist immer noch sehr blutig. An den Wundrändern hat sich ein Pilz gebildet, der rot ist und es gibt einige offene Stellen, vermutlich vom Klebeverband. Mit diversen Verbandsmaterialien hat Monika alles neu verbunden. Fast den ganzen Nachmittag verschlief Edda. Im Rollstuhl am Abend schwitzte sie so sehr, dass ihr Pyjama völlig durchnässt war. Sie blieb aber fieberfrei. Momentan ist sie sehr verkrampft, sogar der linke Arm, der bis jetzt eher noch locker war. Sie drückte beide Arme so sehr an ihren Brustkorb, dass sie zu Schwitzen begann. Aber zum Glück musste sie heute nicht abgesaugt werden. Das Pflaster hatte ich heute Morgen ausgetauscht.

Mittwoch, 26. Mai 2010

Während der Körperpflege zuckte Edda sehr heftig am ganzen Körper. Manfred bekam einen Schreck. Leider sind mir diese Zuckungen bekannt, das hat sie häufiger. Um 10.30 Uhr kam Lena, denn ich hatte wieder einen Fototermin mit der deutschen Nationalmannschaft. Gegen 11.30 Uhr war dann Monika für die Medikation da, die sie zusammen machten. Um 14 Uhr war ich zurück, Edda schlief, wachte aber immer kurz auf. Ab 15 Uhr blieb Michaela bei ihr, während ich die Fotos in die Redaktion brachte. Auch danach schlief Edda eher viel, dafür wollte sie am Abend nicht schlafen. Erst gegen 23 Uhr fielen ihr die Augen zu. Auch heute gab es weder Verschleimung noch Husten.

Donnerstag, 27. Mai 2010

Am Vormittag war Edda sehr verschleimt, ich musste sie oft absaugen. Gegen 12 Uhr fand ich dann die Ursache dafür: Der Magensondenschlauch hatte in ihrem Rachen eine Schlaufe gebildet. Wahrscheinlich hatte ich beim Absaugen die Sonde mit nach oben gezogen. Ich muss einfach besser aufpassen. Nachdem ich wusste, dass der Sprengel nach 12 Uhr nicht erreichbar ist, rief ich Lena um Hilfe. Schon nach fünf Minuten war sie da und nach Rücksprache mit Alessandro beschlossen wir, die Magensonde auszutauschen. Sandra fuhr gleich ins Krankenhaus, um eine neue Magensonde zu besorgen und um 13 Uhr war alles erledigt. Edda hatte ihre neue Sonde und schlagartig war das Problem mit dem Schleim gelöst. Der Rest des Tages verlief ruhig und entspannt. Diesmal legte ich Edda erst um 21 Uhr ins Bett. Sie war volle vier Stunden im Rollstuhl und es ging ihr dabei recht gut. Sie schläft immer noch nicht und hat wieder erhebliche Zuckungen. Mir kommt vor, dass das täglich schlimmer wird.

Freitag, 28. Mai 2010

Alessandro war heute der Erste, der gekommen war. Um 8 Uhr kam dann Monika für Einlauf und Medikation. Der Einlauf war erfolgreich und die Medikation ist momentan sehr umfangreich, da rund um die Wundstelle alles offen und rot ist. Heute sah es aber schon ein wenig besser aus. Nach der Körperpflege war Edda fix und fertig. Seit ein paar Tagen stöhnt sie sehr viel und oft. Immer wenn sie gestresst ist, fängt sie fürchterlich an, am ganzen Körper zu zucken. Ich ließ sie heute nicht so lange im Rollstuhl und im Bett schlief sie gleich ein. Gegen 17 Uhr weckte ich Edda, um sie in den Rollstuhl zu setzen. Jetzt war sie wach und leider auch wieder ziemlich verschleimt.

Samstag, 29. Mai – Montag, 31. Mai 2010

Nachdem die letzten drei Tage wieder mal turbulent waren, fasse ich sie zusammen. Die Nacht auf Samstag war schon anstrengend. Edda atmete sehr laut und schwer und war oft abzusaugen. Hinzu kam, dass sie kaum schlief.

Das wiederholte sich auch in der Nacht von Samstag auf Sonntag. Leider setzte sich das schwere Atmen auch tagsüber fort, obwohl die Sauerstoffsättigung absolut im grünen Bereich war.

Am Sonntag früh atmete sie sehr schwer und auch die Sättigung fiel auf 80. Ich begann, sie sehr intensiv durch ihren halb offenen Mund abzusagen. Leider biss sie zu, sodass ich mit dem Ende einer Zahnbürste zwischen ihre Zähne ging, um den Schlauch herauszuziehen. In diesem Moment biss sie mit aller Kraft zu und brach sich dabei zwei Zähne ab. Die Zähne sind zwar noch im Mund, man kann sie aber regelrecht wegklappen. Überhaupt war sie am Sonntag total verkrampft gewesen. Monika hatte bei der Körperpflege große Probleme, ihr überhaupt den Pyjama anzuziehen. Auch als Lena und Sandra zur Medikation kamen, ging es nicht besser. Wir probierten es dann mit einem krampflösenden Medikament, welches sie auch sehr schläfrig machte. Als sie endlich tief und fest schlief, entspannte sie sich von circa 12 bis 17 Uhr. Dann begann sie wieder, laut zu röcheln.

Mit Alessandro hatte ich am Vormittag telefoniert und er wollte abends gegen 20 Uhr vorbeikommen. Auch Lena kam noch einmal hinzu: Nachdem wir einiges wie ein Schmerzmittel und Inhalation ausprobiert hatten, beschlossen wir Edda ins Krankenhaus zu bringen. Um 22 Uhr kam das Weiße Kreuz und um Mitternacht war Edda in ihrer alten Abteilung der Neurologie im selben Zimmer untergebracht. Lena begleitete uns die ganze Nacht und setzte sich sehr dafür ein, dass Edda in der Neurologie aufgenommen wurde. Die Röntgenuntersuchung lieferte den Beweis einer kleinen Lungenentzündung und man begann gleich mit der Antibiotika-Therapie.

Die Nacht auf Montag verbrachte Edda recht ruhig. Auch heute Morgen war sie entspannt und schlief, als ich gegen 9.30 Uhr zurück im Krankenhaus war. Um 10.30 Uhr war dann Lena bei ihr, die auch schon vorab ein Gespräch mit einem Arzt der Palliativ-Abteilung wegen einer Medikation und Therapie für zu Hause geführt hatte. Am Nachmittag sollten wir beide noch einmal bei ihm vorbeikommen und er gab uns die Rezepte. Als wir in Eddas Zimmer zurückkamen, war Michaela schon, da und Edda röchelte leider wieder. Am frühen Abend hatte sie dann erhebliche Probleme mit Schleim und Röcheln. Sandra, die nun Dienst hatte, saugte Edda mehrfach ab. Nach einiger Zeit entspannte sich die Situation. Als ich um 20.30 Uhr ging, war Knudl ruhig, entspannt, aber hellwach.

Dienstag, 1. Juni – Donnerstag, 3. Juni 2010

Es waren drei sehr intensive Tage, seit Edda wieder zu Hause ist. Ich hoffe, ich bekomme alles der Reihe nach zusammen. Am Dienstag war Edda noch im Krankenhaus. Das Weiße Kreuz konnte sie erst nach 14 Uhr abholen. Die Zeit im Krankenhaus war entspannt und Edda konnte sich wieder gut regenerieren. Am Abend kam Alessandro noch vorbei, denn Knudl war ab 19 Uhr sehr unruhig, atmete flach und schnell, der Puls war durchwegs auf 140. Mit Tropfen beruhigte sie sich und schlief nach zehn Minuten ein. Nachts wachte sie wegen Husten und leichten Atemproblemen öfter auf.

Die Nacht und am Morgen war sie dementsprechend leider öfter abzusaugen. Die Sauerstoffsättigung war aber im grünen Bereich. Das sollte sich dann leider im Laufe des Vormittags ändern. Am 2. Juni ist hier Feiertag, deswegen arbeitet der Sprengel nicht. Nur gut, dass Lena und Sandra immer zur Verfügung stehen. Sie kamen um 10.30 Uhr, machten Antibiotika und Medikation. Ab 13 Uhr musste Edda mit Sauerstoff versorgt werden. Am Nachmittag wurde es immer schlimmer. Ich musste Edda zeitweise über die Maske mit zwölf Liter Sauerstoff versorgen. Trotz Maske fiel die Sättigung auf 79, ich war ziemlich ratlos.

Abends kam Lena noch einmal vorbei, inzwischen hatte ich Knudl Tropfen gegeben, so konnte sie wenigstens schlafen. Nachts ließ ich Edda am Sauerstoff, gab ihr aber über die Brille noch zwei Liter. Zweimal musste ich Edda absaugen, dann lagerte ich sie gleichzeitig gegen 3.30 Uhr um.

Monika kam am Donnerstag schon um 7.45 Uhr und machte Medikation und Einlauf. Danach kamen noch Manfred für die Körperpflege sowie Lena und Sandra. Ich probierte zum ersten Mal wieder, Edda ohne Sauerstoff zu lassen, aber die Sättigung fiel gleich wieder auf 85. Sie war sehr oft abzusaugen und ich gab ihr auch wieder Sauerstoff (2 l). Ab 11.30 Uhr unternahm ich den nächsten Versuch, sie ohne Sauerstoff zu lassen, die Sättigung fiel auf 91 und wurde im Laufe des Nachmittags besser (95). Aber sie musste immer noch sehr oft abgesaugt werden. Sie hustete viel und für die Nacht gab ich ihr wieder Tropfen, damit sie schlafen kann. Alessandro kommt morgen früh, nachdem ich eben mit ihm gesprochen habe.

Freitag, 4. Juni 2010

Die Nacht war wieder anstrengend, aber der Tag sollte gut werden. Die Magensonde war nämlich um 3.30 Uhr circa zehn Zentimeter heraus, das Nasenpflaster hatte sich gelöst. Monika kam kurz vor

8 Uhr und meinte, dass zehn Zentimeter nicht so schlimm wären, und drückte die Magensonde wieder an die ursprüngliche Position. Leider hatte ich bis hierher mit dem Essen ausgesetzt und konnte somit erst nach der Körperpflege starten. Wir werden dann wohl erst gegen 1 Uhr nachts damit fertig sein.

Kurz nach 8 Uhr kam Alessandro und brachte mir Antibiotika, gleichzeitig sah er sich den Dekubitus an, der ganz gut aussieht – soweit man das sagen kann. Sogar eine Tasche ist zugewachsen und die anderen sind etwas kleiner geworden. Das nährt Hoffnung. Den ganzen Tag über benötigte Edda keinen Sauerstoff, Husten und Atembeschwerden hielten sich in Grenzen. Ich hatte mir angewöhnt, Edda zweimal täglich Inhalieren zu lassen. Das tut ihr sichtlich gut. Ist sie vorher verschleimt, lässt sie sich danach sehr gut absaugen. Am frühen Nachmittag musste ich etwas Schlaf nachholen und gab der wachen Edda ein Buch „Vollblondige Businen“ zu hören. Der Titel versprach lustig zu sein, trotzdem schlief Edda ein. Wenigstens hört sie Stimmen und fühlt sich nicht allein. Am Abend hustete sie wieder mehr und musste ein paar Mal abgesaugt werden. Jetzt schläft sie und hat ab und zu kleine Hustenattacken, es ist aber wesentlich besser geworden.

Samstag, 5. Juni 2010

Es geht bergauf, Edda musste heute nur zweimal abgesaugt werden. Letzte Nacht hatte sie einen Hustenanfall mit Atembeschwerden, beim Absaugen kam aber nicht viel und die Sättigung war gut. Trotzdem bekomme ich jedes Mal einen Schrecken, weil es sich so anhört, als ob sie große Probleme hat. Das hat der Leiter der Palliativ-Abteilung auch gesagt: Was sich für uns schlimm anhört, ist für Edda nicht so schlimm. Daran werde ich mich wohl noch gewöhnen müssen.

Bei der Körperpflege mit Martha war Edda sehr entspannt und locker, keine Verkrampfung war festzustellen. Lena und Sandra machten danach Medikation und Flebo. Ich holte derweilen Morphiumpflaster mit einer stärkeren Dosis und eine weitere Sauerstoffflasche – vorsichtshalber. Als ich wiederkam, hatten die beiden alles schon fertig, sogar Eddas Bett haben sie gemacht.

Der Rest des Tages verlief routinemäßig. Sie war wie immer zwei Stunden vor- und nachmittags im Rollstuhl und schlief am Nachmittag eher viel. Seit 20 Uhr schläft sie wieder, unterbrochen von kurzen Hustenattacken, die langsam nachlassen. Ich habe aber bei jedem Husten schon vorsorglich den Absaugschlauch in der Hand, aber die Sättigung ist gut, sodass ich von meinem Vorhaben gleich Abstand nehme.

Sonntag, 6. Juni 2010

Heute kann ich nicht viel berichten, denn ich hatte den ganzen Tag Fototermin. Aber ich habe den Tag vollständig durchgeplant und Edda wurde jede Sekunde perfekt versorgt. Ebenso standen Lena und Sandra auf Abruf, sobald es Probleme gäbe. Zum Glück gab es diese nicht, sodass alle – auch Edda – einen ruhigen, entspannten Tag hatten.

Montag, 7. Juni 2010

Auch heute blieb es ruhig, gegen 8 Uhr kam Monika zur Medikation und für Einlauf. Edda hatte sogar spontanen Stuhlgang, also selbstständig. Ich musste Edda heute nicht einmal absaugen – zumindest bis jetzt. Sie atmet sehr ruhig und hat genügend Sättigung. Ab und zu hustet sie. Am späten Nachmittag saß Edda im Rollstuhl, sie war hellwach und mir kam es so vor, auch voll da. Sie drehte ihren Kopf nach mir um, als ich aus dem Zimmer ging und auch als ich zurückkam. Mein Gott, die Arme, was wohl in ihrem Kopf vorgeht?

Dienstag, 8. Juni 2010

Nach einer ruhigen Nacht kam Sandra um 8 Uhr und machte Medikation und Flebo. Manfred war heute in Verspätung und war erst gegen 9.40 Uhr zur Körperpflege hier. Knudl war ruhig und entspannt, wollte aber tagsüber so gut wie gar nicht schlafen. Angie blieb ab 15 Uhr bei ihr und rief um 16 Uhr Hilfe suchend Lena an. Edda hatte leider Atemprobleme. Lena war sofort da und saugte Edda ab, danach ging es ihr wieder gut. Ich kann gar nicht sagen, wie froh ich bin, dass Lena und Sandra uns so unterstützen. Ab 20 Uhr legte ich Edda zurück ins Bett, nachdem sie wieder für zwei Stunden im Rollstuhl saß. Dort schlief sie gleich ein. Ab und zu hustet sie und ich denke, dass ich sie später beim Umlagern noch einmal absaugen muss. Im Großen und Ganzen geht es im Moment wieder recht gut. Edda ist stabil. Alessandro rief heute Abend an und erkundigte sich über den Stand der Dinge. Wie so oft betonte er, dass ich ihn jederzeit anrufen könnte, wenn es Probleme gäbe. Das ist sehr beruhigend.

Mittwoch, 9. Juni 2010

Der Tag verlief normal bis circa 19 Uhr, Knudl begann, laut und schwer zu atmen. Ich musste sie öfter absaugen, aber gleich darauf war sie schon wieder voller Schleim. Hoffentlich bleibt die Nacht ruhig.

Donnerstag, 10. Juni 2010

Edda war den ganzen Tag über sehr ruhig und wach, leider auch wieder mehr verkrampft. Mit Tropfen entkrampft sie sich zwar, wird aber dadurch sehr schläfrig. Heute musste ich Knudl gar nicht absaugen, es ging ihr recht gut, keine Schleimbeschwerden. Ich werde ab heute Nacht eine kleine Umstellung vornehmen. Und zwar möchte ich Edda um Mitternacht umlagern und dann erst wieder um 5 Uhr früh. Zu der Zeit starte ich dann auch mit dem Essen. So bekomme ich fünf Stunden Schlaf am Stück. Ich hoffe, dass das funktioniert.

Freitag, 11. Juni 2010

Heute musste Knudl wieder oft abgesaugt werden, dennoch war es ein ruhiger Tag. Sie war sehr entspannt und tagsüber oft wach. Monika probierte schon seit zwei Tagen einen Einlauf, der einfach nicht den gewünschten Erfolg brachte – auch heute nicht. Lena verabreichte am Vormittag zum letzten Mal das Antibiotikum. Ab 19 Uhr nahm die Verschleimung zu und sie war noch öfter abzusaugen. Wie schon gesagt, hatte ich die Zeiten geändert, ein Nachteil ist, dass das Essen nun bis circa 22 Uhr läuft. Aber ich werde an diesem System noch festhalten.

Samstag, 12. Juni 2010

Die Nacht verlief unruhig, Edda war oft abzusaugen, fast stündlich war ich bei ihr unten. Sie hat leider auch etwas erhöhte Temperatur. Zuletzt musste ich sie noch einmal am Vormittag absaugen, seitdem ist der Schleim unauffällig. Heute schlief sie von 12.30 bis 14.30 Uhr tief und fest. Wenn ich sie so ansehe, wenn sie schläft, frage ich mich, was sie mitbekommt, was sie denkt – ob sie überhaupt etwas denkt?

Sonntag, 13. Juni 2010
Heute hat Edda erhöhte Temperatur, vielleicht hängt das mit dem Dekubitus zusammen. Lena machte die Medikation an diesem Wochenende, die Wundstelle ist sehr flüssig und außen herum ziemlich rot. Da ich wegen der erhöhten Temperatur beunruhigt war, rief ich Alessandro an. Er wollte morgen früh vorbei kommen. Heute war Edda mal wieder nicht abzusaugen.

Montag, 14. Juni 2010
Edda blieb heute fieberfrei, dennoch kam Alessandro vorbei. Der Dekubitus schaut jetzt wieder besser aus, obwohl er außen herum immer noch sehr rot war, als Monika die Medikation machte. Mehr Sorgen macht uns die Stelle am linken Hüftknochen. Dieser Bereich ist sehr geschwollen und anscheinend mit Wasser gefüllt. Wir müssen aufpassen, dass diese Stelle nicht aufbricht.

Dienstag, 15. Juni 2010
Lena und Sandra machten die Medikation. Wir sind alle ein wenig ratlos wegen der Stelle an Eddas linkem Hüftknochen. Es scheint jetzt mehr Wasser drin zu sein und die Stelle ist noch mehr angeschwollen. Es ist sehr heiß geworden und Edda schwitzt deswegen mehr. Manfred will Edda nun zweimal die Woche die Haare waschen. Das genießt sie immer noch sehr – Haare waschen. Ich achte nun noch mehr darauf, wie Edda im Bett liegt. Ich habe Angst, dass die Schwellung aufplatzt, deswegen lege ich sie momentan gar nicht mehr auf die linke Seite. Das ist natürlich schwierig, weil es nicht mehr viele Lagermöglichkeiten gibt.

Alessandro rief heute Abend an und berichtete mir, dass er mit dem Arzt von der Dermatologie im Krankenhaus Bozen telefoniert hatte. Er meinte, dass es am besten wäre, die Stelle zu entleeren. Am Donnerstag früh wird Alessandro die Wundstelle aufschneiden. Ich bin auch für die kontrollierte Entleerung. Für Edda wird es allerdings einen kleinen Eingriff geben. Aber es ist wohl so am besten, dass wir nicht Gefahr laufen, einen neuen Dekubitus zu bekommen. Im Augenblick ist Edda nur einmal täglich abzusaugen.

Mittwoch, 16. Juni 2010
Gegen 2 Uhr nachts war Edda abzusaugen, ansonsten blieb es eine ruhige Nacht. Monika und Manfred kamen heute zugleich gegen

8 Uhr, auf dem Plan stand Katheterwechsel, Einlauf, Medikation und danach Körperpflege. Für Edda ein Mammutprogramm. Dementsprechend viel schlief sie dann, auch schon im Rollstuhl. Dafür musste sie tagsüber gar nicht abgesaugt werden. Morgen hat die Arme schon wieder volles Programm, denn der kleine Eingriff an der geschwollenen Stelle ist geplant. Alessandro wird dabei von Monika und Lena assistiert.

Donnerstag, 17. Juni 2010

Alessandro und Lena waren pünktlich um 7 Uhr hier, während Monika mit 20 Minuten Verspätung kam. Das wird mal wieder Ärger geben, Alessandro und Lena hatten nämlich schon angefangen. Am Dienstag will der Sprengel eine Aussprache mit Alessandro, Lena und mir. Was das wohl wieder soll? Langsam kommt mir das Ganze wie im Kindergarten vor. Jedenfalls hat Alessandro den kleinen Eingriff vorgenommen. Er machte einen etwa zwei Zentimeter langen Schnitt mit örtlicher Betäubung, dabei spritzte schon der Inhalt der Tasche heraus. Gut ist, dass es kein reiner Eiter war, sondern Blut, Wasser und Eiter. Der Abstrich wurde auch gleich gemacht. Die Wunde bleibt offen, gefüllt nur mit einer in Jod getränkten Gaze und einem Verband darüber.

Da ich Edda heute sehr viel Morphium gegeben hatte, schlief sie auch den ganzen Tag. Jedenfalls hat sie keine Schmerzen, das Sitzen im Rollstuhl entfiel heute. Heute hatte sie überhaupt kein Fieber, wahrscheinlich war wohl die Tasche der Grund für ihre erhöhte Temperatur in den letzten Tagen. Am Montag müssten wir das Resultat des Abstrichs bekommen. Wenn es derselbe Erreger aus dem Dekubitus ist, dann hat sich wohl eine Fistel in diesem Bereich gebildet, was nicht so gut wäre.

Freitag, 18. Juni 2010

Es war eine schlimme Nacht, denn Edda bekam wieder die Luftbeschwerden. Durch die Krankheit verkrampft sich ihr Hals und dabei kommen immer wieder fürchterliche Laute heraus, die mich stündlich zu ihr riefen. Sogar die Kinder wachten auf und gingen dann unter Dach schlafen. Edda war sehr oft abzusaugen, obwohl die Sättigung immer gut war (95). Diese Laute gehen durch Mark und Bein. Ich hatte sie noch eine Inhalation machen lassen, aber es wurde nicht besser. Als Medizin gab ich ihr Tropfen, die allerdings erst nach drei Tagen anfangen zu wirken.

Monika machte am Morgen beide Wundmedikationen, der Schnitt schaut sehr sauber aus, es ist nicht mehr viel Flüssigkeit herausgekommen. Dennoch wird immer noch eine in Jod geträufelte Gaze in das Loch geschoben. Ich setzte Edda heute wieder in den Rollstuhl, aber sie schlief auch darin eher viel. Mit Alessandro hatte ich heute zweimaligen telefonischen Kontakt, er weilt zurzeit auf einem Ärztekongress. Hoffentlich hat Edda heute eine bessere Nacht.

Samstag, 19. Juni 2010

Zum Glück hatten wir eine ruhige Nacht, ich konnte vier Stunden am Stück schlafen. Am Morgen kam Rebecca zur Medikation – der Sprengel hat zu meiner Überraschung einen Wochenenddienst! Der Schnitt vom operativen Eingriff schaut gut aus, muss aber zweimal am Tag verbunden werden. Irene blieb am Nachmittag bei Knudl und Lena machte am Abend die Wundbehandlung. Sie will auch morgen früh zur Medikation vorbei kommen, weil Elisabeth vom Sprengel erst gegen 17 Uhr hier sein wird. Am Abend musste Edda leider wieder oft abgesaugt werden. Sie schläft zwar, macht aber wieder diese fürchterlichen Geräusche, die vom Rachen kommen.

Sonntag, 20. Juni 2010

Die Nacht war entspannt, allerdings bekam Edda gegen 4 Uhr Sauerstoffprobleme. Die Sättigung fiel auf 90. Bei diesem Wert hatte ich mir schon gedacht, dass er sicher noch weiter fallen wird, zumal Edda sehr viel hustet, flach und schnell atmet. Um 6.30 Uhr war sie dann auch auf 85. Nachdem ich sie ein paar Mal abgesaugt hatte, gab ich ihr noch zwei Liter Sauerstoff über die Brille. Zunächst noch ohne Erfolg. Im 10-Minuten-Takt musste ich sie absaugen. Um 7.45 Uhr kam Lena und machte die Medikationen. Edda atmete nicht gut. Lena saugte sie ebenfalls oft ab. Wir hofften auf Besserung, wenn Edda nach der Körperpflege im Rollstuhl saß und ich sie inhalieren ließ. Helga machte die Körperpflege, während der ich oft absaugen musste.

Ich konnte es kaum abwarten, Edda in den Rollstuhl zu setzen. Endlich war es soweit. Und wirklich Eddas Zustand besserte sich und nach der Inhalation noch mehr. Sie beruhigte sich zusehends und hustete nicht mehr so viel. Von 12 bis 15 Uhr schlief Edda sehr gut. Die Sättigung war so gut (95), dass sie selbstständig atmen konnte. Elisabeth kam gegen 17 Uhr und machte die Medikation an der neuen Wundstelle. Ich ließ Edda am Abend länger im Rollstuhl, weil es ihr gut tat, zu sitzen. Im Bett schlief sie zwar gleich ein, fing aber wieder an vermehrt zu husten. Ich hoffe auf eine ruhige Nacht.

Montag, 21. Juni 2010

Es hat sich alles normalisiert und es war ein entspannter, ruhiger Tag für Edda. Monika machte heute die Medikation. Beide Wunden schauen ganz gut aus. Seit Alessandro die Schwellung am Hüftknochen aufgeschnitten hatte, hatte Edda kein Fieber mehr. Gut, dass wir das gemacht haben. Morgen früh haben wir die Aussprache mit dem Sprengel, für diesen Kinderkram muss ich Zeit aufwenden. Alessandro weiß auch nicht recht, was er vom Sprengel halten soll. Wir wollen doch alle nur das Beste für Edda. Ich weiß beim besten Willen nicht, wo das Problem ist.

Dienstag, 22. Juni 2010

Das Gespräch heute Morgen verlief so, wie ich es erwartet hatte. Die Leiterin des Sprengels wird ihrem Vorgesetzten mitteilen, dass Sandra und Lena helfen. Sie will sich aber dafür einsetzen, dass die beiden auch in Zukunft helfen können und sie keine Probleme bekommen. Ich habe keine Ahnung, was dieser Zirkus sollte. Das ist eine reine Paragrafenreiterei. Der Sprengel will, dass von gesetzlicher Seite alles seine Richtigkeit hat. Das ist ja auch ok, aber es geht hier auch um die bestmögliche Pflege eines Menschen. Das Verhältnis ist für mich allerdings nicht nur seit heute ein wenig zerrüttet. Der Sprengel macht Dienst nach Plan (7 bis 18 Uhr mit Mittagspause). Was soll ich also machen, wenn außerhalb dieser Zeit Probleme auftreten? Alessandro, Lena und Sandra stehen uns wirklich rund um die Uhr zur Verfügung, was absolut keine Selbstverständlichkeit ist. Man sollte froh und glücklich sein, dass es solche Menschen in der heutigen Zeit überhaupt noch gibt.

Zum wichtigeren Thema: Edda hat gut geschlafen: Inzwischen hat es sich ganz gut einspielt, sie um Mitternacht umzulagern und dann erst wieder um 5 Uhr früh. Monika kam nach der Sitzung und machte beide Medikationen. Ihre Wunden sehen immer noch sehr gut aus. Während wir auf der Sitzung waren, machte Manfred derweilen die Körperpflege. Alessandro hat mir vorgeschlagen, für den großen Dekubitus eine Madentherapie zu machen. Die Maden sind in sogenannten Biopacks (Beuteln) und werden in die Wunde gesetzt. In fünf Tagen fressen sie das tote Gewebe auf und sorgen so für eine saubere Wunde. Die Heilungschancen wären für den Dekubitus um ein Vielfaches größer. Nachteil: Es stinkt fürchterlich und es ist eine kostspielige Angelegenheit. Ich bin am Überlegen, denn ich weiß nicht, ob ich das Edda zumuten soll. Lena kam gegen 17 Uhr, wir schauten uns die Verbände an. Da sie sehr trocken aussahen, beschlossen wir alles so zu belassen und diesmal nichts zu verbinden. Ab 19 Uhr begann Edda wieder mehr zu husten und Schleim zu bilden, ich muss sie häufiger absaugen.

Mittwoch, 23. Juni 2010

Als Monika die Medikationen machte, stellten wir fest, dass der Dekubitus hinten sehr fleischig geworden ist. Was aber nicht unbedingt gut ist, denn an diesen Stellen sollte es nicht nur fleischig werden, sondern auch ein wenig zuwachsen, ansonsten könnten Entzündungen entstehen. Es hat sich in den letzten Tagen eingependelt, dass Edda zwischen 12 und 15 Uhr meist tief und fest schläft, den Rest des Tages ist sie oft sehr wach. Ansonsten verlief der Tag normal, es blieb alles im grünen Bereich. Alessandro rief mich gegen 21 Uhr an und teilte mir mit, dass er morgen früh vorbei kommen will.

Donnerstag, 24. Juni 2010

Gegen 8 Uhr kamen Alessandro und Monika. Der Hausarzt ist mit beiden Wunden sehr zufrieden. Edda ist stabil und den ganzen Tag über gleichbleibend im grünen Bereich. Ich bin sehr zufrieden, wxenn es ihr gut geht und sie keine Probleme hat. Seit 20 Uhr schläft sie tief und fest. Eben ist gerade das Essen fertig geworden (es ist jetzt 23 Uhr). Nicht einmal von dem Gepiepe ist sie wach geworden und sie schnarcht ein wenig. Alessandro hatte heute Abend noch einmal angerufen, er war etwas betrübt, dass die Italiener aus der Fußball-WM geflogen sind. Natürlich hat er auch gefragt, wie es Edda heute ergangen ist.

Freitag, 25. Juni 2010
Kaum zu glauben! Das war heute der dritte Tag hintereinander, der gut lief. Auch wenn Edda öfter gezittert hat und ihr am späten Nachmittag der Speichel aus dem Mund lief, merkte ich, dass es ihr den Umständen entsprechend gut ging. Ich machte heute den hinteren Dekubitus, während Monika gegen 9.30 Uhr den Schnitt versorgte. Sonst gibt es nichts Nennenswertes zu berichten. Wenn nur alle Tage so wären.

Samstag, 26. Juni 2010
Wieder alles okay, allerdings hatte Edda ab 18 Uhr größere Probleme mit Husten und Schleimentwicklung. Ich musste sie mal wieder öfter absaugen. Die Ursache fand ich schnell, denn sie hatte einen sehr großen Schleimbeutel im Hals, den ich mit der Absaugsonde durch ihre Nase zum Glück herausholen konnte. Das war sehr eklig, immerhin hatte das Teil einen Durchmesser von etwa drei Zentimetern. Danach ging es ihr gleich viel besser, sie hustet nur noch vereinzelt und die Sättigung ist zwischen 95 und 97. Wir sind alle sehr überrascht, wie wach Edda ist. Tagsüber schläft sie immer nur zwischen 12 und 15 Uhr. Wir fahren immer noch mit einer sehr niedrigen Dosis Morphium. Es wird wohl daran liegen. Normalerweise macht Morphium müde.

Sonntag, 27. Juni 2010
Es war wieder ein entspannter Tag. Jetzt ist wirklich so etwas wie Routine in unserem Alltag. Wohl wissend, dass sich die Situation schlagartig ändern kann. Als Lena und Sandra die Medikationen gemacht hatten, waren sie selber sehr überrascht, wie ruhig und entspannt Edda ist. Es geht ihr sichtlich – den Umständen entsprechend – richtig gut. Alessandro rief am Abend an und fragte, ob wir ihn bräuchten. Edda hustet abends zwar mehr und sie ist gelegentlich abzusaugen, aber soweit ist alles in Ordnung.

Montag, 28. Juni 2010
Gestern Nacht hatte Edda sehr starken Husten mit viel Schleimbildung. Ich musste sie bis etwa 2 Uhr nachts immer wieder absaugen, dann endlich schlief sie ein. Monika machte die Medikationen am Morgen. Edda war immer noch sehr müde – kein Wunder. Der Tag verlief dann wieder sehr ruhig und normal für unsere

Verhältnisse. Am Nachmittag schlief Edda mit halb offenem Mund, ich konnte in ihrem Rachen große feste Schleimbeutel sehen. Mit den Fingern zu versuchen, diese herauszuholen, ist nicht ungefährlich, weil Edda gleich zubeißen könnte. Ich versuchte es mit der Absaugsonde und wirklich, es blieb ein riesiger Schleimbeutel am Sondenende hängen. Es war so viel, dass ich leider nicht alles herausbekam, weil Edda aufwachte und einen Teil abbiss. Wenigstens bekam ich ein etwa vier Zentimeter großes Teil heraus. Ich werde nachher noch einen Versuch starten, wenn sie im Schlaf den Mund offen hat.

Dienstag, 29. Juni 2010

Wenn man mal davon absieht, dass Edda heute sehr oft abgesaugt werden musste, hatte sie einen guten Tag. Allerdings fing das Ganze schon um 4 Uhr an, sie hustete viel und war im Halbstundentakt abzusaugen. Ab 8 Uhr beruhigte sich die Situation dann endlich und Edda wurde ruhiger. Ich machte heute die Medikation hinten. Als ich fertig war, kam Lena, die heute den ganzen Tag bei Edda blieb. Die Kinder hatten heute keine Schule. Wir wollten das Ausnutzen und zum Shoppen nach Innsbruck fahren. Zum Glück bot Lena an, bei Edda zu bleiben. Darüber bin ich sehr froh und dankbar, weil ich weiß, dass sie in sehr guten Händen ist. Lena hatte zum Glück keine Probleme, Edda war sehr ruhig und entspannt, die Sättigung war ebenfalls absolut in Ordnung (95). Mit der hatten wir in den letzten Tagen eigentlich keine Probleme mehr. Ich hatte den Tag durchorganisiert. Lena blieb bis 15 Uhr, danach war Irene bis 17 Uhr bei ihr. Wir waren um 16.30 Uhr zurück. Die perfekte Zeit, um Edda in den Rollstuhl zu setzen.

Ab 18 Uhr begann wieder der obligatorische Husten mit Schleimbildung. Jetzt ist sie wieder öfter abzusaugen. Edda schlief heute nicht und auch jetzt am Abend will sie nicht einschlafen, obwohl ich ihr Tropfen und Morphium gegeben habe.

Mittwoch, 30. Juni 2010

Heute früh war Edda dreimal abzusaugen, ansonsten hatte sie einen guten Tag. Ich glaube, sie ist letzte Nacht sehr spät eingeschlafen, denn sie war sehr müde. Die von Alessandro geschnittene Stelle muss nur noch alle zwei Tage verbunden werden, damit ist eine bessere Heilung gewährleistet. Der Dekubitus hinten schaut sehr fleischig, blutig und somit gut aus.

Donnerstag, 1. Juli 2010

Wieder ein ruhiger Tag auch die Nacht war entspannt. Der Tag verlief wie üblich. Auf meinen Wunsch hin kam Lena am späten Nachmittag, denn Edda hatte hinten am Gaumen einen dicken Schleimbeutel hängen, den ich nicht heraus bekam.

Apropos Lena, sie hatte heute ein Gespräch mit ihrer Führungsebene im Krankenhaus. Der Sprengel hatte Ernst und Meldung gemacht. Zum Glück bekam sie kein Verbot Edda zu helfen oder sonstige Schwierigkeiten. Im Gegenteil, ihr Chef ist auf unserer Seite und gibt uns sämtliche Rückendeckung. Ich bin sehr beruhigt, nicht nur, dass Lena und Sandra nun offiziell helfen dürfen, sondern, dass sie wegen uns keine Probleme bekommen.

Freitag, 2. Juli 2010

Edda hatte wieder einen guten Tag, obwohl sie morgens eine erhöhte Temperatur hatte. Alessandro kam um 8 Uhr und meinte, dass vielleicht das Bett die Temperatur hat ansteigen lassen. Edda schläft mit einer Sommerdecke und darunter ist die Dekubitus-Matratze (Luftmatratze). Außerdem ist es sehr warm draußen, somit auch im Wohnzimmer. Tagsüber relativierte sich dann auch die Temperatur, abends hatte Edda 37,2 °C. Während der Körperpflege fand Manfred heraus, dass es Edda gut tat, kalte Handtücher auf ihren Körper zu bekommen. Ein weiteres Indiz dafür, dass sie sie es im Bett zu warm hatte. Es ist wirklich sehr heiß draußen, ich werde ihr jetzt wohl nur noch eine dünne Decke geben. Der Tag verlief normal – nein, nicht ganz, denn ich musste sie heute überhaupt nicht absaugen.

Samstag, 3. Juli 2010

In der Nacht rang Edda nach Luft, sie hustete viel, ich begann sie um 3.30 Uhr abzusaugen, zum Glück ging es ihr danach besser. Als Sandra gegen 8 Uhr die Medikation machte, hatte Edda wieder erhöhte Temperatur. Sandra meinte auch, dass es an der Bettwärme liegen könne. Bei ihnen in der Neurologie haben die Patienten auch seit zwei Tagen erhöhte Werte. Es ist aber auch wahnsinnig heiß, heute waren es sicher an die 40 Grad draußen.

Ab circa 12.30 Uhr begann Edda, sehr viel zu husten und Schleim zu bilden. Bis 14 Uhr musste ich sie immer wieder absaugen, ehe sie endlich einschlief. Um 15 Uhr war sie schon wieder wach und musste weiterhin abgesaugt werden. Eine Stunde später hatte sich alles stabilisiert. Seit 20 Uhr schläft sie im Bett, nur unterbrochen von kleinen Hustern. Trotzdem war es ein entspannter Tag.

Sonntag, 4. Juli 2010

Es war ein stressfreier Tag, denn Edda ging es gut. Sie war den ganzen Tag über schläfrig und somit auch sehr entspannt. Die Schläfrigkeit kommt wohl von den Tropfen, die ich ihr nun auch schon morgens verabreiche. Sie ist danach sehr locker, alle Verkrampfungen lösen sich. Die Nebenwirkung ist leider – oder zum Glück – dass sie viel schläft. Ich sage zum Glück, denn ich denke mir, dass sie dann von dieser Krankheit nichts mitkriegt. Ich frage mich noch immer, wie es möglich ist, dass ein Mensch überhaupt nichts mehr allein machen kann, weder sich bewegen noch sprechen – der reinste Horror. Sie tut mir unendlich leid.

Montag, 5. Juli 2010

Edda bekam ab circa 3 Uhr starken Husten und musste alle zehn Minuten bis etwa 4.30 Uhr abgesaugt werden. Die Sättigung fiel auf 90. Weiter nicht, ich hatte sie wohl noch rechtzeitig abgesaugt. Leider hatte sie am Morgen gegen 7 Uhr wieder Fieber – 38,9 °C beunruhigten mich ziemlich. Gegen 10 Uhr war ihre Temperatur, ohne dass ich ihr irgendein Medikament gab, allein auf 37,2 °C runtergegangen. Der Tag verlief dann ruhig, ab und zu schlief sie ein wenig. Seit 19 Uhr musste ich sie wieder öfter absaugen. Jetzt ist es 22 Uhr und ich bin leider immer noch dabei.

Dienstag, 6. Juli 2010

Zum Glück war die Nacht entspannt, der Husten ließ nach. Und heute musste Edda überhaupt nicht abgesaugt werden. Es ist schon komisch, mal ist es schlimm und dann wieder ist alles „normal“. Auch der Tag verlief ohne Krisen, wir behielten unseren Rhythmus und unsere Routine bei. Seit 20 Uhr schläft Knudl tief und fest, ab und zu stöhnt sie ganz laut auf. Es ist aber kein Stöhnen vor Schmerzen, sondern eher ein befreiendes Aufstöhnen.

Mittwoch, 7. Juli 2010

Bis gegen 20 Uhr ging es Edda gut, sie war entspannt und ruhig. Als sie am späten Nachmittag im Rollstuhl saß, merkte ich schon, dass sie unruhiger wurde. Seit 20 Uhr hustet sie viel und ist zugeschleimt. Bis jetzt habe ich es vermieden, sie abzusaugen, weil ich sie nicht immer quälen will.

Donnerstag, 8. Juli 2010

Wider Erwarten ist die Nacht gut gegangen. Ich bin heute weggefahren, es war ein Versuch, etwas abzuschalten, was natürlich nicht gelang. Lena war so nett und blieb bei Edda. Ich war aber schon um 14.30 Uhr zurück. Die beiden hatten keine Probleme. Seit 19 Uhr hustet sie wieder mehr und auch die Schleimentwicklung nimmt zu. Ich versuche, sie nicht abzusaugen. Vielleicht geht es ja so gut wie letzte Nacht.

Liebe Leserin, lieber Leser!
Das Leben mit Edda und ihrer Krankheit verlief in einer Routine und mit täglich gleichbleibenden Abläufen. Auch das Krankheitsbild war geprägt von einem ständigen Auf und Ab: Husten, Schleimbildung, Absaugen, Sauerstoffmangel Fieberschübe, Blasen- und Darmprobleme ... einmal mehr und einmal weniger ... Deshalb möchte ich ab diesem Zeitpunkt nur noch wesentliche Tagebucheintragungen erwähnen, die von der „Norm" abweichen oder Aussagen, die mir am Herzen liegen.

Mittwoch, 14. Juli 2010

(...) Seit 20 Uhr schläft sie ruhig. Sie ist so entspannt, man könnte meinen, dass ihr nichts fehlt, wenn man es nicht besser wüsste. Sie ist so wunderhübsch, wenn sie so friedlich schläft. Ich fühle eine tiefe Traurigkeit in mir und die Tränen schießen mir in die Augen. Wir hatten noch so viel vor. Wir wollten, wenn die Kinder groß sind, viel reisen. Ich habe schon lange nicht mehr geweint, heute Abend musste das mal wieder sein. Sie fehlt mir so, ihr Lachen und ihre Zärtlichkeiten. Ich bin aber froh, dass es ihr momentan den Umständen entsprechend gut geht.

Freitag, 16. Juli 2010

(...) Zum Glück war die Nacht unauffällig. Edda schläft tief und fest, ab und zu macht sie einen sehr lauten Stoßseufzer. Der Tag verlief wie immer routinemäßig. (...) Seit einiger Zeit schnarcht sie sehr laut. Sie ist sehr entspannt, ihre Arme sind nicht mehr verkrampft und ihre Beine kann man viel leichter anwinkeln.

Samstag, 17. Juli 2010

Die Taschen vom Dekubitus wachsen zu unserer aller Überraschung zu und die Nekrose (totes Gewebe) löst sich fast von allein, nur der Durchmesser vom Dekubitus wird nicht kleiner. Die aufgeschnittene Stelle sieht sehr gut aus, man kann die Wunde nicht mehr innen auswaschen, denn es hat sich eine Haut gebildet. Die Tasche darunter ist noch da, wir hoffen, dass diese zuwächst und es zu keiner Entzündung kommt. Alessandro rief mich gegen 9 Uhr an, er würde gerne vorbeikommen. Er geht für zwei Wochen in Urlaub, ist aber für uns jederzeit erreichbar. Manfred bemerkte bei der Körperpflege, dass Edda sehr beweglich war. Normalerweise hat sie beide Arme verkrampft eng am Bauch anliegend. Heute waren ihre Arme locker und leicht biegbar. Auch beim Sitzen danach im Rollstuhl ging alles leichter. Edda konnte beide Beine in eine rechtwinklige Lage bringen. Sonst ist das rechte Bein ganz steif, während das Linke verkrampft ist. Bis jetzt hat sie immer beide Beine aneinandergedrückt. Wir hatten immer ein Kissen zwischen den Knien, das war heute nicht vonnöten. Wir machen jetzt im Rollstuhl zweimal am Tag ein paar Bewegungsübungen. Ich denke, das tut ihr gut. Ich nehme sie an den Händen und ziehe sie leicht nach vorne, dass ihr Oberkörper nach vorne kommt. Manchmal spüre ich ein leichtes Drücken ihrer Hand in meiner Hand – oder zumindest ich möchte das spüren. Am Abend begann sie wieder zu Husten und Schleim zu bilden, ich musste sie öfter absaugen.

Dienstag, 20. Juli 2010

Der Husten und Schleim kam heute zurück. (...) Edda war verkrampfter, als die Tage zuvor und auch die Zuckungen am ganzen Körper waren wieder da.

Mittwoch, 21. Juli 2010

Heute früh ging es Edda sehr schlecht, sie hustete fürchterlich und war vollkommen zugeschleimt. Das ganze Kopfkissen war vollgeschleimt und die Sauerstoffsättigung war im Keller (78). Von 5 bis 8 Uhr war sie im 10-Minuten-Takt abzusaugen. Ich beschloss, Edda die doppelte Morphium-Dosis über das Pflaster zu geben. Mit Sauerstoff gelang es mir, die Sättigung auf 91 hochzubringen. Nach der Körperpflege setzte ich Edda in den Rollstuhl und nun beruhigte sich die Situation endlich. Das Sitzen tat ihr gut, aber vielleicht auch schon die Wirkung des erhöhten Morphium-Pflasters. Den Rest des Tages schlief Knudl mehr, als das sie wach war, aber es ging ihr wieder gut. Auch jetzt (es ist 22.07 Uhr) schläft sie tief und fest, ruhig und entspannt.

Heute berichtete unsere Tageszeitung „Dolomiten" von einem weiteren Creutzfeldt-Jakob-Fall:

> ***BSE/Creutzfeldt-Jakob-Krankheit: Frau ringt mit dem Tod***
>
> ***Eine 42-jährige Frau aus Livorno ringt im Krankenhaus mit dem Tod. Bei ihr wurde die tödlich verlaufende Creutzfeldt-Jakob-Krankheit, die menschliche Form des Rinderwahnsinns (BSE), diagnostiziert.***
>
> *Bereits im Jahr 2009 hatte das Gesundheitsministerium diesen möglichen Creutzfeldt-Jakob-Fall gemeldet. Damals hatten Ärzte bei der Frau schwere neurologische Störungen festgestellt. Trotz eines sofortigen Therapiebeginns verschlechterte sich der Gesundheitszustand der 42-Jährigen zusehends. Vor Kurzem wurde die Frau, die bereits im Koma lag, in das Palliativzentrum des Krankenhauses Livorno überweisen. Noch ist unklar, wie bzw. warum die Frau an Creutzfeldt-Jakob erkrankt ist. Der erste Fall dieser tödlichen Krankheit wurde in Italien im Jahr 2002 gemeldet. Damals wurde die Krankheit bei einer Sizilianerin diagnostiziert.*

Ich bin immer noch der Meinung, dass diese Krankheit so selten nicht ist!

Donnerstag, 22. Juli 2010

Heute war es wieder ein sehr ruhiger Tag, wir hatten keine Husten- und Schleimprobleme und alle Werte waren immer im grünen Bereich. Edda schlief viel, was wohl auch mit der erhöhten Dosis des Morphium-Pflasters zusammenhängt. Aber es tut ihr gut.

Sonntag, 25. Juli 2010

(…) Ab 18 Uhr ging es dann wieder richtig los, die große Schleimphase begann und ich musste sie sehr oft absaugen. Lena und Sandra hatten mir nach Absprache mit der Palliativ-Abteilung des Krankenhauses Tropfen gebracht, die die Schleimbildung eindämmen sollen. Komischerweise sind diese Tropfen Augentropfen. Da Edda danach schlief und sich somit alles beruhigte, kann ich nicht sagen, ob die Tropfen wirken.

Montag, 26. Juli 2010
Leider hatte Knudl heute früh 39,0 °C Fieber und es ging ihr nicht gut, sie war sehr unruhig und vollgeschleimt. (...)

Mittwoch, 28. Juli 2010
Die Nacht war sehr gut, Edda hat ruhig und entspannt geschlafen. Als ich sie weckte, sah sie aber sehr schlecht aus. Sie war blass, hatte Atemprobleme und war voller Schleim. Sogar während der Medikation war sie oft abzusaugen. Manfred hatte bei der Körperpflege ebenso Probleme. Jede Bewegung war anstrengend für Edda und sie hustete andauernd. Wir beschlossen, sie im Bett zu lassen und nicht der Anstrengung des Rollstuhls auszusetzen. Da Knudl immer noch voller Schleim war, beschloss ich ihr die Tropfen zu geben, die die Schleimentwicklung hemmen sollen. Die Ärztin aus der Palliativ-Medizin meint, die sollten helfen. Apropos Ärztin, ich habe sie gebeten, sich Edda mal anzusehen. Vielleicht hat sie ein paar Tipps für mich. Freitagabend oder Samstagvormittag will sie kommen. Nachmittags schlief Edda viel und endlich bekam sie wieder Farbe ins Gesicht und es ging ihr sichtlich gut. Am Abend hatten wir dann keinerlei Probleme.

Donnerstag, 29. Juli 2010
Auf die Frage, wie es mir geht, kann ich nur sagen: Jeder Tag ist wie der andere, mal schlimmer, mal weniger schlimm. Ich bin nur froh, wenn Edda stabil ist, dann war es auch für mich ein guter Tag. Ich habe es so entschieden, bei Edda zu bleiben und sie zu pflegen – bis zum Ende. Davon werde ich keinen Zentimeter abrücken. Knudl ging es heute ziemlich gut, wir mussten nur ein einziges Mal absaugen. Sie schlief wieder viel, am Nachmittag reinigte Lena Eddas Mundhöhle. Hier bildeten sich feste Schleimbeutel, es ist schwierig diese herauszuholen, da Edda gerne voll zubeißt. Lena hat wahnsinnig viel herausgeholt. Sonst verlief der Tag sehr ruhig und entspannt.

Samstag, 31. Juli 2010
Auch heute früh war Edda zugeschleimt und musste oft abgesaugt werden. Die Ärztin aus der Palliativ-Medizin kam gegen 10.15 Uhr, als Edda schon im Rollstuhl saß. Knudl hatte sich inzwischen von den Schleimproblemen erholt. Die Ärztin meinte, dass es

besser wäre, wenn ich Edda weniger zu trinken zukommen ließe. Wasser bzw. Flüssigkeit ist Schleim fördernd und mit Morphium soll ich nicht sparen. Ich könnte es alle drei bis vier Stunden geben. Edda würde zwar müder werden, aber sie hätte mit der Atmung keine Probleme. Die Ärztin möchte nächste Woche wieder vorbeischauen, worüber ich sehr froh bin. Tagsüber war alles in Ordnung, aber ab circa 18.30 Uhr fingen die Probleme mit dem Schleim wieder an und es hieß absaugen. Seit 20 Uhr schläft Knudl.

Mittwoch, 4. August 2010

Eddas Schleimzeiten sind nun immer in der Früh und ab circa 18.30 Uhr. Dazwischen geht es ihr gut. Der Dekubitus ist immer noch sehr fleischig und blutig, die Taschen sind etwas kleiner geworden. Die aufgeschnittene Stelle an der Seite ist zugewachsen, muss aber immer noch verbunden werden, da die Hautschicht noch recht dünn ist. Alessandro ist von seinem Urlaub zurück und kam gegen 18 Uhr vorbei und fand Edda noch ruhig und entspannt vor. Das sollte sich aber später, als er schon gegangen war, ändern. Edda hustete viel und hatte eine Menge Schleim im Mund und musste natürlich dementsprechend oft abgesaugt werden. Ist sie schon wieder gegen die erhöhte Morphium-Dosis immun?

Morgen wird die Ärztin aus der Palliativ-Medizin vorbei kommen und ich habe schon wieder eine Sitzung im Sprengel. Keine Ahnung, um was es diesmal geht. Irgendwie bringen diese Sitzungen nichts, der Sprengel will immer einen Plan haben. Bei dieser Krankheit kann man keinen Plan machen, jeder Tag kann anders sein.

Donnerstag, 5. August 2010

(...) Während der Sitzung im Sprengel blieb Lena bei Edda und befreite sie gleichzeitig vom hart gewordenen Schleim. Der sitzt fast täglich wie ein Pfropfen am Gaumen. Das Gespräch beim Sprengel war zum Glück harmlos. Es ging nur um Gedankenaustausch, was man besser machen könnte und wie es in Zukunft aussieht. Der Sprengel wird ab 1. Oktober einen Bereitschaftsdienst stellen, dieser ist dann Tag und Nacht erreichbar – ich bin gespannt. Für Edda verlief der weitere Tag zum Glück ruhig und entspannt, sogar der Schleim blieb am Abend aus.

Samstag, 7. August 2010

Heute war Edda insgesamt wacher. Husten- und Schleimprobleme gab es wie üblich am Morgen und am frühen Abend. Der hart gewordene Schleim muss nun täglich aus Eddas Rachenraum entfernt werden. Heute machten das Lena und Sandra nach der Medikation. Die Mitarbeiterinnen des Sprengels haben das noch nie gemacht, sie schauen aber auch nie in den Mund. Für Edda war es heute sicherlich ein besserer Tag.

Montag, 9. August 2010

Endlich mal kein Husten am Morgen, allerdings der Schleim war trotzdem da. Der Einlauf war heute nicht von Erfolg gekrönt. Im Rollstuhl fing Edda plötzlich an flach zu atmen, aber ich konnte dafür keinen Grund erkennen. Im Bett normalisierte sich ihre Atmung und sie schlief fast den ganzen Nachmittag. Am Abend begannen wieder die Schleimprobleme, und als ich sie absaugen wollte, musste ich leider feststellen, dass der Vakuum-Filter vom Absauggerät kaputt war. In der Apotheke erwischte ich zwar noch jemanden, aber mir wurde gesagt, dass das Ersatzteil erst Ende September geliefert werden könne. Das ist eine Katastrophe. Ich bastelte einen provisorischen Schlauch, der im Moment gut geht. Bei der Internet-Recherche fand ich die Herstellerfirma, die ihren Sitz in England hat und bestellte gleich zwei Filter. Ich hoffe, dass sie noch diese Woche kommen. Helene bringt mir morgen einen Behälter mit Schläuchen aus dem Krankenhaus, wir müssen aber erst probieren, ob das für unser Gerät gut geht.

Dienstag, 10. August 2010

Knudl hatte heute Morgen 38,6 °C Fieber. Ich gab ihr gleich ein Mittel und nach einer Stunde war sie fieberfrei. Dies hielt bis 20 Uhr, danach schnellte die Temperatur auf 38,8 °C hoch. Ich hatte am Morgen Alessandro informiert und er wollte am Nachmittag vorbeikommen. Es wurde allerdings 20.30 Uhr. Als er Edda abhörte, bemerkte er ein Rasseln in den Lungen. Natürlich bekommt sie jetzt wieder Antibiotika. Alessandro hat die Nadel gesetzt und ab morgen gebe ich das Antibiotikum intravenös. Er machte einen Crashkurs mit mir. Alessandro war überrascht, wie gut wir ausgerüstet sind, denn es ist wirklich fast alles da. Edda schlief den ganzen Tag, ich ließ sie heute im Bett. Einen Schreck bekam ich zudem beim Absaugen am Vormittag – es kam Blut. Wahrscheinlich habe ich die Schleimhautwände beim Einführen des Schlauches verletzt. Eben gerade (es ist 23.05 Uhr) saugte ich sie wieder ab, zum Glück kam kein Blut mehr. Alessandro war zwei Stunden bei uns. Was er leistet, würde wohl kaum ein anderer Hausarzt tun.

Mittwoch, 11. August 2010

Gegen 2.30 Uhr fing Edda plötzlich an zu husten und war vollständig zugeschleimt. Nach dem Absaugen ging es besser. Am Morgen hatte ich sehr viel zu tun: Antibiotika intravenös verabreichen, Kathetersack wechseln, Medizin geben, Absaugen usw. Monika war um 8.15 Uhr bei uns, während Alessandro gegen 8.30 Uhr vorbei kam. Er war überrascht, dass alles schon gemacht war. Zur Erklärung: Die Krankenschwestern vom Sprengel dürfen laut Gesetz kein Antibiotikum verabreichen – warum auch immer. Alessandro wollte das machen, aber ich hatte ihm vorgegriffen.

Bei Edda ist es momentan so, je wacher sie ist, desto häufiger, ist sie abzusaugen. Am frühen Nachmittag schlief Edda. Lena blieb am späten Nachmittag bei ihr und gab ihr das Antibiotikum, welches wir zweimal am Tag verabreichen müssen. Ich habe Lena gebeten das zu tun, weil ich ihr voll vertraue. Ich glaube, Knudl ging es recht gut heute, sie schaut gut aus und hatte viele Wachphasen.

Donnerstag, 12. August 2010 (E-Mail vom 13. August 2010, 7.37 Uhr)

Ich komme erst heute zum Schreiben, weil es gestern sehr kritisch war. Der Tag begann ganz normal. Gegen 6 Uhr weckte ich Edda. Lena kam um 7.40 Uhr und machte das Antibiotikum. Bis circa 13.45 Uhr verlief der Tag wie immer und jetzt wurde es schlimm. Edda hatte sich im Bett übergeben. Ich holte etwas Schlaf nach, aber ein merkwürdiges Geräusch aus dem Wohnzimmer schreckte mich hoch. Ich war sofort unten und musste ansehen, wie Edda mit weit aufgerissenen Augen nach Luft röchelte. Sie lag auf dem Rücken und hatte vom Erbrochenen noch viel im Mund. Ich legte sie gleich auf die Seite und saugte sie ab, gleichzeitig rief ich nach allen meinen Helferinnen und Alessandro. Als Erste war Monika da, gleich darauf traf Lena ein und eine Stunde später kam Alessandro. Die Ärztin aus der Palliativ-Abteilung des Krankenhauses kam gegen 16.30 Uhr. Den Großteil konnte ich aus Eddas Mund absaugen, sodass die Arme sich bald beruhigte. Monika und Lena legten einen Kathetersack am Ende der Magensonde und aus Eddas Darm. Sie hatte nämlich gleichzeitig auch starken Durchfall. Wenn sie sich nun noch einmal übergeben sollte, landet alles im Kathetersack. Knudl sah sehr schlecht aus und ihr Fieber stieg auf 39,2 °C. Alessandro gab ihr Morphium über Flebo, was nun 24 Stunden durchläuft. Sie beruhigte sich zusehends und schlief bald ein.

Die Ärztin meinte, dass Edda diese Nacht womöglich nicht überstehen würde, zumal ihr Fieber auf 40,4 °C anstieg. Auch ein Transport ins Krankenhaus würde wohl ihr Ende bedeuten. Wir möchten alle, dass Edda stress- und schmerzfrei sowie ruhig diese Welt verlässt. Ich hatte auch gedacht, sie würde die Nacht nicht überstehen, aber ich hatte auch noch Hoffnung. Lena bot mir an, heute Nacht bei Edda zu bleiben. Darüber war ich sehr froh. Die Ärztin und ich hatten ein Gespräch mit den Kindern, die sehr gefasst und tapfer reagierten. Edda schlief seit dem späten Nachmittag tief und fest, entspannt und ruhig.

Heute Morgen gegen 6 Uhr war ich unten bei Edda und Lena, die mir sagte, dass die Nacht sehr gut verlaufen wäre. Kaum zu glauben, Edda ist sehr interessiert an ihrer Umgebung. Sogar ihr Augen verfolgen mich, wenn ich mich im Raum bewege, das war schon lange nicht mehr der Fall. Gleich kommt die Ärztin vorbei und wir bereden, wie wir jetzt weiter verfahren.

Freitag, 13. August 2010

Edda hat die Nacht überstanden, ihr Fieber ist heute Morgen auf 37,4 °C gefallen – ohne Medikamente. Sie atmet gut, musste aber den ganzen Tag über mit Sauerstoff versorgt werden. Leider stieg die Temperatur im Laufe des Tages bis auf 39,4 °C an. Mit Medikamenten konnte ich es bis jetzt (23.30 Uhr) herunterdrücken. Den Sauerstoff habe ich seit circa 2 Stunden abgenommen, die Sättigung schwankt nun zwischen 85 und 88. Nachts werde ich Edda doch den Sauerstoff geben. Zu aller Überraschung ist Knudl wieder recht stabil.

Gegen 8 Uhr kamen Monika und Katharina, die Ärztin aus der Palliativ-Abteilung mit der ich nun per „Du" bin. Auch sie waren sehr überrascht, dass es Edda wieder so „gut" ging. Eigentlich war für heute geplant, Edda ins Krankenhaus in die Palliativ-Abteilung zu bringen. Nun kann sie zu Hause bleiben, darüber bin ich sehr froh. Erste Maßnahme ist jetzt, dass Edda das Wochenende kein

Essen bekommt, dafür nur einen halben Liter Wasser am Tag. Das Antibiotikum ist bis auf Weiteres erst einmal eingestellt. Die Morphium-Dosis wurde erhöht, eigentlich sollte Knudl mehr schlafen. Als Alessandro anrief und ich ihm mitteilte, dass Edda den ganzen Vormittag über hellwach war, konnte er das kaum glauben. Ich beließ Edda den ganzen Tag im Bett, obwohl sie viel wach war. Aber wir versuchen, jeglichen Stress von ihr fernzuhalten. Alessandro kam gegen 12.30 Uhr vorbei, um sich selbst ein Bild von der Situation zu machen. Edda blieb bis circa 20 Uhr wach und hatte keine Schleim- bzw. Hustenprobleme. Jetzt schläft sie friedlich, trotzdem werde ich sie gleich umlagern und ihr Sauerstoff geben. Ich bin sehr glücklich, dass sie diese Krise so gut gemeistert hat.

Samstag, 14. August 2010

Die Nacht war ruhig. Ich bin nur einmal gegen 4 Uhr nach Edda schauen gewesen, aber sie schlief ganz entspannt. Heute Morgen hatte sie schon wieder erhöhte Temperatur (38,8 °C). Ich gab ihr ein fiebersenkendes Mittel als Tropfen auf die Schleimhaut, da an ihrer Magensonde immer noch der Kathetersack hängt. Während der Körperpflege bewegen wir Edda nur sehr behutsam. Auf der linken Seite kann sie gar nicht liegen, dort fängt sie sofort an, zu husten und noch mehr Schleim zu bilden. Am besten geht es momentan auf dem Rücken und auf der rechten Seite. Ich besorgte während der Körperpflege drei Sauerstoffflaschen, da sie mehr Sauerstoff benötigte. Heute setzte ich sie auch wieder in den Rollstuhl und mir kam vor, dass es ihr sichtlich gut tat. Ohne Sauerstoff ist die Sättigung zwischen 75 und 82. Ich gebe ihr oft einen Liter Sauerstoff, dann erhöht sich die Sättigung auf 92. Am Nachmittag ließ ich Edda im Bett, sie war sehr müde und schlief sehr viel, unterbrochen von Husten. Ich habe am Abend noch einmal probiert sie ohne Sauerstoff zu lassen, aber die Sättigung ging sofort auf 78 herunter. Fieber hat sie auch wieder (39 °C), also gab ich ihr ein Mittel. Das Problem hierbei ist, dass sie wahnsinnig schwitzt. Ich werde ihr wohl gleich wieder den Pyjama wechseln müssen und wohl auch wieder die Bettwäsche.

Sonntag, 15. August 2010

Heute verschlief Edda fast den ganzen Tag, lediglich bei der Körperpflege blieb sie länger wach. Auch in den Rollstuhlphasen schlief sie viel, dabei ist sie sehr entspannt und man merkt, dass ihr der Schlaf richtig gut tut. Es ist überhaupt keine Verkrampfung festzustellen und eigentlich ist sie soweit wieder stabil, nur Sauerstoff braucht sie seit Donnerstag mehr. Ich habe eben gerade eine neue Flasche angeschlossen, dass wir heute Nacht keine Probleme bekommen. Leider bekam sie ab 17 Uhr Fieber, bei 38,7 °C gab ich ihr ein Medikament. Ich habe mit Katharina gesprochen wegen des Essens, denn seit Donnerstag hat Knudl nichts mehr bekommen. Morgen früh soll ich erst mal einen halben Liter Wasser anschließen, um zu beobachten, ob sie das Wasser bei sich behält. Sollte dies der Fall sein, kann ich ihr am morgigen Nachmittag wieder etwas zu Essen geben.

Montag, 23. August 2010

Edda bekam zum ersten Mal wieder das volle Programm an Essen, nachdem sie die letzten Tage nur gedrosselt ernährt wurde. Knudl schlief viel, wurde aber öfter von Husten geweckt und musste dann abgesaugt werden. Im Großen und Ganzen ein guter Tag.

Mittwoch, 25. August 2010

Nach einigen ruhigen Tagen war es heute mal wieder sehr anstrengend. Fast im Viertelstundenrhythmus musste Edda abgesaugt werden. Die Nacht verlief noch entspannt, aber am Morgen war sie schon zugeschleimt. Sie hustete sehr viel und hatte erhebliche Speichelbildung. Sie war den ganzen Tag über wach, was sicherlich auch die Speichelbildung förderte. Sie war müde und schlief immer mal kurz ein, bis sie der Husten aufweckte. Nachmittags musste ich sie immer noch alle halbe Stunde absaugen. Seit 20 Uhr schläft sie (jetzt ist es 22.24 Uhr), immer wieder unterbrochen von Husten und dem darauffolgenden Absaugen.

Donnerstag, 26. August 2010

(...) Überraschend ist, dass sie seit ein paar Tagen fieberfrei ist. Am späten Nachmittag wachte Edda auf und ich fragte sie, ob sie jetzt in den Rollstuhl möchte, mir kam vor, sie hat „Ja" gesagt – zumindest hörte es sich so für mich an. Sie schaute mich dabei aber ganz fest an, vielleicht hatte sie einen kurzen wachen Moment, ich habe diesen Augenblick jedenfalls genossen. Am Abend musste ich sie nur einmal absaugen. Jetzt schläft sie tief und fest.

Sonntag, 29. August 2010
(…) Im Bett schlief sie bis circa 17.30 Uhr durchgehend, ab und zu wachte sie auf und riss dabei ganz weit die Augen auf. Momentan bewegt sie sich viel, leider sind es keine koordinierten Bewegungen, sondern wohl eher Zuckungen, auch wenn sie eher langsam vonstattengehen. (…)

Montag, 30. August 2010
(…) Fast glaube ich, sie hatte einen wachen Moment, denn sie reagierte, wenn ich sie ansprach. Ihre Augen suchen den Ort, wo meine Stimme herkommt und als sie mich gefunden hatte, schaute sie mich mit festem Blick an. Es kamen auch undefinierbare Laute aus ihrem Mund – sie tut mir so leid, wenn ich ihr nur helfen könnte.

Samstag, 11. September 2010
Wieder ein ereignisloser Tag, aber ich bin sehr dankbar für diese Tage der Erholung, die auch Edda guttun. Die nächste Krise kommt bestimmt. Das Absaugen hielt sich heute in Grenzen.

Montag, 13. September 2010
Als hätte ich es nicht geahnt … nach ein paar Tagen Normalität hatten wir heute mal wieder einen Krisentag. Edda musste nachts ein paar Mal abgesaugt werden, sie hustete sehr viel und war total verschleimt. Als Beate mit der Körperpflege fertig war und ich Edda in den Rollstuhl gesetzt hatte, musste Edda sich übergeben. Es kam ein ganzer Schleimbatzen mit Essen aus ihrem Mund, ich saugte ihr sofort den Mundraum ab, nicht dass wieder etwas in die Lungen gelangt. Uns gelang es, Edda zu beruhigen und es sah danach aus, dass nun alles in Ordnung wäre. Aber kaum war Beate gegangen, musste sich Edda erneut übergeben und jetzt kam richtig viel. Edda rang nach Luft und hustete fast unaufhörlich. Gegen 11.30 Uhr wurde sie ruhiger, nachdem ich ihr Morphium gegeben hatte. Im Bett schlief sie sofort ein, Monika war inzwischen gekommen und wir machten dennoch die Medikation.

Ich sagte für den heutigen Tag den ganzen Besuch ab, nur Lena ließ ich am Nachmittag vorbeikommen und Katharina am frühen Abend. Edda schlief fast durchgehend bis jetzt (22.30 Uhr), ab und zu hustet sie. Aber dieser Husten hört sich ganz anders an als sonst, er ist trocken. Vielleicht ist jetzt mit dem Übergeben der ganze Schleim endlich heraus und Edda kann normal atmen. Katharina hatte vorsorglich Cortison mitgebracht, meinte aber, dass wir das wohl nicht bräuchten. Edda ist wieder ganz entspannt und ruhig. Die letzten Tage hatte sie immer dieses Brodeln des Schleimes in ihrer Brust, nun ist alles ganz ruhig. Katharina hörte Edda ab und fand keine Spuren, dass sich etwas in der Lunge abgesetzt haben könnte. Ich werde jetzt nachts wieder den Kathetersack an ihre Magensonde anhängen. Hoffentlich muss sie sich nicht mehr übergeben. Heute bekam Edda natürlich nichts zu essen. Wenn morgen kein oder wenig Rücklauf wäre, dürfte sie morgen normal essen.

Edda atmet ganz frei. Vielleicht hat es das wirklich gebraucht, um den ganzen Schleim loszuwerden, ... wie auch immer, es geht ihr besser. Fieber hat sie keines bekommen.

Freitag, 17. September 2010

Sandra war die Erste, die heute früh da war, Alessandro kam gegen 8.20 Uhr. Er horchte Eddas Lungen ab und meinte, dass er ein kleines Rasseln hörte. Mit Antibiotika sind wir aber jetzt sehr vorsichtig, nachdem Edda das letzte Mal die „Speiberei" bekam. Wir warten damit also noch ab. Knudl war den ganzen Tag über bis circa 16 Uhr sehr ruhig und schlief viel. Während sie am Vormittag noch eher wach war, schlief sie ab 12 Uhr ganz ruhig und sehr entspannt im Bett bis circa 16 Uhr. Dann ging es aber heftig zur Sache, sie hustete extrem viel und musste alle 20 Minuten abgesaugt werden. Diesmal kam beim Absaugen sehr viel heraus. Sie hustete jedes Mal den Schleim so hoch, dass er schon aus dem Mund kam, deswegen war sie so oft abzusaugen. Es war für uns beide ein Höllennachmittag, ich bin ziemlich am Ende. Seit 20 Uhr schläft sie jetzt wieder ganz ruhig – ohne Husten, somit muss ich sie auch nicht mehr absaugen. Wir verstehen alle nicht so recht, wieso das Morphium nicht mehr so wirkt. Ab morgen werde ich Morphium mit der Spritze verabreichen, die Dosis wird höher sein und die Wirkung soll schon nach einer Viertelstunde eintreten.

Samstag, 18. September 2010

Diese Nacht musste Edda gegen 3 und 5.30 Uhr abgesaugt werden. Und der Vormittag verlief alles andere als gut, Knudls linke

Gesichtshälfte war sehr angeschwollen, dass ich Alessandro schon in der Früh anrief. Er kam gegen 10 Uhr, als Edda im Rollstuhl saß und vollkommen verschleimt war. Andauernd hustete sie Schleim in den Mund, der dann gleich abzusaugen war. Alessandro und ich probierten alles, damit es ihr wieder besser geht, aber nichts half. Er war auch ziemlich ratlos, wir erhöhten die Dosis der Morphium-Pflaster und gaben zudem Morphium mit der Spritze, um eine schnelle Wirkung zu haben. Und wirklich, nachdem ich Edda gegen 12.15 Uhr in Bett gelegt hatte, beruhigte Knudl sich und schlief tief und fest ein. Ohne Atem- und sonstiger Probleme. Alessandro war bis 12 Uhr bei uns – so einen Hausarzt gibt es wohl keinen Zweiten. Edda schlief dann bis 17 Uhr, kurz danach setzte ich sie in den Rollstuhl und nun begann sie, leider wieder laut zu atmen und viel Schleim zu entwickeln. Seit 20 Uhr liegt sie im Bett, sie hatte Durchfall – dabei soll Morphium eher verstopfen.

Sonntag, 19. September 2010

Endlich mal wieder ein guter Tag für Edda. Trotz langer Wachphasen am Vormittag hielten sich Husten und Schleim in Grenzen. (...)

Montag, 20. September 2010

Um 1 Uhr nachts bekam Edda massive Schleim- und Hustenprobleme, ich probierte alle meine Optionen (Sauerstoff, Schmerzmittel, Umlagern) aus. Nichts half, als letztes Mittel blieb nur noch die Morphiumspritze. (...)

Donnerstag, 23. September 2010

Und schon wieder eine anstrengende Nacht, um 2 und um 4.15 Uhr musste ich nach Edda schauen, sie war voller Schleim. Gegen 8 Uhr hatten wir hier Vollversammlung, Monika, Manfred und Alessandro waren da. Edda war schon wieder vollgeschleimt und Alessandro meinte, dass eventuell von der Magensonde kommen könnte. Aber es gibt zur Magensonde keine Alternative, deswegen steht im Raum, die Magensonde total herauszunehmen und ihr nur noch Flüssigkeit zukommen zu lassen. Die Therapien, Morphium und andere Medikamente würde sie mittels einer Pumpe rund um die Uhr bekommen. Allerdings liegt der Zeitrahmen bis zum Eintritt des Todes ungefähr bei 30 Tagen. Ich bin überfordert, das Todesurteil über Edda zu sprechen. Mein Vorschlag wäre, die Magensonde für vier bis fünf Tage herauszunehmen, um zu sehen, ob es wirklich an der Sonde liegt. Andererseits denke ich, dass wenn die richtige Morphium-Dosierung festgestellt werden würde, Edda mit dieser ruhiggestellt werden könnte. Ich gab Edda um 18 Uhr eine Morphiumspritze, als Husten und Schleim begannen. Bis jetzt (23.08 Uhr) ist es recht gut gegangen. Mir kommt vor, dass die Mitarbeiter des Sprengels Eddas Tod forcieren wollen. Sie waren gleich dafür, die Magensonde herauszunehmen. Ich weiß ja, dass es irgendwann passieren wird und dass Edda von dieser Art Leben sicher nichts mehr hat. Aber sie ist bei uns und hat eine gewisse Qualität in der Pflege. Außerdem denke ich mir, dass jedes Lebewesen leben will. Gerade Edda, die schon immer einen großen Lebenswillen gehabt hat. Der Tod kommt noch früh genug. Am Samstag habe ich ein Gespräch mit Katharina, sie wird mir sicher Anregungen geben können. Edda war sehr müde, deswegen ließ ich sie bis abends im Bett, erst dann setzte ich sie in den Rollstuhl. Seit 20 Uhr schläft sie tief und fest, hoffentlich gibt es heute Nacht keine Probleme. Jedenfalls werde ich wieder eine Morphiumspritze vorbereiten.

Samstag, 25. September 2010

Die Nacht war gut, wir haben beide durchgeschlafen. Sandra war um 8 Uhr bei uns, während Katharina gegen 8.30 Uhr vorbeikam. Wir besprachen die weitere Vorgangsweise in Bezug der Therapie. Die Magensonde werden wir belassen. Es war ja eine Überlegung, dass durch den Schlauch die Schleimproduktion forciert würde. Katharina und ich sind der Meinung, dass der Schleim nicht von der Sonde kommt, sondern eventuell von der vielen flüssigen Nahrungsaufnahme (Essen, Wasser, Medikamente). Ab Montag wird Edda einen Therapiebeutel (Elastomer) bekommen, dieser beinhaltet die Dosis Morphin, die Edda braucht, um schmerzfrei durch den Tag zu kommen. Diese Beutel sind dann alle 6 bis 8 Tage auszutauschen. Das Morphium wird dann mittels einer Kanüle unter die Haut verabreicht. Damit ist gewährleistet, dass Edda 24 Stunden gleichmäßig versorgt wird. Morphinpflaster und sonstiges Morphium ist somit hinfällig, auch die Pflaster gegen Speichelbildung. Das Ganze ist auch für mich eine Erleichterung.

Nach der Körperpflege ließ ich Edda im Bett, da ich bemerkte, dass sie durch die ganze Morgenprozedur sehr müde war. Aber sie schlief nicht ein. Ich setzte sie dann gegen 10.15 Uhr doch noch in den Rollstuhl. Edda fand erst Schlaf ab etwa 14.30 Uhr. Sie verschlief den ganzen Nachmittag, deswegen ließ ich sie am Abend im Bett. Sie schlief bis 20.30 Uhr durch, ich lagerte sie um, leider fing sie nun wieder an, zu husten und Schleim zu bilden. Ich saugte sie bis eben (23.33 Uhr) andauernd ab und gab ihr noch eine Morphiumspritze.

Mittwoch, 29. September 2010

Ich hatte gehofft, dass Edda mit dem Elastomer länger schläft, aber sie war schon um 4 Uhr früh wach und ziemlich verschleimt. Der Vormittag verlief unspektakulär, Edda war aber oft wach. Am frühen Nachmittag legte ich mich auch etwas hin, wurde aber von einem merkwürdigen Husten von Edda geweckt. Ich war sofort bei ihr unten und sah die Bescherung. Sie hatte sich im Bett erbrochen, alles war voll. Ihr selbst ging es merkwürdigerweise eigentlich gut. Ich nehme an, dass sie Schleim gehustet hatte und dabei hat es sie gewürgt und dann kam alles hoch. Es ist eine sehr anstrengende Prozedur, alles sauber zu machen. Edda war während der Säuberungsaktion im Rollstuhl – angehängt an ihre Magensonde ein Kathetersack für Rücklauf. Leider hustete Edda wieder viel und bildete Schleim. Ich hatte in Eddas Mund sehr viel hart gewordenen Schleim gesehen und bat Lena vorbei zu kommen. Sie holte sehr viel aus Eddas Mund.

Aber jetzt begann erst die richtige Schleimphase, aus Knudls Mundwinkel lief andauernd der Speichel. Das Absaugen half nur momentan. Erst gegen 20 Uhr besserte sich die Lage. Aber seit zehn Minuten (22.53 Uhr) ist es wieder richtig schlimm. Edda würgt es teilweise und ich dachte, sie würde sich gleich wieder übergeben. Ich versuchte ihr mit Absaugen zu helfen, für den Moment ist sie ruhig. Aber was ich überhaupt nicht verstehe, dass sie heute absolut nicht schlafen wollte. Wenn es viel war, hat sie zwei Stunden geschlafen.

Freitag, 1. Oktober 2010

Die Nacht verlief sehr gut, Edda war heute Morgen sehr ruhig, entspannt und wach. Alessandro war um 8.30 Uhr bei uns, konnte aber nichts machen, weil es Edda gut ging. Zu Mittag schlief sie dann wie sonst üblich gegen 12 Uhr ein. Sie schläft seitdem den ganzen Tag und auch jetzt noch (22.43 Uhr). Nur beim Umlagern wachte sie kurz auf. Es ist schön zu sehen, dass sie ganz ruhig, friedlich schläft und dabei ganz ruhig atmet. Hoffentlich wirkt jetzt der Elastomer richtig. Es ist schon komisch, nach langer Zeit mal wieder zwei Tage wenig oder gar nicht absaugen zu müssen.

Dienstag, 5. Oktober 2010

Die Nacht verlief zwar ruhig, aber um 5 Uhr früh habe ich wieder mal ein komisches Husten von unten gehört, ich bin dann immer sehr schnell bei Edda. Wie schon befürchtet, hatte sie sich übergeben, auch Fieber hatte sie wieder und atmete sehr schwer. Die Sättigung war auf 78 gefallen. Ich gab ihr gleich Sauerstoff und eine Morphiumspritze, aber erst nach einer Stunde stabilisierte sich ihr Zustand. Natürlich rief ich Alessandro an, der kurze Zeit später bei uns war. Allerdings war Edda bis dahin schon wieder so stabil, dass er nicht mehr viel Auffälligkeiten feststellen konnte. Haarewaschen stand heute auf dem Programm von Beate, aber wegen Eddas Zustand verschob sie es. Diesmal blieb Edda vormittags im Bett, weil sie viel schlief. Der Nachmittag verlief wieder normal, Edda schlief bis 18.30 Uhr, dann setzte ich sie in den Rollstuhl. Sogar die Mundpflege durch Lena verschlief sie. Tagsüber hat es Edda immer wieder mal gewürgt, ich dachte, dass sie sich gleich wieder übergeben müsse, aber es blieb zum Glück nur bei dem einen Mal von heute Morgen. Jetzt (0.19 Uhr) schläft sie ganz ruhig und entspannt, ohne Fieber und die Sättigung ist sehr gut (93). Diese Krisen kommen leider ab und zu vor.

Donnerstag, 7. Oktober 2010

Zum Glück war es auch heute ein „langweiliger" Tag. Ich beschreibe mal einen üblichen Tagesablauf: Ich stehe jetzt immer um 5.40 Uhr auf, gebe Edda die Medizin und lagere sie um. Danach richte ich die Schuljause und wecke die Kinder gegen 6 Uhr. Nach dem Frühstück bin ich wieder bei Edda: Fieber und Blutdruck sowie Sauerstoffsättigung messen, Urinkatheter entleeren, weitere Medizin geben. Katheterrücklaufsack abnehmen und kontrollieren. Kurz nach 8 Uhr kam heute Monika für Einlauf und Medikation und um 9 Uhr war Manfred zur Körperpflege bei uns. Während dieser Zeit bin ich am Hausputz. Von 10 bis 12 Uhr ist Edda in der Regel im Rollstuhl. Sie leistet mir dann in der Küche Gesellschaft. Zusammen kochen wir und meistens ist sie dabei wach. Nur heute schlief sie immer wieder ein. Von 12 bis 17.30 Uhr schlief Edda tief und fest im Bett. Als sie aufwachte, setzte ich sie wieder in den Rollstuhl. Am Nachmittag erledige ich meist weitere Hausarbeiten oder ich gehe einkaufen, während eine Freundin bei Edda bleibt. Ich kann mich auf Irene, Michaela, Verena, Angie, Sabine, Cristin und Brigitte immer verlassen. Das ist auch keine Selbstverständlichkeit. Auch Lena und Sandra sind da, wann immer wir sie brauchen. So auch heute, Sandra brachte den neuen Elastomer. Sie holt ihn jede Woche aus der palliativen Abteilung ab und bringt ihn uns vorbei. Irene war heute von 18 bis 20.15 Uhr bei Edda, als ich auf dem Fußballplatz war, die B-Jugend zu trainieren. Heute schlief Edda auch im Rollstuhl viel, dabei hält sie den Kopf aber ganz gerade, leicht angelegt am Kopfhalter vom Rollstuhl, aber sehr entspannt. Früher im Krankenhaus ist sie ja immer nach vorne oder seitlich weggesackt. Seit 20.30 Uhr ist sie im Bett und schläft sehr tief und entspannt und atmet dabei ganz ruhig. So schaut es aus, als würde ihr gar nichts fehlen. In den letzten Nächten träume ich sehr viel von ihr, es sind aber immer schöne Träume. Meist gehe ich dann gegen 23 Uhr oder Mitternacht schlafen. Absaugen ist momentan eine Seltenheit, auch die Schleimbildung ist recht zufriedenstellend.

Dienstag, 12. Oktober – Donnerstag, 14. Oktober 2010
Die letzten drei Tage waren fast identisch gleich gut, nur die Besucher wechselten. Es gab keine Probleme und Krisen.

Mittwoch, 20. Oktober 2010
Alles im grünen Bereich. Sandra holte jede Menge hart gewordenen Schleim aus Eddas Rachen. Als Alessandro gegen 8.40 Uhr heute früh morgen kam, war er sehr überrascht, Edda so stabil zu sehen. Die Therapien greifen gut und wir können so momentan weitermachen. Ab circa 19 Uhr hustete Knudl mehr und die Schleimbildung nahm zu. Ab diesem Zeitpunkt war sie leider wieder öfter abzusaugen.

Donnerstag, 21. Oktober 2010
Als Cristin am Nachmittag bei ihr war, meinte sie ein kurzes Lächeln um Eddas Mundwinkel gesehen zu haben. Es scheinen wohl Reflexe zu sein, das hat Knudl bei mir auch ab und zu.

Sonntag, 24. Oktober 2010
Edda ging es heute gut, sie hat zwar öfter gehustet, musste aber im Laufe des Tages nur dreimal abgesaugt werden. Eben gerade hat sie genießt, wie lange ist das her, dass sie zuletzt geniest hatte? Ich kann mich nicht mehr erinnern. Sogar das war schön von ihr zu hören. Aber ich hoffe nur, dass das nicht ein Anzeichen einer ankündigenden Erkältung war.

Mittwoch, 27. Oktober 2010
Edda bekam heute Morgen große Schleimprobleme und auch sonst ging es ihr nicht so gut. Sie war sehr unruhig und hatte Fieber. Ich glaube, sie hat auch die Nacht nicht geschlafen, sie schaut total übermüdet aus. Als sie bis Mittag immer noch nicht geschlafen hatte und sie immer noch unruhig war, gab ich ihr eine Morphin-Spritze. Nach circa 20 Minuten begann diese zu wirken und Edda schlief langsam ein. Allerdings nicht lange, denn sie hat wieder eine starke Schleimentwicklung, ich muss sie sehr oft absaugen. Ich vermute, dass sie wohl doch eine Erkältung hat.

Donnerstag, 28. Oktober 2010
Heute Morgen bin ich erst darauf gekommen, wieso es Edda die letzten zwei Tage nicht so gut gegangen war. Der Schlauchanschluss vom Elastomer hat eine Dichtung verloren und so ist das Morphium nicht in Eddas Körper gelangt, sondern ins Bett getropft. Zum Glück hatte ich Edda Morphiumspritzen gegeben, sodass sie zumindest schmerzfrei sein sollte. Seit die Dichtung wieder verschlossen ist, hat Edda keine Probleme mehr. Sie ist viel ruhiger, entspannter und der Schleim ist nun auch wesentlich besser. Der Tag verlief dann sehr entspannt, Edda war überwiegend wach. Ich mache mir Vorwürfe, dass ich das nicht eher gesehen habe, dass da etwas mit dem Elastomer-Anschluss nicht in Ordnung war.

Sonntag, 31. Oktober 2010

Edda ging es den ganzen Tag über sehr gut, sie atmet so ruhig und entspannt und hat eine Wahnsinnssättigung (99). Ich glaube, jetzt haben wir wirklich die richtige Mischung an Medikamenten im Elastomer gefunden. Heute blieb Edda zumindest am Vormittag wach, den Rest des Tages verschlief sie, wir mussten auch nicht absaugen. Wann hat es das zuletzt gegeben, drei Tage hintereinander ohne Absaugen?

Freitag, 5. November 2010

Auch heute war es ein entspannter Tag, ich denke, dass das mit dem Austausch des Elastomers zu tun hat. Mir ist nämlich aufgefallen, immer, wenn der Elastomer ausgetauscht wurde, schläft Edda fast zwei Tage durch. So auch heute, sie wachte immer nur kurz auf, wenn ich sie entweder umgelagert habe oder in den Rollstuhl setzte und natürlich bei der Medikation und der Körperpflege. Ich konnte gestern Nacht nicht einschlafen, weil ich dauernd darüber nachdachte, wie Eddas Stimme klingt. Es ist sehr traurig, dass sie mir einfach nicht einfallen wollte. Heute Morgen war das dann auch gleich der erste Gedanke. Ich bin entsetzt, wie man die Stimme vergessen kann. Während Edda schlief, habe ich immer wieder Videos gesucht, in der Hoffnung ihre Stimme zu finden und zu hören. Leider habe ich auf meinem Computer nur die Videos vom letzten Jahr und da hatte sie schon nicht mehr gesprochen. Ich muss auf meinen Festplatten suchen.

Dienstag, 9. November 2010

Heute war die Erkältung schon besser. Edda ist im Moment wirklich sehr stabil, so ist jeder Tag wie der andere. Knudl ist nunmehr öfter wach, aber sehr ruhig. Was mir besonders auffällt, dass sie im Rollstuhl sehr gut sitzt. Sehr locker und in guter, aufrechter Sitzposition, fast im 45-Grad-Winkel. Sie hält den Kopf fast allein gerade – unglaublich. Es ist wirklich erstaunlich, über welchen langen Zeitraum Knudl momentan ruhig und entspannt ist. Der Elastomer war das Beste, was wir machen konnten.

Sonntag, 14. November 2010

Zum Glück alles im grünen Bereich. Ich habe heute in der Redaktion gearbeitet, währenddessen blieb Roland bei Knudl. Edda war oft und viel wach. Abends als ich von der Arbeit kam, schlief sie. Aber kaum hörte sie wohl meine Stimme, gingen ihre Augen auf. Roland berichtete mir das so, weil ich schon aus dem Keller „Hallo" rief. Vielleicht erkennt Knudl noch meine Stimme?

Montag, 15. November 2010
Immer noch alles gut bei uns. Wenn man die Situation vor einem Jahr gesehen hat, dann ist es zu heute ein Riesenunterschied. Im Grunde geht es ihr heute besser, wie vor einem Jahr. Seit zwei Tagen habe ich sie überhaupt nicht mehr abgesaugt und husten tut sie auch kaum noch.

Dienstag, 16. November 2010
In der Nacht hatte ich schon gemerkt, dass Edda etwas ausbrütet, sie atmete ziemlich schnell und war recht unruhig. Ich hätte wohl nicht schreiben sollen, dass es ihr gut geht und sie stabil ist. Jedenfalls hatte Knudl heute Morgen Fieber und die Sauerstoffsättigung fiel auf 83. Ich gab ihr gleich Sauerstoff. Sie verschlief fast den ganzen Tag. Ich war am Vormittag bei Alessandro in der Praxis, um Papiere abzuholen. Ich berichtete ihm gleich von Eddas heutigem schlechtem Zustand. Er meinte, ich solle ihr ein fiebersenkendes Mittel geben und er würde heute Abend vorbeikommen. Da ich diese kleinen Krisen inzwischen kenne, beschloss ich erst einmal abzuwarten.

Vormittags ließ ich Edda im Bett, sie schlief fast durchgehend bis 17 Uhr. Das Fieber ging wirklich von alleine bis zum frühen Nachmittag auf 37,6 °C zurück. Auch die Sättigung stieg mithilfe des Sauerstoffs auf 92. Alessandro kam gegen 21 Uhr vorbei, aber bis hierhin hatte sie sich inzwischen erholt und alles hatte sich normalisiert. Sie atmet nun auch viel ruhiger.

Dienstag, 30. November 2010
Edda ist schon sehr dünn geworden, eigentlich nur noch Haut und Knochen. Immer wenn ich sie in den Rollstuhl setze oder heraushole, knacken die Knochen und ich habe etwas Angst, dass ich ihr etwas breche. Ich muss schon sehr aufpassen, wenn ich sie bewege. Ansonsten geht es ihr eigentlich recht gut, wenn man das so sagen kann. Wir stellen momentan andauernd die Medikation um und versuchen die bestmögliche Versorgung des Dekubitus. Er wird immer fleischiger und dadurch auch blutiger. Während der Wachphasen

am Abend im Rollstuhl nutzte ich die Zeit und nahm sie viel in den Arm und streichelte sie. Dabei zog sie den linken Mundwinkel nach oben. Man könnte meinen, dass ihr das nicht gefiele, aber das glaube ich nicht. Vielmehr denke ich, dass ihr das gut getan hat. Die Verschleimung nahm wieder zu und sie war öfter abzusaugen.

Samstag, 4. Dezember 2010
Gestern habe ich noch gesagt, dass der Husten und der Schleim recht gut sind, das änderte sich heute mal wieder. Der Vormittag verlief noch normal, obwohl sie schon mehr gehustet hatte. Der Husten ließ sie auch nicht schlafen, die Schleimbildung schritt dadurch voran und Edda musste sehr oft abgesaugt werden. Gegen 17 Uhr kamen noch Sauerstoffprobleme hinzu, die Sättigung fiel auf 85. Aber gleich, nachdem ich sie in den Rollstuhl setzte, stieg die Sättigung von allein auf 91. Seit 20.15 Uhr ist Knudl im Bett und versucht zu schlafen, was der Husten kaum zulässt, auch die Sättigung fällt. Ich beobachte das noch, bevor ich ihr Sauerstoff gebe.

Sonntag, 5. Dezember 2010
Letzte Nacht habe ich alle zwei Stunden nach Edda geschaut, weil sie noch Fieber und massive Atemprobleme bekam. Ab 1 Uhr nachts versorgte ich sie mit Sauerstoff. Um 5 Uhr war der Fieberhöhepunkt wohl vorbei, sie hatte jetzt noch 38,6 °C und schwitzte wahnsinnig. Das ganze Bett und ihr Pyjama waren klatschnass. Ich zog ihr die nassen Sachen aus und deckte sie mit Handtüchern ab. Gegen 6.45 Uhr hatte sich die Sauerstoffsättigung erholt und das Fieber ist von alleine auf 37,3 °C runtergegangen. Knudl war aber immer noch verschleimt und musste oft abgesaugt werden. Mit Fortdauer des Tages verbesserte sich ihr Zustand und sie schlief viel. Nur die Verschleimung blieb, allerdings geht es ihr sichtlich gut, wenn sie im Rollstuhl sitzt. Dort hat sie keine Probleme.

Montag, 6. Dezember 2010
Heute war wieder alles so, als wenn nichts gewesen wäre. Allerdings musste Edda einen Einlauf über sich ergehen lassen, der ihr viel Kraft kostete. Sie hatte schon seit Tagen keinen Stuhlgang, obwohl fast täglich ein Einlauf gemacht wurde. Da das Ganze sehr anstrengend für Knudl war, ließ ich sie am Vormittag im Bett. Das war gut so, denn sie schlief viel. Der Rest des Tages verlief dafür sehr entspannt und „normal“.

Mittwoch, 15. Dezember 2010 – Montag, 20. Dezember 2010
Kaum zu glauben, aber Edda ist sehr stabil. Wir haben die letzten Tage keine großen Probleme gehabt. Und was gut ist, wir mussten nur wenig absaugen.

Donnerstag, 23. Dezember 2010
Husten und Schleim sind heute noch besser geworden, Edda war ruhig und entspannt und sehr oft wach. Heute war viel Besuch bei uns und mir kommt vor, dass die vielen Stimmen Edda gut tun. So entspannt ist sie selten.

Freitag, 24. Dezember 2010
Auch heute war Edda sehr ruhig und entspannt. Sie schlief eher viel, erst am Nachmittag wachte sie für etwas längere Zeiträume auf. Mir kam vor, dass Knudl bewusst ihre Umgebung wahrnahm. Der viele Besuch tat ihr gut. Am späten Nachmittag im Rollstuhl blieb sie sehr lange wach, erst gegen 19 Uhr fielen ihr die Augen zu.

Samstag, 25. Dezember 2010
Und wieder war es ein entspannter Tag. Am Nachmittag kam Irene mit ihrer Familie. Durch die vielen Stimmen wachte Edda wohl auf. Uns allen kam es so vor, als ob Knudl die Stimmen zwar wahrnahm, wohl aber nicht zuordnen konnte. Es schien ihr aber sichtlich zu gefallen, auch wenn sie kurz darauf im Rollstuhl wieder einschlief, als sie mit am Tisch saß.

Dienstag, 28. Dezember 2010
Die Spritze zur Unterstützung des Einlaufs wirkt Wunder und der Einlauf heute war sehr erfolgreich. Weil der Vormittag mit Medikation und Körperpflege für Edda recht anstrengend war, ließ ich sie etwas länger im Bett. Sie schlief viel, aber am Abend im Rollstuhl war sie hellwach und ist es immer noch (es ist 22.42 Uhr). Seit 19 Uhr atmet sie sehr schwer und musste öfter abgesaugt werden. Diese Nacht werde ich wieder öfter nach ihr sehen.

Mittwoch, 29. Dezember 2010
Mein Verdacht hat sich leider bestätigt. Edda ging es heute Nacht nicht gut. Sie bekam hoch Fieber (39,7 °C) und atmete schwer, die Sättigung fiel auf 88. Ich probierte es noch ohne Sauerstoff, musste aber alle zwei Stunden nach ihr sehen. Um 7 Uhr früh ist

das Fieber von allein auf 38,4 °C zurückgegangen und am frühen Nachmittag war Knudl dann fieberfrei. Leider musste öfter abgesaugt werden. Ich ließ Edda am Vormittag im Bett, denn sie war sehr schwach. Den ganzen Nachmittag verschlief sie, am Abend „blubberte" sie wieder zunehmend.

Samstag, 1. Jänner 2011

Edda hat es geschafft. Kaum zu glauben, dass sie das Jahr 2011 noch erleben darf. Am heutigen Feiertag kam Lena nach ihrer Nachtschicht und machte die Medikation und die nun immer wichtiger werdende Mundpflege. Edda verschlief den Vormittag, blieb am Nachmittag wach.

Donnerstag, 6. Jänner 2011

Endlich konnte Edda mehr schlafen, dadurch trat auch gleich eine Verbesserung der Verschleimung auf. Dennoch behielten wir unseren normalen Tagesablauf aufrecht. Edda kann im Rollstuhl sehr gut schlafen, wenn man ihn eine fast liegende Position bringt.

Heute erschien auf dem Internet-Portal stol.it folgender Artikel:

Italienerin an Creutzfeldt-Jakob gestorben

In Italien ist eine Frau an der menschlichen Form des Rinderwahns gestorben. Bei der 44-jährigen sei im Jahr 2009 eine Variante der tödlich verlaufenden Creutzfeldt-Jakob-Krankheit diagnostiziert worden, bestätigten zwei Ärzte. Zuletzt wurde sie demnach in einem Krankenhaus in Livorno behandelt. Bis heute sei unklar, wie sie sich angesteckt habe. Es ist erst der zweite Todesfall seit 2002 in Italien, der mit der umgangssprachlich Rinderwahn genannten Rinderseuche BSE in Zusammenhang gebracht wird. BSE war Mitte der 1980er Jahre erstmals bei Kühen in Großbritannien aufgetaucht und breitete sich dann in ganz Europa aus. Forscher wiesen damals nach, dass der Verzehr von BSE-belastetem Fleisch zur neuen Variante der Creutzfeldt-Jakob-Krankheit beim Menschen führen kann. Heute gilt BSE in Europa als nahezu ausgerottet.

Ausgerottet? Wohl kaum!

Donnerstag, 13. Jänner 2011
Heute musste ich Edda kaum absaugen, sie hatte wenig Speichelbildung. Allerdings schlief Knudl auch viel. Als Sandra den neuen Elastomer brachte, saßen Edda und ich in der Küche. Plötzlich lief eine dicke Träne über Knudls Wange und ihre Unterlippe zitterte, als ob sie etwas sagen wolle. Das hat mir in der Seele wehgetan. Sandra war auch ganz überrascht. Keine Ahnung, ob das ein kurzer, wacher Augenblick war, denn danach war sie eher wieder apathisch.

Sonntag, 16. Jänner 2011
Heute Morgen bekam Edda extreme Sauerstoffprobleme, die Sättigung fiel auf 67. Ich gab ihr gleich Sauerstoff, der Wert stieg auf 92. Wenigstens blieb sie fieberfrei. Ich hatte einen Fototermin in Mals, während dieser Zeit organisierte ich mit Michaela, Cristin, Lena und Irene den Besuchsdienst am Nachmittag. Edda schlief viel, aber sie wachte gleich auf, als ich gegen 16.30 Uhr zurück war und sie meine Stimme hörte. Wahrscheinlich bin ich noch das Vertrauteste, was sie einigermaßen erkennt. Die Sättigung ist momentan noch in Ordnung, aber ich werde sie weiterhin im Auge behalten.

Montag, 17. Jänner 2011
Edda ist heute mehr verschleimt, sonst ist alles im grünen Bereich. Wie üblich kam Michael um 9.15 Uhr zur Körperpflege, nur eine Viertelstunde später war Monika für Einlauf und Medikation hier. Die Absprache ist wieder „hervorragend“, denn während Monika ihre Arbeit macht, kann Michael nichts machen.

Ich hatte gegen 6 Uhr früh die Spritze zur Unterstützung des Einlaufs gegeben, denn Katharina hatte gesagt, dass das Mittel eventuell auch so wirken könnte, ohne Einlauf. Das wollten wir somit heute probieren, aber bis jetzt (21.45 Uhr) ist noch nichts gekommen. Die Verschleimung nahm am Nachmittag immer mehr zu – inzwischen „blubbert“ sie fürchterlich. Mit Absaugen habe ich nur kurzzeitigen Erfolg, ich gebe ihr jetzt noch Sauerstoff, vielleicht hilft das ein bisschen.

Donnerstag, 20. Jänner 2011
Es war ein – zum Glück – ereignisloser Tag, die Schleimbildung war besser, ich musste Knudl nur einmal absaugen. Heute bekam sie keine Sättigungsprobleme. Mir kommt vor, dass sie schwerer

geworden ist, zumindest fühlt sich das für mich so an, wenn ich sie zwischen Rollstuhl und Bett hin und her hebe.

Donnerstag, 27. Jänner 2011
Edda hatte die letzten Tage eher viel geschlafen, dafür blieb sie heute lange und oft wach. Beim Abendessen saß Edda neben mir im Rollstuhl am Tisch. Ich habe ein paar Mal ihren Namen gerufen, und sie hat ganz große Augen bekommen und den Kopf ganz langsam zu mir gedreht. War das schön, nach so langer Zeit eine Reaktion zu bekommen. Die Kinder und ich waren sehr überrascht.

Freitag, 28. Jänner 2011
Die Absprache zwischen Sprengel und Hauspflege war heute Anlass für meinen ersten Stress am Morgen. Rebecca hätte gegen 8 Uhr hier sein sollen, aber sie kam erst gegen 9.40 Uhr, als Michael zur Körperpflege schon da war. Diesmal setzte sich Michael durch, Rebecca kam gegen 10.30 Uhr zurück. Ist auch richtig, schließlich muss ich die Hauspflege bezahlen. Dafür war Alessandro schon um 8.20 Uhr bei uns und fand eine schlafende, entspannte und ruhige Patientin vor. Er war sehr überrascht, wie gut Edda aussah. Seine Untersuchungen ergaben keinerlei Anlass zur Besorgnis. Eddas Herz ist absolut in Ordnung und ihre Lungen frei, der Bauch weich und die ganze Körperhaltung entspannt.

Sonntag, 30. Jänner 2011
Heute habe ich die Medikation gemacht, dabei fiel mir auf, dass Eddas Katheter wohl nicht richtig gesetzt war. Jedenfalls lag die Arme die ganze Nacht in ihrem eigenen Urin. Ich bin wütend auf mich, dass ich das heute Nacht nicht bemerkt hatte. Ich habe den Katheter neu ausgerichtet und so schien es zu funktionieren. Evi machte die Körperpflege, dabei fiel uns beiden auf, dass Edda einen angeschwollenen Bauch hatte. Er war aber sehr weich. Vermutlich liegt es daran, dass sie den letzten erfolgreichen Stuhlgang am 21. Jänner hatte. Morgen früh spritze ich ihr ein Mittel und Monika wird gleich in der Früh den Einlauf machen. Ich hatte Edda heute nichts mehr zu essen gegeben, weil ich befürchtete, dass sie den Magen so voll hat und sie sich danach womöglich übergeben würde. Am Spätnachmittag nahm die Verschleimung zu und Knudl musste häufig abgesaugt werden.

Donnerstag, 3. Februar 2011
Die letzte Nacht war ich etwas beunruhigt, weil Edda überhaupt kein Wasser gelassen hatte. Ich habe ihr nachts um 1 Uhr noch einmal eine Blasenspülung gemacht, dann kam zwar etwas, aber nicht viel. Um 4 Uhr habe ich den Kathetersack wieder kontrolliert, leider ist nichts mehr in diesen gelangt. Auch um 6 Uhr nicht, als ich Edda die Medizin verabreichte und ihr die Spritze mit dem abführenden Mittel gab. Als Rebecca ab 8.20 Uhr bei Edda war, rief ich Alessandro an und fragte ihn um Rat. Er kam 20 Minuten später vorbei und meinte, es könnte mehrere Ursachen geben. Das Morphium dämmt die Nierenfunktion ein, Edda bekommt nicht genug Flüssigkeit, eventuell verstopfen Sedimente den Katheter oder, oder, oder ... Wir verblieben erst einmal so, dass ich Edda viel Wasser über den Tag geben sollte. Das war wohl der Grund, denn jetzt konnte sie endlich „Pipi“ machen. Edda war das alles ziemlich egal, sie verschlief fast den ganzen Tag. Im Moment (22.17 Uhr) schnarcht sie.

Freitag, 4. Februar 2011
Zum Glück gibt es im Moment kein Problem mehr mit dem Wasser lassen. Heute hat Edda sehr viel gemacht (1500 ml). Sie verschlief fast den ganzen Tag. Erst gegen 16.30 Uhr wachte sie auf und war dann so wach, dass es den Anschein hatte, sie versteht ihre Situation. Ihr Unterkiefer zitterte zeitweise, als ob sie etwas sagen wollte und aus ihren Augen traten Tränen. Dabei sah sie mich zeitweise sehr intensiv an. Ja, sie suchte mich mit ihren Augen regelrecht. Sie tat mir so leid. Um 20.45 Uhr legte ich sie zurück ins Bett. Eine Zeit lang blieb sie noch wach. Ich glaube, dass sie so gegen 21.30 Uhr eingeschlafen ist, sie schnarcht wieder.

Samstag, 5. Februar – Donnerstag, 10. Februar 2011
Von Samstag bis Dienstag blieb alles ruhig bis auf gelegentliches Absaugen aufgrund der Verschleimung. Am Mittwoch stand ein Einlauf auf dem Programm, der erfolgreich war. Lena holte einen gewaltigen Schleimbeutel aus Eddas Rachen. Heute nahm die Verschleimung noch einmal rasant zu, Edda musste sehr oft abgesaugt werden. Am heutigen Vormittag kam Daniela, sie ist Diätassistentin und machte sich ein Bild von der momentanen Ernährung. Wir denken, dass wir wie bisher weiter verfahren können.

Freitag, 11. Februar 2011
Obwohl Edda den Vormittag verschlief, nahm die Verschleimung schon am Morgen zu und ich musste sie ein ums andere Mal absaugen. Gegen Mittag entschloss ich mich dazu, ihr das Pflaster zu geben, das den Speichelfluss eindämmen soll. Ein weiteres Problem war, dass Knudl wieder kein Wasser lassen konnte. Ich gab ihr mehr Wasser über den Tag verteilt, doch der Kathetersack füllte sich nicht. Am Nachmittag schien das Pflaster zu wirken, die Verschleimung wurde deutlich besser. Nur urinieren konnte sie immer noch nicht, erst nachdem ich eine Blasenspülung machte, ging es wieder. Fast einen ganzen Liter konnte Knudl ablassen, der Katheter war ziemlich mit Sedimenten verstopft.

Dienstag, 15. Februar 2011
Heute hat Edda Geburtstag, aber sie sollte keinen guten Tag haben. Sie bekam in der Nacht hohes Fieber (40 °C) und schwitzte dabei fürchterlich. Auch die Sauerstoffsättigung ging bis auf 73 zurück. Ich gab ihr nachts Sauerstoff, während ich das Fieber unbehandelt ließ. Bis zum Morgen ging es langsam zurück, am Nachmittag war sie dann fieberfrei. Die Sättigung ist inzwischen auch wieder normal. Im Augenblick ist Knudl nur wieder sehr verschleimt, ich hoffe, dass das neue Pflaster ihr bald hilft. Trotz ihres eher schlechten Zustandes setzte ich Edda wie üblich in den Rollstuhl, mir kommt vor, dass ihr das gut tut. Sie schlief eher viel, kein Wunder. Die Verschleimung nahm zum Abend sehr zu, Knudl „blubbert" wieder sehr laut. Ich probiere es mit inhalieren und gleich darauf mit Absaugen, momentan geht es etwas besser.

Freitag, 18. Februar 2011
Bis 18 Uhr war es ein ruhiger Tag. Edda schlief viel, aber es ging ihr soweit gut. Als sie aufwachte, wurde sie zunehmend verschleimter. Als ich sie am frühen Abend zurück ins Bett legte, fiel mir auf, dass sie wieder sehr wenig Wasser gelassen hatte und zudem einen harten, dicken Bauch bekam. Ich machte gleich die Blasenspülung – ohne Erfolg. Ich rief Lena zu Hilfe und sie kam auch sofort. Sie probierte auch erst die Blasenspülung – wieder ohne Erfolg. Wir sahen keinen anderen Weg, als den Katheter auszuwechseln. Bei Lena ging das routiniert schnell und gleich darauf hatte Edda kein Problem mehr beim Wasser lassen. Es kam sofort ein ganzer Liter.

Leider war sie aber immer noch sehr verschleimt. Also machte Lena noch die Mundpflege. Ohne sie wäre ich aufgeschmissen gewesen. Der einzige Weg wäre gewesen, Knudl ins Krankenhaus zu bringen. Da ist der Sprengel außerhalb der Arbeitszeiten absolut verbesserungswürdig.

Sonntag, 27. Februar 2011
Wieder Probleme mit dem Urin, Lena machte eine Blasenspülung ohne Erfolg. Ich vermutete eine Verstopfung beim Kathetersack und tatsächlich, das war der Grund. Knudl schnauft immer noch sehr schwer und jetzt ist auch die Sättigung auf 82 gefallen, ich unterstützte sie mit Sauerstoff. Am Nachmittag wurde die Sättigung (92) zwar besser, aber sie war wieder sehr verschleimt. Trotz mehrmaligem Absaugen fing sie abends im Bett an zu „blubbern". Wieder war ein mehrmaliges Absaugen erforderlich. Jetzt (22.46 Uhr) kann sie endlich ruhig schlafen."

Sonntag, 6. März 2011
Heute früh war Edda so verschleimt, dass ich schon dachte, sie erstickt jeden Moment. Nach dem Absaugen ging es zwar besser, aber sie blieb den ganzen Tag über extrem verschleimt. Ich habe sie heute so oft abgesaugt, wie schon lange nicht mehr. Lena machte die überfällige Mundpflege, Edda war im Rachen total zu. Über Mittag ließ ich Edda etwas länger im Rollstuhl in der Hoffnung, dass die Verschleimung besser werden würde – das war leider ein Irrtum. Abends beim Absaugen würgte es Edda fürchterlich, dass ich schon dachte, jetzt übergibt sie sich. Ich wusste nicht mehr weiter und habe Alessandro angerufen, eine halbe Stunde später war er dann hier. Wir haben ihr eine zusätzliche Morphiumspritze gegeben. Sonst ist alles in Ordnung, die Sauerstoffsättigung ist gut, kein Fieber, aber sie hustet unentwegt. Mit dem Morphium ist sie jetzt zum Glück ganz ruhig und schläft.

Montag, 7. März 2011
Natürlich war Edda auch heute noch vollgeschleimt, gleich nach dem Aufstehen musste ich sie erst einmal kräftig absaugen. Im Laufe des Tages wurde die Verschleimung wohl auch aufgrund der Augentropfen besser. Die Tropfen sollten die Speichelbildung eindämmen. Am Abend, als ich Edda zurück ins Bett legte, fiel

mir auf, dass sie Stuhlgang hatte. Leider – es war wieder sehr viel Durchfall, und während ich sie wusch, kam noch mehr. Auch der Dekubitus war verdreckt, sodass ich die Medikation neu machen musste.

Mittwoch, 9. März 2011

Heute begriff ich, warum es Edda gestern gar nicht gut ging, denn der Elastomer war immer noch so voll wie gestern. Die Nadel war abgeknickt und sie wurde nicht mehr mit Morphium versorgt. Das heißt wohl auch, dass sie die letzten Tage Schmerzen gehabt haben muss. Ich reagierte sofort und gab ihr gleich eine Morphiumspritze. Gleichzeitig rief ich Monika, die auch sofort kam und, die Nadel austauschte. Im Laufe des Tages stabilisierte sich der Zustand von Edda wieder und auch die Verschleimung wurde zunehmend besser. Mich ärgert sehr, dass ich das Malheur nicht schon früher erkannt habe. Schon komisch, dass ich sie nun nicht mal mehr absaugen musste. Edda ist jetzt zwar wach (21.44 Uhr), hat aber keine Probleme mit Schleim und Sauerstoff.

Donnerstag, 10. März 2011

Endlich wieder ein „normaler" Tag, alles hat sich beruhigt. Es geht Edda den Umständen entsprechend wieder gut. Mit dem ganzen Morphium schlief sie wieder eher viel. Es ist schön, sie wieder entspannt und ruhig zu sehen.

Montag, 14. März 2011

Um endlosen und für uns unnötigen Diskussionen aus dem Weg zu gehen, glichen Alessandro und ich die Kathetergeschichte vom Wochenende ab. Ich muss den Mitarbeiterinnen vom Gesundheitssprengel immer erklären, dass Alessandro den Katheter austauschte, sonst gibt es wieder Ärger. Das haben wir uns inzwischen angewöhnt, weil der Sprengel sehr sensibel auf solche Dinge reagiert. Aber ich muss hier noch einmal anführen, Lena und Sandra haben immer tadellose Arbeit geleistet und waren für Edda und mich eine Riesenhilfe. Der Sprengel arbeitet am Wochenende und außerhalb der normalen Arbeitszeiten nicht. Bei diesem Krankheitsbild ist es aber unabdinglich, rund um die Uhr Hilfe zu erhalten. Ich kann viel machen, aber nicht alles. Leider reagieren die Damen vom Sprengel immer sehr sensibel, wenn sie hören, dass Lena und Sandra geholfen haben. Und das, obwohl dies inzwischen von allen höheren Stellen erlaubt wurde. Verstehe das, wer will.

Freitag, 18. März 2011

Die Nacht fiel die Sättigung leider auf 79 herunter. Es war ein schwieriger Tag, trotz Absaugen und Sauerstoff ging die Sättigung kaum höher. Wenigstens pendelte sie sich dann auf 90 ein. Edda schlief zwar fiel, wachte aber durch den Husten immer wieder auf. Wir inhalieren seit einiger Zeit schon zweimal, aber heute probierten wir es noch ein paar Mal mehr – in der Hoffnung der Verschleimung Herr zu werden. Das brachte aber nur für kurze Zeit Erleichterung. Am Abend rief ich Sandra zur Hilfe, denn Edda hatte im Rachenraum sehr viel hart gewordenen Schleim, den ich nicht vollständig herausbekam. Sandra hatte mehr Erfolg, aber leider fiel die Sättigung im Laufe der Nacht noch weiter nach unten. Ich spiele mit dem Gedanken Knudl noch eine Morphiumspritze zu geben und weiteren Sauerstoff.

Freitag, 1. April 2011

Am Morgen war Edda wieder massiv verschleimt und die Sättigung war im Keller. Ich ließ sie dann länger am Sauerstoff. Der Einlauf brachte nicht gleich den gewünschten Erfolg, erst später. Es kam sehr viel und auch wieder ins Bett. Ich muss am Montag mit der Leiterin des Sprengels sprechen. Das geht so nicht gut, dass die Mitarbeiterinnen nun immer so spät kommen. Insgesamt war es ein normaler Tag mit zunehmender Verschleimung am Abend.

Samstag, 2. April 2011

„Es war eine anstrengende Nacht. Edda hat wieder Sauerstoff- und Schleimprobleme gehabt, sie atmet auch seit zwei Tagen recht laut. Lena meint, dass die Spastizität (unkontrollierbare Muskelverkrampfung) im Hals wohl zugenommen hat. Ich habe Edda letzte Nacht eine zusätzliche Morphiumspritze gegeben, leider trat keine Besserung ein. Sie hustet auch unglaublich viel. In den Rollstuhlphasen ging es Knudl zum Glück etwas besser. Im Bett wachte Knudl andauernd auf. Sie war sehr oft abzusaugen. Die Arme ist hundemüde, aber Husten und Schleim lassen sie einfach nicht schlafen. Dabei probiere ich alles. Wir inhalieren zweimal am Tag, genauso oft bekommt sie die Augentropfen. Natürlich sind auch die Pflaster gegen die Verschleimung voll im Einsatz, aber bis jetzt ist leider keine Besserung eingetreten.

Sonntag, 3. April 2011
Der Tag verlief wieder ganz normal, nur am Abend bekam Edda Husten und somit Schleimprobleme. Ich musste sie wieder zweimal inhalieren lassen und leider öfter absaugen. Im Moment schläft sie zwar, aber wacht immer hustend auf. Insgesamt gesehen ist leider eine Verschlechterung ihres Gesundheitszustandes festzustellen.

Sonntag, 10. April 2011
Eddas Blase war wieder voller Sedimente und sie hatte einen aufgeblähten Bauch. Sicherheitshalber stellte ich heute das Essen ein, damit Sie nicht in die Gefahr des Erbrechens kam. Es war wieder ein ruhiger Tag mit nur kleineren Schleim- und Hustenproblemen.

Samstag, 16. April 2011
Unglaublich: Gestern waren der Husten und die Schleimbildung extrem. Und heute – nichts. Kein Husten, kein Schleim. Manchmal stehe ich vor einem Rätsel. Knudl ist total entspannt und schlief den ganzen Tag; am Abend schnarchte sie sogar etwas.

Sonntag, 17. April – Montag, 18. April 2011
Sonntagabend leistete Edda mir im Rollstuhl Gesellschaft bei der Arbeit – sonst war alles im grünen Bereich. Nur heute Abend nahm die Verschleimung zu. Ich befürchte, dass Edda die nächste Krise ausbrütet.

Dienstag, 19. April 2011

Meine Befürchtungen trafen ein, die Nacht war sehr schlimm. Zuerst bekam Edda Sauerstoffprobleme und ich gab ihr fast die ganze Nacht Sauerstoff. Hinzu kamen noch Fieber und die unsägliche Verschleimung. Edda fehlt momentan die Kraft zum Husten. Ich sah alle zwei Stunden nach ihr. Sie war so schwach und verschlief fast den ganzen Tag. Der Schlaf tat ihr gut, denn die Sauerstoffsättigung wurde zunehmend besser. Nur die Verschleimung wurde nicht besser und das Fieber blieb auch tagsüber, allerdings nicht hoch. Ich gab ihr am frühen Abend eine Morphiumspritze und machte noch eine Mundpflege. Sie hatte sehr viel hart gewordenen Schleim überall hängen, an den Zähnen, am Gaumen, an der Zunge und überhaupt im ganzen Rachenraum.

Donnerstag, 21. April 2011

Wieder eine ruhige Nacht, aber am Morgen braucht Edda nun oft Sauerstoff. Knudl ist immer noch sehr schwach, dennoch setze ich sie täglich Vormittag und nachmittags in den Rollstuhl, um ein wenig „Normalität" aufrechtzuerhalten. Die Verschleimung nahm mit dem fortlaufenden Tag immer mehr zu, oftmaliges Absaugen war die Folge. Sandra machte die Mundpflege, aber das „Blubbern" wurde immer schlimmer. Ich fürchte ich muss Knudl noch sehr oft absaugen.

Sonntag, 24. April 2011

Leider begann der Tag wieder mit Schleim und Sauerstoffproblemen. Ich gab Edda oft Sauerstoff, aber meine Reserve geht zur Neige. Ich habe nur noch eine Flasche und hoffe sehr, dass ich damit bis morgen über die Runden komme. Am Nachmittag kam Irene mit ihrer Familie. Wir saßen alle zusammen mit Edda im Rollstuhl in der Küche. Es ist augenscheinlich, dass Knudl die vielen Stimmen und das Leben um sie herum sehr gut tun.

Mittwoch, 27. April 2011

Der Einlauf brachte die letzten Tage wieder kaum Erfolg. Das ist ziemlich beunruhigend. Edda hatte nachts Probleme mit der Sättigung, die auf 79 fiel. Ich ließ ihr die ganze Nacht Sauerstoff zukommen. Tagsüber geht es gut, wenn sie im Rollstuhl sitzt, aber sowie sie im Bett liegt, schießt die Sättigung in den Keller. Am Abend nahm die Verschleimung wie üblich zu und ein oftmaliges Absaugen ließ sich nicht umgehen. Auch diese Nacht gab ich ihr Sauerstoff – sicherheitshalber.

Samstag, 30. April – Montag, 2. Mai 2011

Wir haben momentan eher mit der Sauerstoffsättigung zu tun, Edda „blubbert" viel und hat daher wohl die Sauerstoffprobleme. Am Sonntag war sie wieder auf Sauerstoff angewiesen, die Sättigung fiel auf 80. Heute musste Edda sehr oft abgesaugt werden, das gehört inzwischen leider auch zur Routine.

Dienstag, 3. Mai 2011
Auch heute Morgen hatte Edda massive Sauerstoffprobleme. Nach einem Gespräch mit Daniela, der Sanitätsassistentin, und Katharina (Frau Dr. Gamper), beschlossen wir, das Essen auf 500 Milliliter zu reduzieren und Edda dafür etwas mehr Flüssigkeit zuzuführen. Wir erhoffen uns dadurch bessere Atmungsaktivität und weniger Schleimbildung. Die Schleimprobleme blieben im Übrigen weiter das Tagesthema.

Freitag, 6. Mai 2011
Der Tag verlief wieder sehr ruhig und entspannt. Monika und Katharina kamen gegen 18 Uhr, um sich ein Bild von Eddas Zustand zu machen. Katharina kam zu dem Schluss, dass es Edda soweit gut ginge und ich mit allem – Medikation und Therapien – so weiter verfahren kann.

Samstag, 14. Mai 2011
Edda hat die ganze Nacht keinen Sauerstoff gebraucht. Und zum Glück hatte sie auch keinen Durchfall mehr, aber ihr Magen hört sich wie eine schleudernde Waschmaschine an. Knudl verschlief den ganzen Tag, brauchte aber weder Sauerstoff noch meine Hilfe beim Absaugen. Ihr Magen rumpelt immer noch, es hört sich danach an, als hätte sie wieder Durchfall. Bis jetzt (23.30 Uhr) ist es gut gegangen.

Donnerstag, 19. Mai 2011
Heute Morgen nach dem Umlagern gegen 6 Uhr fing aus heiterem Himmel der Sauerstoffmangel an. Edda brauchte den ganzen Tag Sauerstoff. Zusätzlich gab ich ihr noch eine Morphiumspritze. Während Michael die Körperpflege und Haarwäsche machte, hatte Edda erhebliche Sauerstoffprobleme. Es gibt im Bett nur eine Position, in der sie weniger Probleme mit dem „Blubbern" hat. Mit einer weiteren Morphiumspritze am Abend erhoffte ich mir Besserung. Sie liegt momentan in dieser einzigen Position, welche die wenigsten Probleme bereitet. Allerdings weiß ich nicht, was ich heute Nacht beim Umlagern machen soll.

Freitag, 20. Mai 2011
Die Nacht sollte ruhig verlaufen, allerdings ließ ich Edda die ganze Nacht auf der gleichen Seite liegen. Nun hatte ich die Befürchtung,

dass sie einen neuen Dekubitus bekommt, aber bis auf eine Rötung der Haut ist es zum Glück gut gegangen. Dafür ging es ihr am Morgen nicht gut, sie war sehr unruhig, total verschleimt und „blubberte" fürchterlich. Fünfmal habe ich sie abgesaugt und es kam sehr viel Schleim. Als Monika gegen 8.20 Uhr kam, hingen wir einen Rücklaufsack an die Magensonde und gleich lief ein ganzer Schwall in den Sack. Für heute war also kein Essen vorgesehen. Monika machte einen Einlauf, der gigantisch war. Edda hatte so viel Stuhlgang wie selten zuvor. Erst jetzt ging es ihr etwas besser. Edda schlief fast den ganzen Tag und konnte ohne Sauerstoff bleiben. Erst am Abend fiel die Sättigung und ich musste sie wieder mit Sauerstoff versorgen.

Donnerstag, 26. Mai 2011

Es sollte ein schlechter Tag für Edda werden, sie brauchte den ganzen Tag Sauerstoff und war immer sehr verschleimt. Es wollte sich keine Besserung einstellen. Ich gab Edda eine Spritze mit Morphium, ich denke, dass es ihr gut tun wird. Und ich hoffe, dass die Sauerstoffflasche heute Nacht durchhält. Ich muss morgen neue Flaschen holen, der Verschleiß ist im Moment immens.

Freitag, 27. Mai 2011

Und heute das krasse Gegenteil zu gestern. Edda war sehr ruhig, kaum Schleim und absolut keine Sauerstoffprobleme. Unglaublich, wie es von einem zum anderen Tag so unterschiedlich sein kann. Nur jetzt (22 Uhr) gebe ich Edda etwas Sauerstoff, weil die Sättigung nun doch plötzlich auf 79 fiel. Aber es war ein sehr entspannter Tag.

Mittwoch, 1. Juni 2011

Wir hatten heute einen anstrengenden Tag, Edda hat den ganzen Tag über „geblubbert" und im Augenblick ist es ganz schlimm. Ich habe ihr schon eine Morphiumspritze gegeben und hoffe auf Besserung. Irgendwie haben wir uns über den Tag gerettet, aber jetzt am Abend ist es ganz schlimm. Trotz mehrmaligem Absaugen, dauernder Lageänderung und Morphiums ist es bis jetzt noch nicht besser geworden.

Donnerstag, 2. Juni 2011

Kaum zu glauben! Gestern war Eddas Zustand mehr als bedenklich und heute ist alles, als ob nichts gewesen wäre. Kein Schleim, keine Sauerstoffprobleme.

Freitag, 3. Juni 2011
Am Vormittag war noch alles in Ordnung, Monika schloss den neuen Elastomer an. Ab circa 13 Uhr bemerkte ich, dass Edda wieder Probleme mit der Luft bekam. Trotz mehrmaligem Absaugen blieb der Zustand kritisch. Sie brauchte wieder Sauerstoff, was mich vor ein Problem stellte. Ich hatte gedacht, sie würde wieder so einen guten Tag wie gestern haben, deswegen hatte ich keine Sauerstoffflasche bestellt. Gleich am Nachmittag rief ich in der Apotheke an, leider hatte man nur noch eine kleine Sauerstoffflasche. Ich hoffe, dass die kleine Flasche die Nacht durchhält, für morgen bekomme ich wieder große Flaschen.

Mittwoch, 8. Juni 2011
Am Vormittag im Rollstuhl brauchte Edda endlich mal keinen Sauerstoff. Im Bett gegen Mittag allerdings doch schon wieder. Sie „blubberte" den ganzen Tag, absaugen hilft im Moment nicht viel. Ich habe Kontakt mit Katharina aufgenommen, denn ich denke, dass Edda mehr Morphium braucht. Katharina wird das bereits im morgigen Elastomer einplanen.

Freitag, 10. Juni 2011
Der neue Elastomer scheint zu wirken, Edda ist ruhig, „blubbert" nur wenig und kann ab und zu sogar ohne Sauerstoff bleiben. Dafür schläft sie wieder mehr.

Samstag, 11. Juni 2011
Heute bin ich kaputt, das war einer der schlimmsten Tage seit Langem. Schon heute Morgen hatte Edda trotz Sauerstoff massiven Sauerstoffmangel. Ich gab ihr gleich eine Morphiumspritze zusätzlich. Ich wusste aber nicht mehr, wie ich sie lagern sollte, sogar auf ihrer eigentlich guten Seite ging nichts mehr. Trotz mehrmaligem Absaugen trat kein Erfolg ein. Erst nach einer Stunde hatte ich die Situation im Griff. Als Sandra zur Medikation, Blasenspülung und Mundpflege kam, war Edda wieder recht ruhig. Nach der Körperpflege wurde ihr Zustand aber wieder schlechter. Die Sättigung fiel zwischenzeitlich auf 58, mit 12 Litern Sauerstoff konnte ich sie wenigstens wieder auf 77 bringen. Zahllose Absaugversuche blieben erfolglos. Sie „blubberte" den ganzen Tag über laut und schlimm. Ich habe heute zwar drei Sauerstoffflaschen aus der Apotheke geholt

und hatte somit vier Stück zu Hause, doch eine ist schon tagsüber leer gelaufen. Wenn morgen wieder so ein Tag sein sollte, wird es eng mit den Flaschen. Ab 21.30 Uhr wurde das „Blubbern“ noch lauter, ich versuchte, sie ein ums andere Mal abzusaugen. Dann endlich hatte ich Erfolg, sie hustete zwar nur kurz, aber es kam so viel Schleim heraus, dass sie fast daran erstickt wäre. Sie brauchte gute fünf Minuten, um sich von dieser Tortur zu erholen. Wenigstens das „Geblubber“ hat jetzt aufgehört, aber ich bin fix und fertig. Das war ein sehr intensiver und anstrengender Tag.

Sonntag, 12. Juni 2011

Und heute war es wieder so, als wäre gestern nichts gewesen. Edda war ganz ruhig und brauchte sogar ab 6 Uhr früh keinen Sauerstoff. Der Schleim war wie weggeblasen. Zum Glück, weil ich heute einen Fototermin über den ganzen Tag hatte. Der Tag war mit den Mädels von morgens bis abends durchorganisiert. Lena und Sandra standen telefonisch immer abrufbereit, sollte es Probleme bei Edda geben. Ich war gegen 19 Uhr zurück und legte Edda um 21.30 Uhr ins Bett. Edda „blubbert“ jetzt zwar ein bisschen, aber mit Sauerstoff (2 l) geht das weg. Ich bin den Freundinnen von Edda und ganz besonders Lena und Sandra sehr dankbar, dass sie mir den heutigen Fototermin ermöglichten.

Mittwoch, 15. Juni 2011

Danke für die Glückwünsche! Ich hätte nicht gedacht, dass Edda und ich den 20. Hochzeitstag zusammen sein würden. Es wird vermutlich auch der Letzte sein, den wir zusammen erleben dürfen. Ich habe ihr zum Hochzeitstag eine Lampe geschenkt. Living Ambiance heißt sie, die LED hat 16 Millionen Farben, die man einstellen kann, wie man will. Ich hoffe, dass sie das virtuell noch mitbekommt. Im Moment habe ich ihre Lieblingsfarbe grün eingestellt. Heute ist sie etwas mehr verschleimt und die Sättigung ist auf 65 gefallen. Mit Sauerstoff und Absaugen haben wir aber alles im Griff.

Donnerstag, 16. Juni 2011

Edda hatte anscheinend die ganze Nacht aus dem Mund geschleimt. Das ganze Kissen, ihre Gesichtshälfte und die Haare waren voller Schleim. Aber es ist gut, dass das Zeug raus ist. Sie brauchte den ganzen Tag über keinen Sauerstoff. Erst am späten Nachmittag fing die Verschleimung an, die Sauerstoffsättigung fiel zusehends. Ab 19 Uhr benötigte sie wieder Sauerstoff. Heute Nacht werde ich alle zwei Stunden nach ihr sehen, weil ich nicht möchte, dass sie wieder in ihrem Schleim liegt.

Freitag, 17. Juni 2011
Unglaublich! Heute gab es keine Schleim- und Sauerstoffprobleme. Edda war oft wach, aber immer ruhig und entspannt.

Donnerstag, 23. Juni 2011
Ich erwähne nicht mehr, dass in der Früh ab 8 Uhr meist Monika zur Medikation, Blasenspülung und eventuell Einlauf vorbeikommt, am Wochenende übernehmen dies Lena und Sandra oder ich. Michael ist derjenige, der vom Hauspflegedienst am meisten bei uns ist und, die Körperpflege macht. Edda hatte heute einen sehr ruhigen Tag, ab und zu war sie ziemlich verschleimt. Aber mit sofortigem Absaugen ging es ihr immer gleich besser.

Sonntag, 26. Juni 2011
Heute war Edda unruhiger, verschleimter und „blubberte“ fast den ganzen Tag. Ich hatte zudem ein Problem mit den Sauerstoffflaschen letzte Nacht. Eine neue Flasche, die ich für die Nacht anschloss, war defekt, die Luft kam bei einer Schraube heraus. Trotz Versuch, die Schraube zu fixieren, entwich die Luft ziemlich schnell. Zum Glück hatte ich noch eine in Reserve in der Garage. Ich tauschte die Flaschen aus und ging schlafen. Der Schreck dann in der Früh, Edda hatte massive Sauerstoffprobleme. In der Nacht hatte sich der Schlauch von der Flasche gelöst, so bekam Edda wohl fast die ganze Nacht keinen Sauerstoff. Ich muss mir wieder angewöhnen, alle zwei Stunden nach ihr zu sehen. Nachdem wir das Problem gelöst hatten, ging es Edda zunehmend besser.

Freitag, 1. Juli 2011
Wieder hatte Edda einen entspannten Tag, sie hatte keine Verschleimung und sie brauchte nun schon seit fünf Tagen keinen Sauerstoff. Wir haben mit heute schon den Juli und sind nun im 21. Monat seit Bekanntgabe dieser Krankheit. Es ist kaum zu glauben, dass sie schon so lange „kämpft“.

Donnerstag, 18. August 2011
Letzte Nacht war die Hölle los, Edda hatte sechsmal Durchfall und dreimal musste ich die Medikation neu machen. Zwischen 21 und 2 Uhr war ich im Einsatz. Den letzten Durchfall hatte Knudl dann gegen 6.30 Uhr, das war es dann auch – endlich. Das alles hat Edda sehr mitgenommen, sie schlief heute fast durchgehend. Aber sie war ganz ruhig und entspannt.

Freitag, 19. August – Montag, 12. September 2011
Kaum zu glauben, Edda ist sehr stabil. Es gibt außer ein paar Schleimproblemen keine weiteren Baustellen. Sie ist sehr entspannt und ruhig, allerdings schläft sie jetzt mehr. Aber ich denke mir, dass ihr das gut tut. Ich habe mir inzwischen angewöhnt, den Dekubitus jetzt täglich mit Infrarot zu bestrahlen.

Dienstag, 13. September 2011
Nach langer Zeit hatten wir wieder einen stressigen Tag heute. Edda war mehr verschleimt und „blubberte" viel. Gegen Mittag bekam ich einen gehörigen Schreck, nachdem ich Edda die Medizin gab, rang sie plötzlich nach Luft und gab Laute von sich. Sie war sehr unruhig. Ich dachte, dass das Essen und die Medizin in die Lunge gelangt wären. Sandra kam sofort und prüfte den Sitz der Magensonde, aber es war alles in Ordnung. Unsere Vermutung war nun, dass Edda so verschleimt war, dass sie keine Luft mehr bekam. Wir saugten sie sehr lange ab und endlich gelang es uns, den ganzen Schleim abzusaugen.

Am Abend fiel mir auf, dass die Magensonde sich in Eddas Mund aufgewickelt hatte. Sie war wieder sehr verschleimt und ich hatte Angst, dass das Essen nun in der Lunge gelandet wäre. Ein Anruf bei Sandra genügte und sie war wieder bei uns. Die Magensonde musste neu gelegt werden. Da Edda nicht schlucken kann, ist dies ein schwieriges Unterfangen. Nach einer halben Stunde gelang es Sandra. Jetzt ist wieder alles im grünen Bereich und Edda schläft tief und fest.

Sonntag, 25. September – Mittwoch, 28. September 2011
Ein Tag gleicht dem anderen – zum Glück. Stresssituationen und zusätzliche Probleme können wir nicht gebrauchen. Heute kam Alessandro überraschend vorbei, er war schon sehr lange nicht

mehr bei uns. Er meinte aber, dass Edda sich kaum verändert hatte, seit seinem letzten Besuch. Ansonsten gab es für ihn nichts zu tun, da Edda sehr stabil ist.

Donnerstag, 29. September – Sonntag, 23. Oktober 2011

Ein sehr langer Zeitraum – fast einen Monat – gab es kaum etwas zu berichten. Die Verschleimung war mal besser, mal schlechter. Einen Tag musste Edda häufig abgesaugt werden, am nächsten dann gar nicht. Sie ist in ihrer eigenen Welt und nimmt von äußerlichen Einflüssen gar nichts mehr wahr. Sie ist schon sehr dünn, Muskeln hat sie keine mehr, das Gesicht ist auch schon ziemlich eingefallen. Aber sie hat keine Schmerzen und die heimische Atmosphäre tun ihr sicher gut. Es war eine gute Entscheidung, sie zu Hause zu pflegen und mit meinen ganzen Helferinnen und Helfern wussten wir, dass wir nicht allein sind.

Montag, 24. Oktober 2011

Monika eröffnete mir heute während der Medikation, dass sie heute ihren letzten Tag bei uns hätte. Ab morgen geht sie in Mutterschaft. Zu sehen ist aber noch nichts, dachte ich bei mir. Somit wird ab morgen Rebecca „Primary“ (Hauptkrankenschwester) für Edda. Mir graut ein bisschen, weil Rebecca immer sehr pessimistisch und depressiv veranlagt war. Ich brauche Motivation, Freude und Hoffnung – die Zeit der Tränen und Trauer kommt noch früh genug. Jedenfalls blieb der Einlauf von heute Morgen mal wieder ohne Erfolg. Ich gab Edda am Vormittag und gegen Mittag jeweils ein Briefchen Abführmittel, leider blieb auch das bis jetzt erfolglos. Diesmal wäre es mir egal, wenn sie heute Nacht Stuhlgang bekäme – Hauptsache, sie hat endlich einen.

Dienstag, 25. Oktober 2011

Leider hatte Edda noch keinen Stuhlgang. Katharina gab Sandra zum neuen Elastomer ein neues Abführmittel mit – hoffentlich wirkt das. Edda ist mal wieder extrem verschleimt und muss oft abgesaugt werden. Heute zuckt sie jedes Mal zusammen, wenn ich mit dem Absaugschlauch durch ihre Nase fahre. Überhaupt ist sie heute wieder sehr wach und etwas unruhig. Ich werde ihr wohl zusätzlich eine Morphiumspritze geben.

Mittwoch, 26. Oktober 2011

Am Morgen ging es Edda nicht gut. Sie war kurzatmig, wach und verschleimt. Im Laufe des Vormittags erholte sie sich und konnte seit etwa 11 Uhr ohne Sauerstoff bleiben. Das ist für mich etwas verwunderlich, brauchte sie doch die letzten 17 Tage ununterbrochen Sauerstoff. Auch die Verschleimung war stark zurückgegangen. Wir bekamen ab circa 17 Uhr aber das nächste Problem, denn die Nadel des Elastomers ist aus der Haut getreten und das ganze Morphium ausgelaufen. Mit einer Morphiumspritze konnte ich Knudl wieder beruhigen. Sandra kam nach ihrer Abendschicht gegen 21.30 Uhr vorbei und setzte eine neue Nadel.

Donnerstag, 27. Oktober 2011

Edda hatte wieder einen ganz entspannten, ruhigen Tag ohne Sauerstoff und sonstige Probleme, allerdings Stuhlgang hatte sie immer noch keinen. Ich wollte heute die Medikation machen, aber da der Dekubitus sehr trocken war, ließ ich alles so. Es ist erstaunlich, wie stabil Knudl heute wieder war.

Freitag, 28. Oktober 2011

Seit Rebecca „Primary" ist, ist es ihr nicht möglich, zwischen 8 und 8.30 Uhr zu kommen. Sie hat erst viel später Zeit. Das ist für mich keine Option, weil ich die Medikation schon vor der Körperpflege gemacht haben möchte. Üblicherweise sitzt Edda nach der Körperpflege nämlich im Rollstuhl und das möchte ich so beibehalten. So machte ich heute die Medikation und die Blasenspülung, zuvor noch die Infrarotbestrahlung des Dekubitus. Die offene Wunde ist jetzt wohl nur noch alle zwei Tage zu verbinden, denn es „saftelt" nicht mehr.

Heute ging es Edda wieder „gut", ich brauchte sie überhaupt nicht absaugen und seit zwei Tagen ist sie gänzlich ohne Sauerstoff. Nur der Stuhlgang macht mir immer mehr Sorgen, sie hatte noch immer keinen. Mit der Spritze probierte ich, ob durch die Magensonde unverdautes Essen von gestern rückfloss. Dem war so, deswegen beschloss ich, ihr auch heute nichts zu essen zu geben. Es wäre sonst mit großer Wahrscheinlichkeit alles oben herausgekommen. Sie hat Darmtätigkeit und ziemliche Blähungen.

Samstag, 29. Oktober 2011
Lena machte heute die Medikation, Blasenspülung und Mundpflege. Edda ging es auch heute recht gut, obwohl sie immer noch keinen Stuhlgang hatte. Nachdem ich den Spritzentest mit der Magensonde gemacht hatte, stand für mich fest, dass sie auch heute ohne Essen bleiben musste. Am Nachmittag hatte ich Kontakt mit Katharina. In Absprache mit ihr verabreichte ich Edda am Abend ein starkes Abführmittel. Eddas Magen grummelt jetzt ganz schön, aber bis jetzt ist immer noch nichts gekommen.

Sonntag, 30. Oktober 2011
Immer noch kein Stuhlgang! Edda war zwar den ganzen Tag entspannt und ruhig, aber leider hatte sie wieder mit dem Sauerstoff Probleme. Seit heute früh braucht sie durchgehend Sauerstoff.

Montag, 31. Oktober 2011
Endlich Stuhlgang! Es ging schon die Nacht los und dann noch einmal in der Früh. Ein weiterer Einlauf brachte noch mehr Erfolg. Edda verschlief den ganzen Tag und endlich konnte ich ihr wieder zu Essen geben – nach zweieinhalb Tagen.

Dienstag, 1. November 2011
Edda verschlief fast den ganzen Tag, und obwohl sie sehr ruhig atmet, fiel die Sättigung auf 65! Sie braucht wieder ununterbrochen Sauerstoff, aber mit nur einem Liter sind wir auf einem guten Weg. Ich hatte heute mit Katharina gesprochen, sie war doch überrascht, dass Edda gestern ohne Hilfe Stuhlgang hatte. Sie meinte auch, dass Knudl jetzt wohl sehr geschwächt sei von den ganzen Abführmitteln und den häufigen Einläufen.

Mittwoch, 2. November 2011
Edda hat es geschafft – sie ist friedlich und ruhig für immer eingeschlafen. Dabei fing der Tag wie üblich an, allerdings war sie sehr verschleimt. Nach dem Absaugen war soweit alles in Ordnung. Ruth begann mit der Körperpflege, nachdem Vroni die Medikation und Blasenspülung gemacht hatte.

Ich ging kurz zur Post. Als ich zurückkam, machte mich Marina auf Eddas Blässe aufmerksam. Sie war wirklich sehr blass, ich wusste, dass irgendetwas nicht in Ordnung war. Ich vermutete Sauerstoffmangel und gab ihr Sauerstoff. Edda war wach und atmete normal.

Da ich doch beunruhigt war, schickte ich Marina weg und rief Alessandro an, der etwa eine Stunde später bei uns war. Ich blieb die ganze Zeit bei Edda, hielt ihre Hand und streichelte ihren Kopf. Mir ist nicht aufgefallen, dass sie nicht mehr atmete. Erst Alessandro machte mich darauf aufmerksam. Sie war in meinen Händen gestorben, ganz ruhig und entspannt. Kein Aufbäumen, kein Todeskampf. Ich bin sehr glücklich, dass sie wenigstens so ruhig aus dem Leben scheiden durfte. Die letzten zwei Jahre waren Kampf genug – für Edda und für mich!

Im Laufe des Tages kamen viele Freundinnen und Freunde vorbei, um sich von Edda zu verabschieden. Gegen 17.30 Uhr holte das Bestattungsunternehmen sie ab und brachte sie in die Pathologie, wo wohl morgen Vormittag die Autopsie gemacht wird. Ich bin sehr müde und fix und fertig. Das wird für mich komisch sein, heute Nacht nicht aufstehen zu müssen.

Donnerstag, 3. November 2011

Über zwei Jahre lang habe ich euch *(meine Eltern)* Eddas Leiden in fast allen Einzelheiten mitteilen dürfen. Das hat mir gutgetan. Danke!

Edda wurde am späten Nachmittag in die Leichenkapelle gebracht, nachdem die Autopsie am Vormittag stattgefunden hatte. Die Proben werden nach Rom geschickt. Der Bestatter hatte mit dem Pathologen gesprochen und sagte mir, dass Eddas Gehirn schon so verflüssigt war, dass es ausgelaufen ist und hochgradig ansteckend und gefährlich sei. Obwohl ich das schon wusste, war ich dennoch schockiert. Der Pathologie empfahl dem Bestatter, Edda nicht mehr anzufassen und sie noch zusätzlich in eine Plastikfolie zu lagern. Ein fürchterlicher Gedanke für mich.

Dank

Es war die beste Entscheidung, Edda nach Hause zu holen und sie in ihrer angetrauten Umgebung zu pflegen. Ich habe in dieser Zeit sehr viel gelernt, im Laufe dieser zwei Jahre haben wir uns mit dieser heimtückischen, todbringenden Krankheit arrangiert.

Ich durfte erfahren, dass es Menschen gibt, die Nächstenliebe wirklich noch leben. Ich möchte mich ganz herzlich bedanken bei den vielen Freundinnen und Freunden, die uns immer zur Seite standen – ihr seid großartig. Die Familie stand immer hinter uns und half, wann und wie auch immer es erforderte. Ein Riesendankeschön geht an Lena und Sandra, ohne die beiden wäre es mir wohl kaum möglich gewesen, diese zwei Jahre der Pflege zu überstehen. Was unser Hausarzt Alessandro Toniutti in dieser Zeit – auch außerhalb der Sprechstundenzeiten – geleistet hat, zollt mir den höchsten Respekt ab.

Ein Dank geht auch an den Gesundheitssprengel und den Hauspflegedienst. Dank an die vielen Menschen, die uns in dieser schweren Zeit ebenfalls zur Seite standen. Danke!

Nach dem Tod von Edda hatte ich eine tiefe Leere in mir und wusste nicht, wie es weitergehen sollte. Das Leben geht aber immer weiter – inzwischen bin ich in einer neuen, sehr glücklichen Beziehung. Und wir hatten das Glück, einen gesunden Jungen zu bekommen.

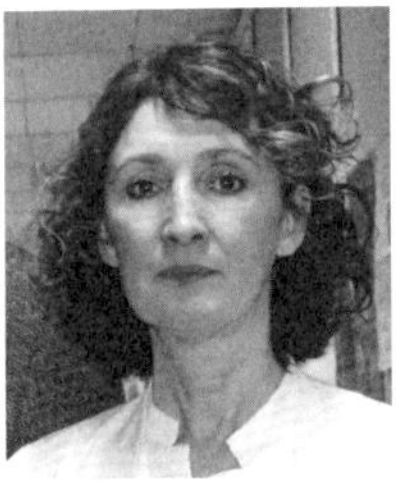

Epilog

Prof. Dr. Inga Zerr
Oberärztin Universitätsmedizin Göttingen
Leiterin Prionforschungsgruppe Deutsches Zentrum für Neurodegenerative Erkrankungen (DZNE)

Über die Erkrankung

Prionerkrankungen, auch transmissible spongiforme Enzephalopathien genannt, sind seltene und tödlich verlaufende Krankheiten, die das zentrale Nervensystem (ZNS = Gehirn und Rückenmark) sowohl des Menschen als auch das verschiedener Tierarten befallen können. Dabei führt die Ablagerung sogenannter Prionproteine im ZNS zu einem Untergang von Nervenzellen, was eine Vielzahl neurologischer Symptome zur Folge hat.

Die häufigste menschliche Prionerkrankung ist die Creutzfeldt-Jakob-Krankheit (CJK, englisch: Creutzfeldt-Jakob disease = CJD), welche erstmals in den 1920er Jahren von zwei unabhängig voneinander arbeitenden Ärzten (Alfons Maria Jakob und Hans-Gerhard Creutzfeldt) beschrieben wurde und die im Jahr weltweit circa 1–2 Patienten pro eine Million Menschen der Gesamtbevölkerung betrifft (Inzidenz). In Deutschland treten jährlich somit ca. 80–160 Neuerkrankungen auf. Davon handelt es sich in den meisten Fällen (ca. 85 Prozent) um eine sporadische CJK, d.h. Ursache und Risikofaktoren der Erkrankung sind unbekannt. Bei 10–15Prozent liegt eine familiäre CJK vor, die auf Veränderungen bestimmter Abschnitte des Erbgutes (DNA), sogenannte Mutationen, beruht und innerhalb einer Familie weitervererbt werden kann. Andere vererbbare (hereditäre) Prionerkrankungen des Menschen sind die tödliche familiäre Schlaflosigkeit (englisch: fatal familial insomnia = FFI) und das Gerstmann-Sträussler-Scheinker-Syndrom (GSS). Ein geringer Prozentsatz der CJK-Patienten erkrankte in der Vergangenheit auch durch medizinische Eingriffe wie Hirn- und Hornhauttransplantationen oder durch die Injektion von Wachstumshormonen, welche aus dem Hirnmaterial von Leichen gewonnen wurden. Diese Fälle werden als iatrogen bezeichnet.

Seit Mitte der 1990er Jahre wird eine neue Erkrankungsform, die Variante der CJK beobachtet, die ursächlich mit der bovinen spongiformen Enzephalopathie (Rinderseuche, BSE) in Verbindung gebracht wird.

Das wesentliche Merkmal der CJK ist eine rasch fortschreitende Demenz, d. h. der Abbau des Gedächtnisses und der intellektuellen Fähigkeiten, verbunden mit einer Vielzahl anderer Krankheitserscheinungen, wie z. B. einem schwankenden Gangbild (Gangataxie), plötzlichen Zuckungen und schnellen unwillkürlichen Bewegungen von Armen und Beinen (Myoklonien), Sehstörungen oder einer verwaschenen Sprache. Die Patienten werden zunehmend bettlägerig. Bei Fortschreiten der Erkrankung befinden sie sich letztendlich in einer Art Wachkoma. Der Verlauf und die Ausprägung der neurologischen Symptomatik können von Patient zu Patient sehr variieren.

Zu Lebzeiten kann anhand des klinischen Bildes, der Nervenwasseruntersuchung (Liquor-Diagnostik), der Hirnstromkurve (EEG) und der Kernspintomographie des Kopfes (cMRT) die Diagnose einer möglichen oder wahrscheinlichen CJK gestellt werden. Zur sicheren Diagnose ist jedoch die neuropathologische Untersuchung des Gehirns nach dem Tod erforderlich. Unter dem Mikroskop sieht das Hirngewebe durch den Verlust zahlreicher Nervenzellen und dadurch entstandener Hohlräume schwammartig aufgelockert aus. Diese Veränderung zeigt sich bei allen Prionerkrankungen und hat die Bezeichnung der spongiformen (schwammartigen) Enzephalopathie geprägt.

Zwei bekannte Prionerkrankungen von Tieren sind die Traberkrankheit der Schafe (Scrapie) und die bovine spongiforme Enzephalopathie der Rinder (Rinderseuche, BSE).

Die Variante der CJK (vCJK) beim Menschen trat erstmals 1994 in Großbritannien auf, später vereinzelt auch in anderen Ländern. Im Vergleich zur sporadischen CJK betrifft die vCJK deutlich jüngere Menschen und verläuft insgesamt langsamer. Auch die klinische Symptomatik zeigt einige Besonderheiten: Zu Beginn der Erkrankung treten meist brennende Missempfindungen im Bereich der Haut sowie Verhaltensänderungen auf, die zunächst an eine Depression oder eine Schizophrenie denken lassen. Erst im weiteren Verlauf entwickeln die Betroffenen eine Demenz und andere typische Symptome der sporadischen Form. Durch eine feingewebliche Untersuchung des Gehirns kann eine vCJK sicher von einer sporadischen CJK abgegrenzt werden.

Prionerkrankungen können im Tierversuch von kranken auf gesunde Tiere über direkte Einspritzung von infektiösem Material ins Gehirn oder in die Bauchhöhle sowie durch Verfütterung von infektiösem Gewebe übertragen werden. Es handelt sich dabei jedoch nicht um Infektionskrankheiten im herkömmlichen Sinn, denn es konnte kein Bakterium oder Virus isoliert werden. Ursache der Erkrankung ist ein abnorm gefaltetes Eiweiß, das krank machende (pathologische) Prionprotein. Bei der sporadischen CJK sind das Gehirn- und das Rückenmarksgewebe infektiös, bei der neuen Variante in geringerem Maß auch das Blut und lymphatische Gewebe der Patienten. Allerdings muss betont werden, dass bisher kein Fall einer Übertragung beim Menschen über alltäglichen Kontakt oder enges Zusammenleben bekannt wurde.

Die Inkubationszeit von Prionerkrankungen, d.h. die Zeit zwischen der Ansteckung und den ersten Symptomen, kann einige Monate bis mehrere Jahre betragen.

Die Tatsache, dass die Prionerkrankungen auf drei unterschiedlichen Wegen entstehen können, nämlich spontan (sporadische CJK), durch Vererbung (familiäre CJK) und durch Ansteckung (iatrogene CJK, vCJK), stellt für Mediziner und andere Naturwissenschaftler eine besondere Herausforderung dar.

Mehr über Prionen ...

Prionerkrankungen sind übertragbare Krankheiten

Der erste Hinweis darauf, dass Prionerkrankungen von Mensch zu Mensch übertragen werden können, ist auf die Entdeckung der Kuru-Krankheit in den 1950er Jahren auf Papua Neuguinea zurückzuführen. Diese Erkrankung kam in einem sehr umgrenzten Gebiet, der sog. Fore-Sprachregion, vor. Die Kuru-Krankheit, der hauptsächlich Kinder und Frauen zum Opfer fielen, führte zu ähnlichen Symptomen wie die CJK, wobei Koordinationsstörungen des Rumpfes, der Arme und Beine vorherrschend waren. Eine

Demenz hingegen trat erst spät im Verlauf auf. Das untersuchte Gehirngewebe zeigte neben den für die Prionerkrankungen typischen schwammartigen Veränderungen sog. Plaques (Verklumpungen von Prionproteinen.), die bei der sporadischen CJK nur in einer geringen Zahl der Fälle gefunden werden.

Der spätere Nobelpreisträger Carleton Gajdusek kam zu der Erkenntnis, dass die Kuru-Krankheit durch den in der Region praktizierten rituellen Kannibalismus verbreitet wurde. Nachdem der rituelle Kannibalismus in Papua Neuguinea verboten wurde, kam es zu einem deutlichen Rückgang der Kuru. Da die Inkubationszeit, d.h. die Zeit zwischen der Aufnahme des ansteckenden Hirngewebes und dem Ausbruch der Erkrankung zwischen drei und vierzig Jahren beträgt, treten auch heute noch gelegentlich einzelne Krankheitsfälle auf.

Nachdem bewiesen war, dass die Erkrankung übertragbar ist, stellte sich die Frage nach dem Erreger. Da dieser sowohl einer Hitzebehandlung, wodurch z.B. Bakterien abgetötet werden, als auch nach Bestrahlung mit ultraviolettem Licht, welches Viren inaktiviert, widerstand, glaubte man schon sehr früh an eine neuartige Erregerform. Im Jahre 1982 stellte der amerikanische Neurologe Stanley Prusiner erstmals die Hypothese auf, dass Prionerkrankungen nicht, wie andere Infektionskrankheiten durch Viren oder Bakterien, sondern durch bestimmte Eiweiße (Proteine) hervorgerufen werden, die veränderte Eigenschaften aufweisen. Diese bezeichnete er als proteinartige infektiöse Partikel, kurz Prion genannt.

Das harmlose und das krank machende Prionprotein

Im menschlichen Körper finden sich viele verschiedenartige Eiweiße (Proteine), die für die Erhaltung aller Lebensfunktionen unersetzlich sind. Proteine bestehen aus wenigen bis zu vielen Tausend wie in einer Kette aneinandergereihten kleineren Einheiten, die als Aminosäuren bezeichnet werden. Im menschlichen Erbgut (DNA) sind die Baupläne einer riesigen Zahl solcher Aminosäureketten enthalten, die sich sofort nach ihrer Bildung in der menschlichen Zelle zu komplizierten Strukturen falten oder aufrollen. Man kann sich Proteine dementsprechend wie Wollknäuele vorstellen, die verschiedene Formen annehmen können.

Das Prionprotein kommt als ein harmloses (physiologisches) und als ein krank machendes (pathologisches) Eiweißmolekül vor. Die physiologische Form (PrPc) findet sich im Gehirn von Menschen, Säugetieren und Vögeln. Seine natürliche Funktion ist bislang noch weitestgehend unbekannt.

Das krank machende Prionprotein (PrPSc) kann im Gegensatz zum PrPc nicht durch körpereigene Mechanismen abgebaut und entfernt werden. Des Weiteren besitzt es die Fähigkeit zur Bildung feiner Fasern, sogenannte Fibrillen, die sich im Hirngewebe des erkrankten Menschen oder Tieres ablagern. In manchen Fällen bilden diese Fibrillen größere Klumpen, die als Amyloidablagerungen oder Plaques bezeichnet werden und unter dem Mikroskop gesehen werden können.

Diese Eigenschaften des krank machenden Prionproteins sind auf eine von der Normalform abweichende, räumliche Faltung seiner Aminosäurekette in der sogenannten Tertiärstruktur zurückzuführen. Während das harmlose PrPc in den meisten Abschnitten eine schraubenartig gewundene Alpha-Helix-Struktur zeigt, liegt das pathologische PrPSc vornehmlich fächerartig in der Beta-Faltblatt-Struktur vor.

Bildung und Übertragung des krank machenden Prionproteins

Man nimmt an, dass sich bei der sporadischen CJK ein physiologisches Prionprotein aus bislang noch unbekannten Gründen, zu einem krank machenden umfaltet. Ein Kontakt der harmlosen PrPc-Moleküle mit dem krank machenden Prionprotein führt dann zu deren Umwandlung in die pathologische Form, sodass immer mehr krank machende Prionproteine entstehen.

Bei den seltenen vererbbaren Prionerkrankungen (familiäre CJK, GSS, FFI) finden sich Veränderungen, sogenannte Mutationen, innerhalb desjenigen Abschnittes des Erbgutes (DNA), in dem der „Bauplan“ für das harmlose Prionprotein enthalten ist. Dieser Abschnitt wird als das Prionproteingen (PRNP) bezeichnet. Durch verschiedene Mutationen des PRNP werden Prionproteine gebildet, welche in ihrer Tertiärstruktur instabil und somit besonders anfällig für die krankhafte Umfaltung sind.

Die Kuru-Krankheit, die iatrogene CJK und auch die neue Variante der CJK sind Beispiele dafür, wie Prionen auf gesunde Menschen übertragen werden können.

Die sporadische CJK

Die sporadische CJK betrifft am häufigsten Menschen zwischen dem 60. und 70. Lebensjahr. Gelegentlich erkranken jedoch auch deutlich jüngere Personen. Sporadisch bedeutet, dass die Erkrankung vereinzelt und nicht vorhersehbar, scheinbar spontan, auftritt. Ursache und Risikofaktoren der sporadischen CJK sind unbekannt. Weder die Ausübung eines bestimmten Berufs noch der häufige Verzehr von Rindfleisch und anderen Tierprodukten stehen mit der sporadischen Form in einem ursächlichen Zusammenhang. Des Weiteren ist in Ländern, in denen BSE oder Scrapie gehäuft vorkommt, kein Anstieg der Erkrankungshäufigkeit der sporadischen CJK beobachtet worden.
Dem Ausbruch der CJK geht die Bildung und Ablagerung eines krank machenden (pathologischen) Prionproteins im zentralen Nervensystem (ZNS: Gehirn und Rückenmark) voraus. Wegen des nachfolgenden Untergangs (Degeneration) von Nervenzellen wird die CJK auch als eine neurodegenerative Erkrankung bezeichnet. Das abnorm gefaltete pathologische Prionprotein kann von den Nervenzellen nicht richtig abgebaut werden, lagert sich dort ab und stört vermutlich die Funktion der Nervenzellen.
Leider existiert zum jetzigen Zeitpunkt noch kein Medikament, welches die CJK heilen oder den Verlauf mit Sicherheit verzögern könnte. In jüngster Zeit arbeiten jedoch zahlreiche Gruppen an der Entwicklung von Therapieansätzen. Diese werden derzeit in Form von Studien überprüft.

Die familiäre CJK und andere vererbbare Prionerkrankungen

Der familiären CJK liegen Veränderungen (Mutationen) eines kleinen Abschnitts des Erbguts (DNA), dem Prionproteingen (PRNP), zugrunde. Dieses enthält den Bauplan für das Prionprotein des menschlichen Gehirns. Mutationen im PRNP führen zur Bildung eines Prionproteins, welches für die krankhafte Umfaltung besonders anfällig ist. Es ist eine Vielzahl verschiedener Mutationen des PRNP bekannt. Die klinische Symptomatik und der Verlauf der familiären CJK können nicht nur entsprechend der jeweils vorliegenden Mutation sehr unterschiedlich sein. Auch die Krankheitserscheinungen von Familienmitgliedern, die durch Vererbung identische Mutationen tragen, sind gelegentlich verschiedenartig ausgeprägt. Das durchschnittliche Alter zu Erkrankungsbeginn

liegt bei den familiären Formen der CJK mit 52 Jahren jedoch deutlich unterhalb desjenigen der sporadischen CJK mit 65 Jahren. Unterschiedlich ist auch die Krankheitsdauer, welche bei den familiären Fällen einige Jahre betragen kann. Die sporadische CJK führt hingegen bei über achtzig Prozent der Betroffenen innerhalb eines Jahres zum Tod.
Das Gerstmann-Sträussler-Scheinker-Syndrom (GSS) und die tödliche familiäre Schlaflosigkeit (englisch: fatal familial insomnia = FFI) sind andere vererbbare Prionerkrankungen, die durch bestimmte Mutationen des PRNP hervorgerufen werden.
Beim GSS steht klinisch eine meist über Monate bis Jahre fortschreitende zerebelläre Ataxie im Vordergrund, erst spät im Verlauf entwickelt sich eine Demenz. Die Patienten erkranken in der Regel zwischen dem 50. und 60. Lebensjahr.
Die FFI ist durch ausgeprägte Störungen des Schlaf-Wach-Rhythmus, Hormonhaushalts und vegetativen Nervensystems gekennzeichnet. Letzteres steuert alle lebensnotwendigen körperlichen Funktionen, auf die willentlich kein Einfluss genommen werden kann. Hierzu gehören z. B. Atmung, Herzschlag, Verdauung oder Regulation von Körpertemperatur und Organdurchblutung. Die Patienten leiden zunehmend an Schlaflosigkeit und fallen in einen apathischen Zustand mit lebhaften und bizarren Träumen. Sie neigen zu starkem Schwitzen, Hitzewallungen, Herzklopfen, Speichelfluss und Gewichtsverlust. Konzentration und Aufmerksamkeit sind meist stark beeinträchtigt. Eine Gangataxie sowie andere Symptome der CJK treten später auf.

Die neue Variante der CJK (vCJK)

Im Jahr 1994 erkrankten in Großbritannien drei junge Menschen an einer bis dahin nicht bekannten Krankheit, die der sporadischen CJK bezüglich Verlauf und Symptomatik ähnelte. Die Hirnobduktion konnte zeigen, dass die Betroffenen tatsächlich an einer Prionerkrankung verstorben waren. Zunächst wurde angenommen, dass es sich um einige Ausnahmefälle einer untypisch verlaufenden sporadischen CJK handelte. In den kommenden Jahren traten jedoch weitere Fälle auf, sodass deutlich wurde, dass eine neue Form der CJK vorliegen musste. Diese wurde als Variante der CJK (vCJK) bezeichnet und von der sporadischen CJK abgegrenzt.

Wie viele Menschen sind bislang erkrankt? Wie viele werden es in der Zukunft sein?

Bis heute wurde bei circa 300 Menschen die Diagnose vCJK gestellt, die Mehrheit dieser Patienten bilden die vCJK-Fälle in Großbritannien. Wie viele Menschen in Zukunft an der neuen Variante erkranken werden, kann nicht vorhergesagt werden, die Zahlen in Großbritannien nehmen jedoch seit Jahren ab. Man nimmt an, dass die Inkubationszeit, ähnlich wie bei der Kuru, viele Jahre bis Jahrzehnte betragen kann.

Stand der Forschung

Neben dem Problem der Übertragung der Creutzfeldt-Jakob-Krankheit und den damit verbundenen Risiken werfen Prionen einige der faszinierendsten medizinischen und biologischen Fragen der gegenwärtigen Neurobiologie auf. Das Prinzip der Eiweißfehlfaltung, Proteinaggregation (Eiweißverklumpung) und der potenziellen ungehinderten Ausbreitung, sobald diese Aggregate auf andere gesunde Proteine stoßen, wurde zunächst als eine Besonderheit dieser seltenen Erkrankungsgruppe angesehen. Es mehren sich jedoch Hinweise, dass das von Prionen bekannte Prinzip auch bei anderen neurodegenerativer Erkrankungen Anwendung findet. So wird im Bereich der Alzheimer- und der Parkinson-Forschung inzwischen von „prion-like" – „Prionen-ähnlichen" Mechanismen gesprochen. Das Prionprotein, initial als der Baustein für das fehlgefaltete, aggregierte und krankheitsverursachende Agens begriffen, scheint wichtige physiologische Funktionen zu haben und die gesunde physiologische Form, PrPc, ist eher auf der neuroprotektiven Seite angesiedelt. Das Paradigma der Proteinfaltung und Aggregation ist zu einem festen Konzept in der Neurodegenerationsforschung geworden. Die Erkenntnisse aus der Prionforschung tragen auch dazu bei, die Pathologie bei anderen neurodegenerativen Prozessen zu verstehen. Schon sind die ersten Arbeiten publiziert, in denen Ähnlichkeiten in der Entstehung der Creutzfeldt-Jakob-Krankheit und Alzheimer-Erkrankung aufgezeigt werden. Auch wenn noch sehr viele Fragen offen sind, hat die Erforschung der seltenen Prionerkrankungen unseren Horizont erweitert, einen wesentlichen Beitrag zur Aufklärung der Krankheitsmechanismen geleistet und neue Perspektiven eröffnet, um die biologischen Prozesse zu verstehen, die zu neurodegenerativen Erkrankungen des Gehirns führen.

(Modifiziert nach Zerr I., www.derneurologe-psychiater.de, DGPPN-Sonderheft 2009, Der Neurologe und Psychiater, Springer, S. 66–67)

Namensregister

Diese Namen wurden aus Rücksichtnahme auf die Privacy geändert:

Krankenhaus Bozen	
Daniela	Diätassistentin
Katharina	Ärztin in der Abteilung Palliativ-Medizin
Lena	Krankenschwester
Sandra	Krankenschwester
Gesundheitssprengel	
Elisabeth	Sprengelschwester
Marga	Sprengelschwester
Marina	Sprengelschwester
Monika	Sprengelschwester
Rebecca	Sprengelschwester

Hauspflege

Anna
Beate
Elke
Evi
Helga
Lisa
Manfred
Marina
Martha
Michael
Sonja
Tanja
Vroni